Elna-Margret Prinzessin zu Bentheim und Steinfurt

ANTI AGING FOOD

#EatWhatMakesYouGlow

Elna-Margret Prinzessin zu Bentheim und Steinfurt

ANTI AGING FOOD

#EatWhatMakesYouGlow

KOMPLETTMEDIA

Originalausgabe

1. Auflage 2016
© Verlag Komplett-Media GmbH
2016, München/Grünwald
www.komplett-media.de
ISBN Print: 978-3-8312-0431-1
Auch als E-Book erhältlich

Hinweis: Das vorliegende Buch ist sorgfältig erarbeitet worden. Dennoch erfolgen alle Angaben ohne Gewähr. Weder Autoren noch Verlag können für eventuelle Nachteile oder Schäden, die aus den im Buch gegebenen Hinweisen resultieren, eine Haftung übernehmen.

Umschlaggestaltung: Marco Slowik
Lektorat: Silwen Randebrock
Satz und Layout: Daniel Förster, Belgern
Druck: COULEURS Print & More, Köln
Foto Titelseite: © Christian Geisselmann – http://christiangeisselmann.com
Printed in the EU

Bildnachweis: © Christian Geisselmann: S. 6, S. 11, S. 17, S. 36, S. 90, S. 96/97, S. 130/131, S. 148/149, S. 162/163, S. 176
© shutterstock: S. 20, S. 21, S. 26, S. 43–86, S. 92, S. 98, S. 106, S. 112–S. 114, S. 118, S. 134, S. 164, S. 166, S. 170, S. 173–175
© gettyimages: S. 88
© Elna-Margret Prinzessin zu Bentheim und Steinfurt: S. 24, S. 41, S. 94, S. 99, S. 101, S. 103, S. 105, S. 107, S. 109, S. 111, S. 115, S. 117, S. 119, S. 121, S. 123, S. 125, S. 127, S. 129, S. 133, S. 135, S. 137, S. 139, S. 141, S. 143, S. 145, S. 147, S. 151, S. 153, S. 155, S. 157, S. 159, S. 161, S. 165, S. 167, S. 169, S. 171
© Jette GmbH .S. 89
© privat: S. 18
© Pierre Nguyen: S. 177

Dieses Werk sowie alle darin enthaltenen Beiträge und Abbildungen sind urheberrechtlich geschützt. Jede Verwertung, die nicht ausdrücklich vom Urheberrecht zugelassen ist, bedarf der vorherigen schriftlichen Zustimmung des Verlags. Das gilt insbesondere für Vervielfältigungen, Bearbeitungen, Übersetzungen, Mikroverfilmungen und die Speicherung und Verarbeitung in elektronischen Systemen sowie für das Recht der öffentlichen Zugänglichmachung.

Inhalt

Meine Story	7
Essen Sie sich schön	19
Wissen to go	25
Elnas Beauty-Alphabet	41
So machen es die Promis	89
Du bist, was Du isst	91
Die Rezepte	95
Kurzbiografie Elna	176
Kurzbiografie Raphael	177
Literaturverzeichnis	178

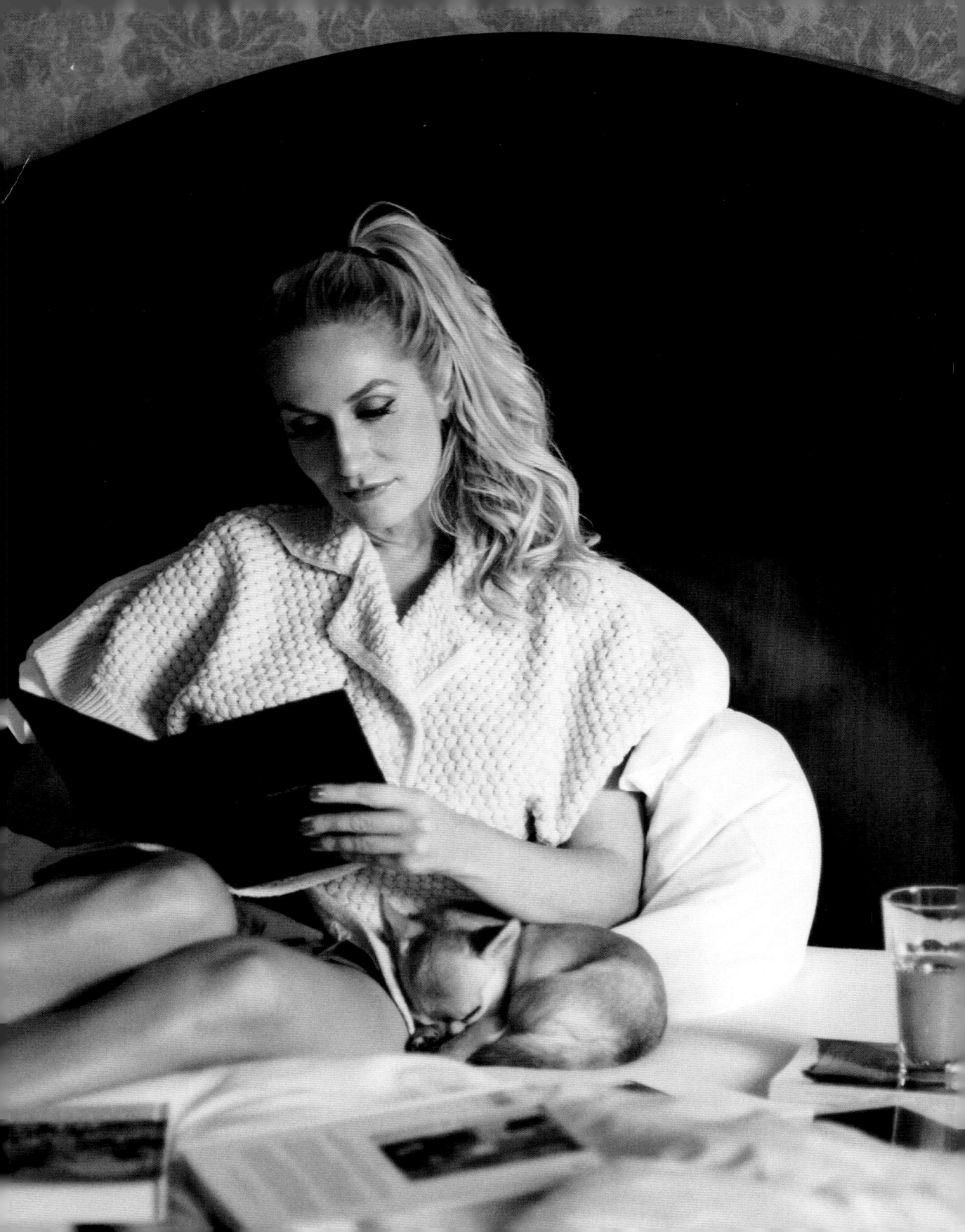

Meine Story

Neulich las ich auf der Instagram-Seite eines anderen Users, der es geschafft hatte, erfolgreich in ein fitteres, gesünderes Leben zu starten, den Spruch »From Burgers to Burpees!« – und ich teilte ihn sofort, denn irgendwie erinnerte mich dieser Satz an meinen eigenen Weg. Denn das Leben ist ja eine Reise mit vielen Abschnitten. Es gibt ruhigere Phasen und wildere. Und jede bringt verschiedene neue Einflüsse mit sich, was sich letztendlich auch auf unser Essverhalten auswirkt. Von meiner ganz persönlichen Reise möchte ich Ihnen jetzt ein wenig berichten – vielleicht findet sich der eine oder andere darin wieder!

Dies ist kein normaler Ratgeber, und ich bin auch keine Ernährungswissenschaftlerin. Ich bin auch keine gelernte Köchin. Wobei – irgendwie schon. Denn gelernt habe ich ziemlich viel in den vergangenen Jahren. Essen und gute Ernährung spielten schon von klein auf eine große Rolle in meinem Leben. Und ich habe alles, was mich interessierte, einfach ausprobiert. Dieses Buch ist nun die Essenz meiner Erfahrungen, meiner Vorlieben und meiner Ideen: Ich möchte Ihnen zeigen, welche Lebensmittel Ihnen helfen, gesund, fit und jugendlich zu bleiben oder es wieder zu werden.

Einige werden jetzt vielleicht stutzen und fragen: Hat die nicht mal was mit Mode gemacht? Und jetzt ein Buch über gesunde Ernährung? Dazu kann ich nur sagen: Jeder Mensch hat viele Facetten – und ich habe die eben auch. Fashion & Food sind meine beiden Babys, sie begleiten mich seit ich überhaupt nur denken kann. Wie Sie gleich lesen werden, liegen die Modewelt und eine gesunde, vollwertige Ernährung näher beieinander, als man auf den ersten Blick denken mag. Jedenfalls war es bei mir so.

Ich habe dieses Buch geschrieben, weil ich mein Wissen teilen will! Denn ich denke, es geht um weit mehr als trendigen Veganismus und Anti-Aging. Ich wünsche mir, dass Sie wieder mehr Bewusstsein für Ihre Ernährung bekommen.
    Es klingt vielleicht banal, aber wir können es drehen und wenden, wie wir wollen: WIR SIND, WAS WIR ESSEN. Und wenn wir zum Beispiel Rindfleisch essen von Kühen, die vor dem eigentlichen Schlachtvorgang tonnenweise Kampf- und Fluchthormone ausstoßen, dann sollte uns klar sein, dass WIR das ebenfalls mitessen. Und es macht etwas mit uns. Ich möchte an dieser Stelle nicht näher auf die Thematik Massentierhaltung eingehen – wir alle wollen nicht, dass Tiere gequält werden. Es gibt also nichts Wichtigeres, was wir dagegen tun können, als bei uns selbst anzufangen, bewusst zu essen! Unterschreiben Sie keine Petitionen, teilen Sie keine furchtbaren Facebook-Videos, sondern kaufen Sie bestimmte Waren erst gar nicht. Sie investieren damit am Ende in die eigene Gesundheit.

Bevor Sie nun also tief in meine Rezeptwelt und meine Tipps für ein jüngeres und fitteres Dasein einsteigen, möchte ich Ihnen jetzt meine Geschichte erzählen, die am Ende dazu geführt hat, dieses Buch zu verwirklichen:

#Babyspeck

Ich bin als Einzelkind im schönen Heuchelheim in Hessen aufgewachsen. Ländliche Gegend, Hausmannskost bei Oma, Gemüsegarten, Pferde – das ganze Programm. Bei uns zu Hause war ich damals schon die Prinzessin (!), und deshalb habe ich auch immer alles bekommen! Das war schön, hatte allerdings zur Folge, dass ich mit ca. zwölf Jahren nicht unbedingt den Körper hatte, den sich ein pubertierendes Mädchen wünscht. Da zeichneten sich richtig schöne Babyspeckringe unter meinem Badeanzug ab, wenn ich im Schwimmbad war. Damals hatte ich eine Freundin, die mit zwölf schon eine »Modelfigur« hatte. Ich bewunderte das zutiefst. Sie konnte essen, was sie wollte, und blieb immer schmal und hatte sogar schon einen Busenansatz, was ihr einen großen Fanclub bei den gleichaltrigen Jungs in unserer Schule einbrachte. Mich hingegen übersah man da eher oder benutzte mich bestenfalls als Überbringerin von »Willst-Du-mit-mir-gehen-Briefchen«. Ich kann mich erinnern, dass mich mein Aussehen da zum ersten Mal ärgerte. Ich fühlte mich so seltsam unsichtbar. Es war nicht so, wie ich es mir wünschte, und in mir reifte der Wunsch, das zu ändern.

Aber wie? Diese Gedanken – wohlgemerkt mit zwölf Jahren – zeigen den Wandel unserer Gesellschaft. Ich denke sogar, dass Kinder heute noch viel früher damit anfangen, sich mit anderen Gleichaltrigen, aber und auch mit den Stars zu vergleichen. Die Social-Media-Kanäle eröffnen heute ja schon sehr früh einen ziemlich großen Blick in die große Welt. Und manchmal ist der Blickwinkel darauf sogar etwas verzehrt …

Aber nun wieder zurück zu mir: Das Essen in unserer Familie war immer gut und wurde von meiner Mutter oder meiner Oma frisch zubereitet. Mehrere Obst- und Gemüsesorten wurden von meinen Großeltern selbst angebaut. Fertigprodukte waren eine Seltenheit. Obwohl meine Eltern beide voll berufstätig waren, hatte ich nie das Gefühl, dass das zulasten unserer Ernährung ging. Meine Eltern waren beide schlank. Sowieso gab es keine »dicken« Menschen in unserer Familie. Woher kam dann also mein Speck?

Diese Frage stand bei meiner Mutter und mir immer dann ganz besonders im Raum, wenn wir Besuch von Mamas Freundin aus dem mondänen Paris bekamen. Die Freundin hatte eine Tochter, die etwa drei Jahre älter war als ich. Zweimal im Jahr kamen sie also zu uns. Und immer brachten sie mir die schicke Kleidung mit, aus der die Tochter herausgewachsen war. Natürlich alles französische Supermarken, die man bei uns noch gar nicht kannte. Meine Mutter und ihre Freundin breiteten dann immer alles auf unserem Esstisch aus und bewunderten die tollen Schnitte und Farben. Sie hielten die Sachen hoch, hielten sie mir an den Körper und freuten sich!

Ich hasste diese Momente! Nicht, weil es »abgelegte« Sachen waren, nein, eigentlich fand ich sie sogar immer richtig schön. Ich mochte diese Situation nicht, weil ich genau wusste, dass mir die Hosen und Röcke wieder viel zu eng sein würden. Und dass meine Mutter dann wieder ausrufen würde, warum mir denn die Kleidung einer drei Jahre Älteren nicht passt! Unangenehm.

Also beschloss ich, auf DIÄT zu gehen. Dieser Begriff war mir bereits in diesem Alter geläufig, das kannte ich von Mamas Schwestern, die immer irgendeine machten! Diät, das Schlüsselwort zum Glück! Nur – wie ging das?

Mit zwölf weiß man aber nicht wirklich, wie so eine Diät eigentlich funktioniert. Da hatte ich mit meiner Mutter aber Glück. Als ich ihr von meinen Sorgen erzählte, reagierte sie sehr emphatisch und wahrscheinlich auf die einzig richtige Weise. Meine Mutter sagte nämlich, abnehmen sei nicht an sich gesund, und ich solle mir erst mal Wissen aneignen, welche Lebensmittel gut für mich wären und welche eben schlecht. Das war damals der entscheidende Satz.

Danach fuhr sie mit mir in eine Buchhandlung. Es gab ja weder Google noch das Internet.

Wir liefen dann durch die Abteilung »Ernährungsratgeber«, und ich war erstaunt, wie viele Bücher einen da zum Kauf animieren wollten. Nach kurzer Beratung mit einer netten Buchhändlerin entschieden wir uns für die »Fit-for-Fun-Diät« – herausgegeben von dem gleichnamigen Magazin. In dem Buch ging es darum, was man beachten muss, wenn man sich gesund ernähren und fit werden möchte. Da dämmerte mir zum ersten Mal, dass es da einen Zusammenhang gab. Gesund + fit = schlank!

Zu Hause las ich das Buch akribisch durch, befolgte alle Rezepte genau und lernte die Grundzüge gesunder Ernährung kennen und tatsächlich – ich verwandelte mich (dank zusätzlichem Wachstumsschub) vom Klößchen zum langbeinigen Schwan. Ich lernte, welche gesunden Lebensmittel welche Wirkung auf unseren Körper und unser Wohlbefinden haben. Ich fand den Zusammenhang damals so spannend, dass ich alles darüber las, was ich zu der Zeit finden konnte.

Und ich fing an, zu kochen. Zuerst kochte ich so gängige Dinge wie Spaghetti Bolognese oder Gulasch, aber eben nach meinem Style mit viel weniger Fett und Fleisch und mehr frischem Gemüse, als ich es vorher kannte.

Schon damals machte es mir Spaß, meine Familie zu bewirten und neue Rezepte zu probieren, um sie damit zu überraschen.

Meine Tage als »unförmiges Etwas« waren zu Ende, ich merkte, dass sich etwas Gutes in mir verankert hatte, und ich fing an, zu leben und zu genießen, nicht mehr zu verzichten. Ich wusste ja jetzt, was ich beherzigen musste, und ich war überrascht, wie gut das auch im Alltag ging.

#ModelLife

Mit 15 war ich dann eigentlich eher zu dünn als zu dick. Ich war schon über 1,70 m und wog gerade mal 49 Kilo. Ich erinnere mich noch gut daran, dass mein Vater mich immer wegen meiner sogenannten Spinnenärmchen aufzog.

Meine dünne Figur und meine langen blonden Haare, die bis zum Hintern reichten, fielen auf. So kam es, dass ich eines Tages beim Shoppen auf der Frankfurter Zeil von einem Modelscout angesprochen wurde. Das war zu dieser Zeit noch eher eine Seltenheit, und meine Mutter und ich wussten zuerst nicht so recht, was wir davon halten sollten. Aber der junge Mann machte einen professionellen Eindruck und gab Mama seine Karte. Sie suchten gerade aktuell nach einem Mädchen wie mir für einen Schokoriegel-Werbespot. Das ICH jemandem aufgefallen war, der gerade nach einem MODEL für einen Werbespot suchte, war für mich eine Sensation! Ich war vorher nie auf den Gedanken gekommen. Aber ich war dann mutig und drängte meine Mutter, bei der Agentur anzurufen. Gesagt, getan – heraus kam ein Termin zum Casting. Ich glaube, ich habe damals in der Nacht vor dem großen Tag vor Aufregung kein Auge zugemacht!

Dort angekommen, musste ich mich zuerst vorstellen und dann vor den Augen der gesamten Casting Crew in besagten Schokoriegel beißen, um mich darauf in ein großes Kissen hinter mir fallen zu lassen. Das Ganze dann dreimal hintereinander. Ich habe nicht groß nachgedacht, ich habe einfach die Anweisungen befolgt und versucht, so natürlich wie möglich rüberzukommen – wenn auch mit pochendem Herzen.

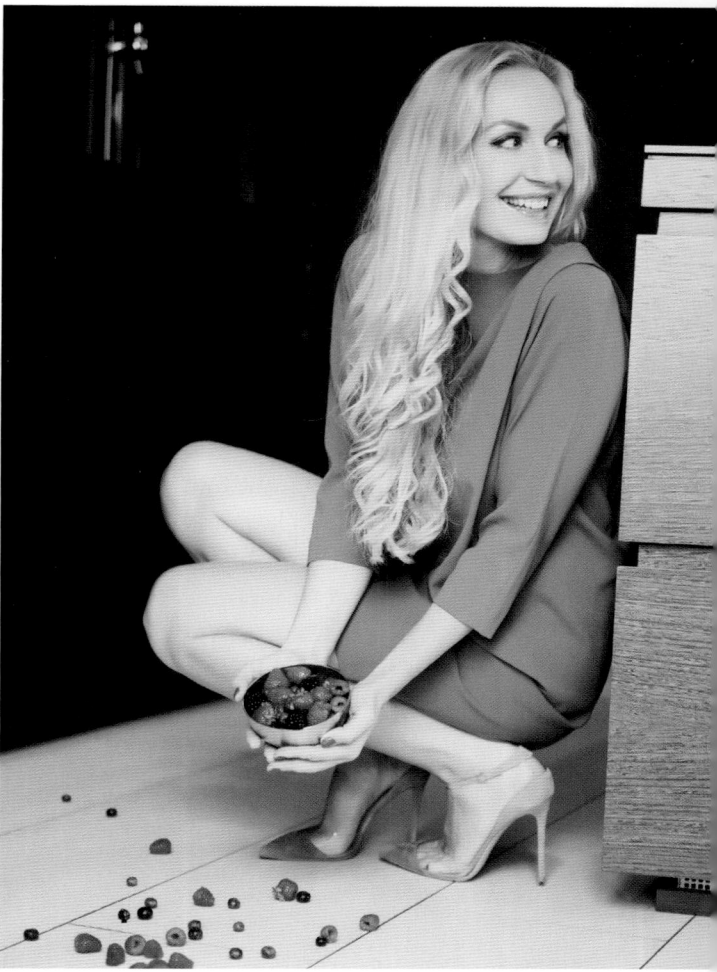

Dass es dann tatsächlich geklappt hat, hätte ich damals nie gedacht. Ich bekam den Werbespot und wurde in einer Modelagentur aufgenommen. Von da an folgte eine Zeit, in der ich viele Erfahrungen machte und neue Perspektiven kennenlernte. Ich war ein Wandler zwischen den Welten. Auf der einen Seite standen meine Schule und mein Leben in einer Kleinstadt mit ganz normalen Teeniesorgen – und auf der anderen Seite das große Tor zu einer Welt, in der es vor allen Dingen um gutes Aussehen, schöne Körper und den großen Auftritt ging. Ich bekam eine andere Einstellung zu meinem Körper und lernte, ihn als »Werkzeug« zu benutzen. Ich lernte, wie man bewusst steht, geht oder liegt, ohne künstlich rüberzukommen. Körpergefühl und Körperbeherrschung waren dabei ganz wichtig.

Es war auch ein ganz großer Schritt ins Erwachsenwerden. Zwar musste mich zu jedem Shooting noch ein Erziehungsberechtigter begleiten, weil ich ja schließlich noch nicht volljährig war, aber ich kam so mit vielen interessanten Menschen zusammen, von denen ich mir dann immer das Beste abguckte!

Von meinem Booker – das ist die Person, die in einer Modelagentur für dich verantwortlich ist, deine Jobs und Reisen plant und dich bei Neukunden vorschlägt – bekam ich viel Material zum Thema gesunde Ernährung, und er sprach das Thema Magersucht ganz offen an. Bekanntermaßen ein gängiges Problem in dieser Branche.

Nun war ich von der Magersucht noch weit entfernt, doch waren mir schon Mädchen aufgefallen, die hinter ihrer schönen Fassade irgendwie seltsam kraftlos wirkten.

Er sagte mir klipp und klar, dass es wichtig wäre, sich gesund und fit zu halten und bloß nicht mit dem Essen aufzuhören. Das mache auf Dauer ernsthaft krank.

Er war es auch, der mir riet, meinen Körper ein wenig besser zu formen. Denn nur dünn wirke nicht gut auf Fotos. Daraufhin ging ich viermal die Woche zum Aerobic.

Da kam wieder ein neues Spektrum hinzu. Denn Sport verändert auch die Essgewohnheiten. Vor dem Sport würde man nie etwas allzu Schweres zu sich nehmen und nach dem Sport auch nicht – dann wäre ja alle Mühe praktisch umsonst gewesen! Es machte mir einen solchen Spaß, mich im wahrsten Sinne des Wortes so richtig abzurackern, an meine Grenzen zu gehen, zu spüren, wie das Herz rast und wie einem der Schweiß auf den Boden tropft. Und mein Körper veränderte sich. Die ersten Muskelstränge wurden sichtbar, und ich verlor auch den allerletzten Babyspeck. Ich merkte aber auch eine mentale Veränderung. So war ich viel agiler als vorher und konnte mich auch in der Schule besser konzentrieren. Denn mittlerweile stand ich kurz vor dem Abitur, und es wurde ernster.

Zu dieser Zeit hatte sich meine Ernährungsweise sehr ausbalanciert. Ich hatte Glück, dass mir viel Salat und Gemüse und all die typischen gesunden Dinge auch wirklich gut schmeckten. Ich musste nie ernsthaft auf etwas verzichten, denn ich hatte mir genug Bewegung und Sport in meinen Alltag eingebaut, um völlig sorgenfrei zu leben.

Ich war eine selbstbewusste junge Frau geworden, der vor allen Dingen das Modeln dazu verholfen hatte, sich selber zu spüren und sich selbst zu mögen.

Ein wichtiger Punkt war, dass ich verstanden hatte, dass ICH, und zwar nur ich, es in der Hand hatte. Man ist, was man isst – das hatte sich förmlich in mein Hirn gebrannt.

#Kölle

Mode, Medien und Werbung – diese drei Felder hatte ich ja durchs Modeln schon beschnuppern dürfen. Ich spürte, dass das meine Zukunft war, und ich beschloss, nach Köln zu ziehen, um dort Kommunikationswissenschaften zu studieren. Um meine Finanzen ein wenig aufzubessern, wollte ich nebenher weiter als Model jobben.

Nun kam im wahrsten Sinne des Wortes die Zeit der großen Freiheit. Erste eigene Wohnung, neue Stadt, neue Freunde, Partys und das Studium. Wenn ich jetzt sagen würde, ich hätte diese Phase nicht in vollen Zügen genossen, würde ich lügen! Das wilde Leben mit einigen heftigen Katern und nächtlichen Lernaktionen mit entweder viel Alkohol oder viel Kaffee zeigte natürlich auch bei mir einige Verschleißerscheinungen.

Aber hey, ich war Studentin, und die Welt lag als buntes, großes Paradies vor mir. Ich denke heute noch so gerne an diesen Abschnitt in meinem Leben zurück, denn diese Unbeschwertheit der Studientage kam nie wieder so zurück.

Ich sprach ja anfangs davon, dass jede Lebensphase auch unterschiedliche Essensgewohnheiten mit sich bringt. Und so machte auch ich die Erfahrung, dass andauerndes Stressessen vor wichtigen Prüfungen und so manches »Akut-Hungern« vor wichtigen Shootings, weil ich es mal wieder anders nicht geschafft hatte, ihre Folgen auf Körper und Stoffwechsel haben. Willkommen in der Jo-Jo-Falle!

#PlötzlichPrinzessin

Nach acht Jahren am Rhein war es Zeit, sich zu verändern. Ich wollte Köln den Rücken kehren und nach Hamburg ziehen. Mittlerweile hatte ich seit einigen Jahren meine erste Festanstellung in einer internationalen Produktionsfirma und war zum Arbeiten oft oben gewesen. Aber es sollte doch anders kommen! Ich lernte meinen Mann durch Zufall über Freunde kennen, wir verliebten uns Hals über Kopf ineinander, und ich wurde mit Lichtgeschwindigkeit in eine ganz andere Welt katapultiert. Statt Mode und Medien hielten nun Schlösser, Jagden und Bälle Einzug in mein Leben. Da mein Mann Erbprinz eines der ältesten Fürstenhäuser Deutschlands ist, galt es für die Frau an seiner Seite, sich voll und ganz darauf zu konzentrieren, eine gute Prinzessin zu sein.

Eine turbulente Zeit begann für mich mit vielen Reisen, Ausflügen und »Prinzessinen-Pflichten«. Nach unserer Hochzeit zog ich ins Münsterland, wo wir auch heute noch auf Schloss Steinfurt leben. Das ländliche Leben kannte ich aus meiner Jugend in Hessen ja nur zu gut.

Da auch mein Mann sehr gut kochen kann, haben wir in dieser Zeit sehr viel zusammen auf Märkten gestöbert und dann zusammen gekocht. Er war für Fleisch und Dessert, ich für Pasta und Salate zuständig. Nun wurde Essen als Genuss zelebriert mit stets hübsch gedeckter Tafel und einem guten Schluck Wein.

Zu dieser Zeit festigte ich meine Art, Gerichte zu kreieren, und mit Vorliebe kaufte ich direkt beim Bauern um die Ecke ein. Zusatzstoffe, Industriezucker und Konservierungsstoffe wurden endgültig aus unserer Küche verbannt. Ich las die Lehren von Dr. Bruker (Unsere Nahrung, unser Schicksal) und fing sogar an, mein Getreide selbst zu mahlen und mein Brot daraus selbst zu backen. Da ich mich aber mit dem von ihm empfohlenen täglichen Frischkornbrei so gar nicht anfreunden konnte, fing ich an, erste eigene Alternativen zu entwickeln – die Vorboten meines heutigen Chiapudding-Rezepts hier im Buch!

Als ich dann schwanger wurde, wurde mir schlagartig bewusst, dass ich ab sofort die Verantwortung für ein weiteres Leben trug. Das machte mir Freude, aber auch Angst. Deshalb wollte ich alles wissen über Ernährung in der Schwangerschaft und in der darauffolgenden Stillzeit. Viele Schwangere leben ja Extreme aus. Bei mir war es eine unendliche Lust zu lesen! Ich verschlang im Schnitt jede Nacht einen Ratgeber, denn schlafen konnte ich eh nicht richtig, da unser Sohn die Nacht zur Turnstunde in meinem Bauch machte. Jeden Tag setzte ich dann das neu erlernte Wissen in die Tat um, indem ich die Rezepte und Tipps aus den Büchern direkt ausprobierte. Auch die Zusammenhänge zwischen Körper, Geist und Seele wurden mir immer klarer, und von Tag zu Tag lebte ich mehr danach. Dennoch stand das Thema gute und gesunde Ernährung damals nicht im Vordergrund meines Lebens, es lief eher nebenher, wie das im Familienleben mit einem kleinen Kind eben so ist.

#Doppelbelastung

Nach einigen Jahren zu Hause ohne richtigen Job fing ich an, mein altes Leben zu vermissen. Ich wollte zurück in meine persönliche Traumfabrik, in die Modebranche. Eine tolle Chance tat sich auf – allerdings nicht unbedingt in der Nachbarschaft, sondern in Berlin. Eine Herausforderung für eine junge Familie, aber wir gingen es an. Von da an pendelte ich. Vier Tage Berlin, vier Tage zu Hause. Nach der großen Euphorie kam die ernüchternde Erkenntnis, dass man eigentlich nirgendwo richtig sein konnte. Ich hatte ständig das Gefühl, an beiden Orten unerledigte Aufgaben zu hinterlassen. Ich rackerte und rannte, aber kam doch nie richtig an. Der Koffer wurde zu meinem ständigen Begleiter, und wenn ich einmal pro Woche genügend Schlaf bekam, dann war das viel! Egal, wo ich war, hatte man tagelang auf mich gewartet, und das bedeutete auch, dass ich eigentlich nie mal eine Pause hatte zum Durchatmen. Mein Körper war auf Dauerfeuer eingestellt.

Klar habe ich auch in dieser Zeit versucht, meine Ernährungsphilosophie anzuwenden, aber oft machten mir späte Abendessen mit Kunden, Flugreisen oder Events einen Strich durch die Rechnung.

Sport habe ich zu dieser Zeit fast gar nicht getrieben. Ich merkte zwar, dass es mir gutgetan hätte, aber ich war oft schlicht zu müde oder einfach froh, wenn ich mich mal eine Stunde um gar nichts zu kümmern hatte.

Heute denke ich, dass diese Chance einfach zehn Jahre zu früh kam. Nach etwa zwei Jahren in diesem »Lebensmodus« gab mir mein Körper die ersten Zeichen, dass irgendetwas nicht so ganz rundläuft. Ich war gerade mal Anfang 30, als ich starke Herzrhythmusstörungen bekam. Am meisten nachts im Bett. Das macht einen schier wahnsinnig, weil es einen um den Schlaf bringt. Am Tag war ich schnell müde und ich hatte das latente Gefühl, dass mir irgendwas die Energie raubt. Aber anstatt direkt zum Arzt zu gehen, ließ ich diese Gedanken immer nur kurz zu. Denn ich musste ja weiter. Irgendeinen Termin gab es immer, wo ich performen und liefern musste.

Wir waren dann auf eine Hochzeit eingeladen. Es war sehr heiß an dem Tag. Wirklich 35 Grad im Schatten. Völlig unerwartet kam sie dann, die rote Karte meines Körpers.

Ich fühlte mich, als würde ich jeden Moment umkippen, mein Herz spielte völlig verrückt. Ich dachte: Den Abend erlebst du nicht mehr. Also kein Hochzeitsempfang, sondern Krankenhaus.

Beim Arzt dann das ernüchternde Ergebnis. Verschleppte Herzmuskelentzündung – vermutlich Ergebnis einer aus Zeitgründen nicht auskurierten starken Erkältung. Ein EKG wie eine alte Frau. Super! Nun MUSSTE ich etwas ändern, zumindest, wenn ich nicht in den nächsten Monaten einfach umfallen wollte. Das Gefühl, das ich hatte, als ich von diesem Arzttermin kam, hatte ich noch nie zuvor verspürt: Ich fühlte mich schwach und winzig klein und war mir absolut bewusst, dass das Leben doch endlicher ist, als man denkt.

#BacktoBalance

Es ist erstaunlich, wozu man fähig ist. Vor allen Dingen, wenn man weiß, dass es jetzt fünf vor zwölf ist. Aber die Keule saß. Der Arzt hatte mir drei Dinge unmissverständlich klargemacht: Ich musste jetzt unter professioneller Anleitung mein angeschlagenes Herz trainieren, meine Ernährung dementsprechend anpassen und vor allen Dingen endlich wieder zu einem erholsamen Schlaf zurückfinden. Also im Klartext, ich musste meinen völlig aus dem Takt geratenen Körper langsam wieder auf Werkseinstellung zurücksetzen!

Als ich dann auch beruflich mehr Ruhe in mein Leben brachte, kam mir natürlich schon der Gedanke, wie das überhaupt hatte passieren können. Ich war drei Jahre einfach so schnell von A nach B gerannt, dass ich völlig das Gefühl für meinen Körper verloren hatte. Ich, die sich doch so gut mit Ernährung und allem drum herum auskannte, die immer viel Sport gemacht und auf sich geachtet hatte! Der Arzt machte mir klar, dass ich unter ständigem Adrenalin kombiniert mit ganz vielen Stresshormonen gestanden haben musste. Das typische »Leben auf der Überholspur« eben. Oxidativer Dauerstress – der stille Killer!

Da spürt man sich und seinen Körper einfach nicht, und deswegen ging es auch immer so weiter. Ich hatte bei all meinen Aufgaben überhaupt nicht gemerkt, dass ich im Begriff war, mich damit praktisch selbst zu zerstören.

Da sind wir wieder bei dem Thema, wie Lebensphasen die Ernährung beeinflussen und so manche schlechte Konsequenz nach sich ziehen. Ich erzähle das hier, weil ich glaube, dass es nicht nur mir so ging. Auch viele andere kommen in einen Strudel von Aufgaben rund um Familie, Arbeit und Verpflichtungen, der alles andere irgendwie unbemerkt aus den Fugen bringt. Der Prozess ist ja auch schleichend. Man merkt es erst, wenn der Körper einem die rote Karte zeigt.

Unser Sohn war damals gerade mal fünf Jahre alt, und wie jede Mutter wollte auch ich ihn aufwachsen und gedeihen sehen. Das war ein Riesenantrieb für mich. Mit diesem Gedanken machte ich einen radikalen Schnitt: Ich engagierte den Premium Personal Trainer und Ernährungsberater Raphael Gorski – der mir auch bei diesem Buch mit seinem hochprofessionellen Wissen geholfen hat –, stellte meine Ernährung wieder auf ganz gesund um und machte mit mir selbst den Deal, dass irgendwann am Abend auf mal Feierabend ist. Kein nächtliches Arbeiten mehr.

Ich kann Ihnen sagen, meine ersten Trainingsstunden waren wirklich so, dass ich kaum eine Runde um unser Haus joggen konnte (ca. 600 m) – Mann, was war ich aus der Übung!

Aber ich blieb dran. Trainierte jede Woche dreimal. Bei Wind und Wetter immer draußen. Klar, toll fand ich es nicht immer, was habe ich manchmal geflucht ... Denn ich musste meine Komfortzone verlassen. Das tat weh. Ich hatte Muskelkater an Stellen, die ich vorher gar nicht kannte.

An der frischen Luft zu sein, die Stunde zu schaffen und sich jedes Mal zu steigern – das war ein tolles Gefühl. Mittlerweile kann ich eine ganze Stunde laufen und schaffe Übungen, die am Anfang schlicht nicht möglich waren. Ich wache jeden Morgen auf und bin energiegeladen, voller Ideen und habe gute Laune! Ein sehr schönes »Nebenprodukt« von meinem jetzt wieder gesunden Herz ist ein toller junger Körper, der an den richtigen Stellen definiert ist und eine straffe, gut durchblutete, rosige Haut.

Wenn ich jetzt vor dem Spiegel stehe, denke ich nicht mehr: »Ich kenne dich zwar nicht, aber ich schminke dich trotzdem!«

Ich glaube, dass ich heute so fit bin wie noch nie vorher in meinem Leben. Und das habe ich ganz alleine geschafft. Zwar brauchte ich eine Kopfnuss von meinem Körper, aber wenn das nicht passiert wäre, hätte ich nie angefangen, über Ernährung zu schreiben. Ich hätte nie meine eigenen Rezepte auf Facebook gebloggt und wahrscheinlich auch nie eine Kolumne über aktuelle Foodtrends geschrieben, die dann letztendlich zu diesem Buch hier geführt hat.

Alles passiert mit einem Grund, und es ist nie zu spät, etwas zu ändern. Ich habe gelernt, dass der Körper mit uns spricht und uns eigentlich sagt, was er braucht – wir müssen nur mal innehalten und hinhören!

Ich habe es geschafft, von »Burgers to Burpees« zu gehen – und ich möchte Ihnen Inspirationsquelle sein, Ihren eigenen Weg zu einem gesunden und schönen Aussehen zu finden. YOUR BODY IS MADE BY YOU! Vergessen Sie das nie!

Viel Freude mit diesem Buch wünscht

Elna-Margret zu Bentheim

Über Anregungen und Feedback würde ich mich sehr freuen:
www.elna-margret-zu-bentheim.com

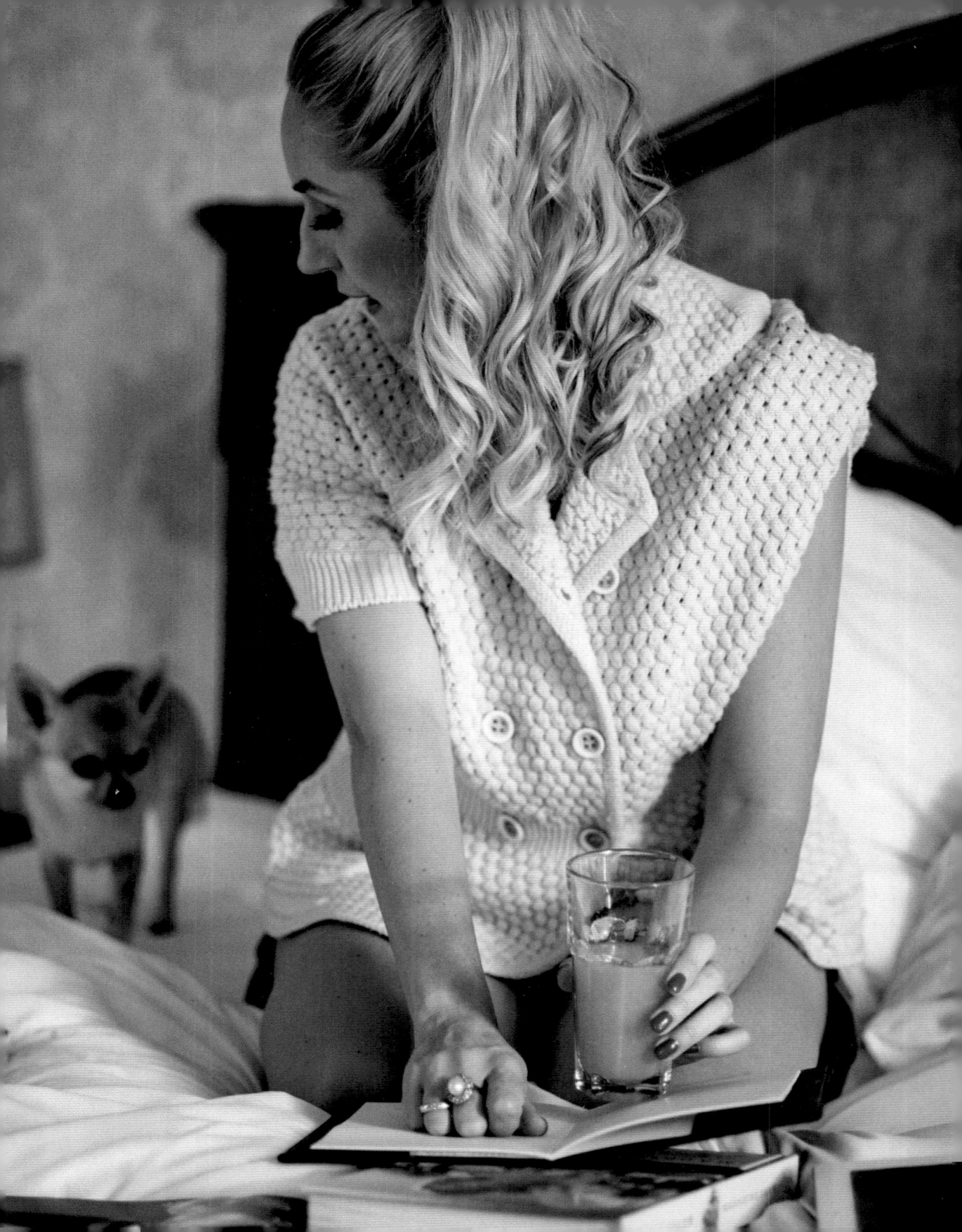

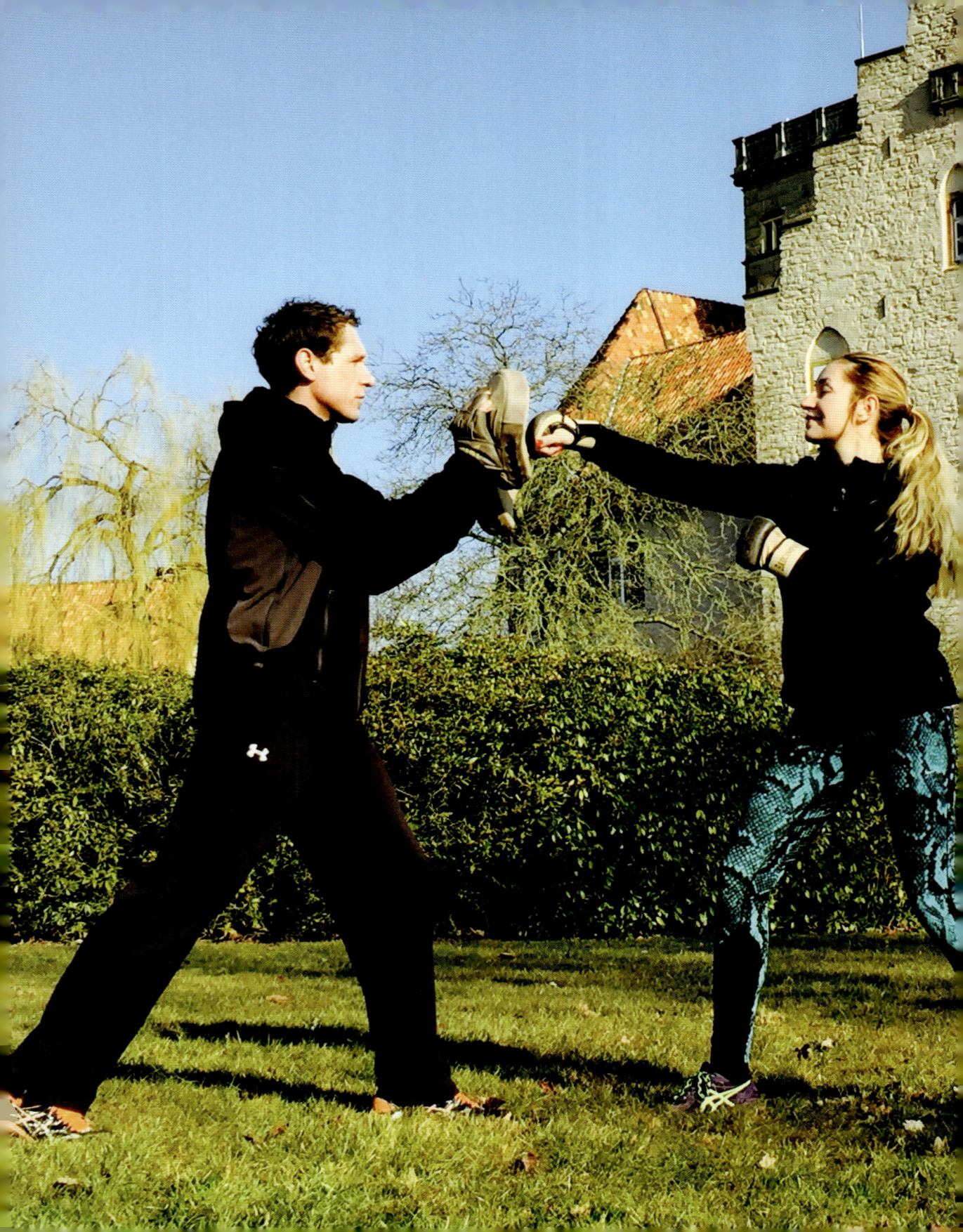

Essen Sie sich schön

Als Ende 2014 eine Kolumne von Elna in der regionalen Zeitung erschien, wandte sich Raphael Gorski an sie mit der Idee: Da könnte etwas Großes entstehen. Seither ist er ihr Personal Trainer, und beide pflegen sogar während des Trainings den permanenten Austausch rund um gesunden Lifestyle.

Raphael bringt die praktische Erfahrung als Ernährungstrainer mit und beleuchtet in den folgenden zwei Kapiteln die Hintergründe zum Thema Anti-Aging-Ernährung.

Vermitteln wir Trainer Wissen, so lieben wir es, mit Bildern zu arbeiten, denn sie sprechen auch die sogenannten visuellen Lerntypen an und machen graue Buchstaben lebendig. Und schon sind wir mittendrin und lassen gleich mal ein Bild vor Ihrem inneren Auge entstehen:

Vor Ihnen liegen ein Apfel, eine Zitrone und ein scharfes Messer. Sie nehmen sich den Apfel und schneiden ihn in zwei Hälften. Beide Hälften legen Sie nun mit der Schnittfläche nach oben vor sich. Hälfte a lassen Sie gänzlich in Ruhe. Hälfte b beträufeln Sie großflächig mit dem Saft der Zitrone. Nun lehnen Sie sich zurück und beobachten das Geschehen, oder Sie holen sich solange einen Kaffee; dieser wäre thematisch sogar sehr passend, wie Sie im weiteren Verlauf dieses Kapitels mitbekommen werden.

Nach einiger Zeit vergleichen Sie beide Apfelhälften miteinander. Was fällt Ihnen auf? Unglaublich oder? Sie haben gerade ganz einfach den komplexen Sachverhalt visualisiert, der unter anderem Thema dieses Buchs ist: Bestimmte Nahrungsmittel, die wir hier Beauty-Food nennen, können uns helfen, den Alterungsprozess unserer Zellen zu verlangsamen.

Bevor Sie sich nun mit einem Jahresvorrat an Zitronen eindecken, wollen wir Sie an die Hand nehmen und Ihnen verraten, mit welchen weiteren Lebensmitteln Sie Ihren Zellen etwas ähnlich Gutes tun können. Den Apfel selbst könnte man hier gleich als Erstes nennen. Und bloß nicht schälen! Hat doch der 2015 gerade mal 18-jährige Felix Mende im Rahmen des Nachwuchswettbewerbs Jugend forscht bewiesen, dass unter der Apfelschale bis zu fünf Mal mehr zellschützende Strukturen sitzen als im Fruchtfleisch. Also schnell den Apfel geschnappt und verzehrt, bevor er gänzlich braun und unappetitlich wird!

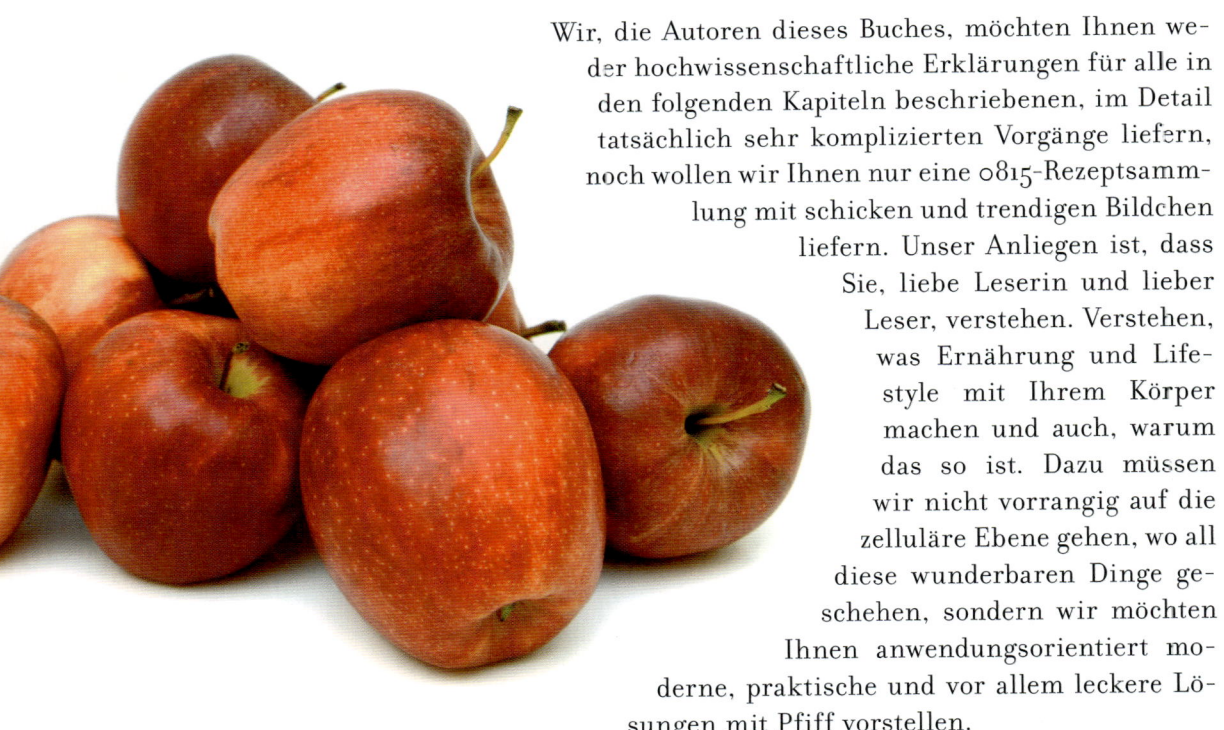

Wir, die Autoren dieses Buches, möchten Ihnen weder hochwissenschaftliche Erklärungen für alle in den folgenden Kapiteln beschriebenen, im Detail tatsächlich sehr komplizierten Vorgänge liefern, noch wollen wir Ihnen nur eine 0815-Rezeptsammlung mit schicken und trendigen Bildchen liefern. Unser Anliegen ist, dass Sie, liebe Leserin und lieber Leser, verstehen. Verstehen, was Ernährung und Lifestyle mit Ihrem Körper machen und auch, warum das so ist. Dazu müssen wir nicht vorrangig auf die zelluläre Ebene gehen, wo all diese wunderbaren Dinge geschehen, sondern wir möchten Ihnen anwendungsorientiert moderne, praktische und vor allem leckere Lösungen mit Pfiff vorstellen.

Warum wir das tun? Lassen wir wieder Bilder sprechen. Nehmen Sie ein Foto von sich von vor ca. drei Jahren. Vergleichen Sie es mit einem aktuellen Bild von heute. Was fällt Ihnen auf? Gefallen Ihnen die Veränderungen? Das sollten sie! Denn das ist gesund. Gesundheit heißt auch, sich wohlzufühlen und Veränderungen zu akzeptieren. Allerdings – das dürfte Ihnen spätestens zum Ende dieses Buches einleuchten – gibt es trotz allem zahlreiche kleine Kniffe und Tricks, derer Sie sich bedienen können, um Ihren ganz individuellen Alterungsprozess zu verlangsamen.

Sicher kennen Sie die eine oder andere Person in Ihrem Umfeld, deren Gesicht im positiven Sinne »Geschichten erzählt«? Sie denken jetzt vielleicht an das markant gefurchte Gesicht und die sonnengegerbte Haut des muskulösen Mittvierzigers, der während Ihres letzten Südseeurlaubs gerade sein Boot angelegt hat? Kann man machen. Das mag ja sogar noch attraktiv sein. Doch im Supermarkt um die Ecke finden Sie auch das Gegenstück: bleiche, gestresste, verlebte Gesichter. Dicke Augenränder, unreine Haut, fahle Farbgebung. Man sieht förmlich den stetigen Schlafmangel, die mangelnde Kochlust, den unüberlegten Umgang mit Genussmitteln. Irgendwann hilft da auch die beste Schminke nicht mehr ...

Aber Sie haben Glück! Halten Sie mit diesem Buch doch gerade DIE Möglichkeit in Händen, sich mit dem, was Ihnen guttut, zu beschäftigen. Denn mit Anti-Aging-Food, auch als Functional Food bezeichnet, können Sie Ihrem Aussehen tatsächlich aktiv auf die Sprünge helfen. Nutzen Sie Ihr Küchenmesser regelmäßig zum Schneiden der gesunden und Ihren Körper verschönernden Zutaten, können Sie später leicht auf das Skalpell des Beauty-Chirurgen verzichten.

»Ja ja, das schreiben sie alle«, denken Sie? Und Sie liegen richtig. Mit dem Lesen eines Buches ist es kein bisschen getan. Auch eine Ernährungsumstellung oder -anpassung alleine reicht nicht aus – Ihr gesamter Lifestyle sollte auf den Prüfstand. Ähnlich wie Ihr Auto zum TÜV. Machen Sie sich Gedanken, was bei Ihnen ausgewechselt werden sollte. Ein »Ölwechsel« ist am schnellsten vollzogen: Weg mit dem Sonnenblumenöl, her mit dem Rapsöl! Fahren Sie allerdings ständig mit Ihrem Auto auf Kopfsteinpflaster, so würde ein Ölwechsel nicht genügen. Räumen Sie also Stolpersteine aus Ihrem Leben, stressen Sie Ihren Körper weniger und gönnen Sie ihm bewusste Ruhe- und Atempausen. Wer ständig auf der Überholspur fährt, sammelt pure Stressoren ein.

Im Stoffwechselbereich entsprechen diese Stressoren den sogenannten freien Radikalen. Denen sind Sie ständig ausgesetzt. Und diese kleinen Kerlchen haben nur eine Aufgabe: klauen. Oder, um es vielleicht etwas seriöser zu beschreiben: freie Radikale sind sauerstoffhaltige Moleküle, die gefährlich instabil sind, weil ihnen in ihrer chemischen Struktur ein Elektron fehlt. Sie sind unvollständig. Also suchen sie nach einem passenden Elektron, um wieder vollständig zu werden.

Sie fragen sich, was das mit Anti-Aging-Food und den leckeren Abbildungen auf dem Cover zu tun hat? Alles! Diese Radikale entstehen im Körper zum Beispiel bei den Verbrennungsprozessen der Energiebereitstellung, durch ungesunde Nahrung, Zigarettenrauch oder Umweltgifte. Sie schädigen Ihre Zellen und lassen sie unnötig und vorschnell altern. Setzen Sie diesem Prozess aktiv ein Ende, indem Sie den Räubern an den Kragen gehen!

Das Zauberwort heißt: Antioxidantien. Vereinfacht dargestellt sind dies die rettenden Ritter, die gerne ein Elektron abgeben. Sie machen die freien Radikale unschädlich und schützen damit die gesunden Zellen. Enthalten sind sie in unserer Zitrone von ganz oben und sogar im Kaffee, den Sie eben getrunken haben.

Im Laufe der Recherche zu diesem Buch gab es brandaktuelle Meldungen, die den oben geschilderten Prozess infrage stellten. Es wurde die Meinung vertreten, dass die freien Radikale durchaus auch sinnvolle Funktionen haben, da sie ja auch bösartige Zellen angreifen und vernichten. Sie unterscheiden nicht zwischen gesund und krank. These: Durch den vermehrten Konsum von Antioxidantien würde diese Eliminierung der »bösen« Zellen nicht mehr ausreichend stattfinden. Uff. Ist das Buch nun schon widerlegt? Liebe Leserin und liebe Leser: In diesem Punkt befindet sich die Wissenschaft lediglich am Beginn neuer Forschungen, bewiesen ist da gar nichts.

Aber der Stand der Diskussionen ändert sich laufend. Während der Recherche wurde sogar auf unsere heiß geliebten Chiasamen, die Elena hier im Buch begeistert vorstellt, gefeuert, und sie mussten überlegen diese herauszunehmen. Doch sie entschied sich dagegen. Schließlich zeigt Elna-Margret zu Bentheim und Steinfurt hier lediglich Möglichkeiten und konkrete, leckere Rezepte auf. Ideen, die Sie und Ihre Gäste beflügeln sollen, um im kreativen Umgang mit Anti-Aging-Food sicherer und forscher zu werden. Und seien Sie sich sicher, dass Anti-Aging-Food noch viel mehr positive Einflüsse auf den gesamten Körper hat als nur die oben beschriebene Neutralisierung der freien Radikale.

Wir haben versucht, die ganze Bandbreite an Wissen und die verschiedensten Ansätze zum Thema Ernährung zu berücksichtigen. Sie mögen das und sind gespannt auf das Wie und Warum? Dann laden wir Sie ein, nicht nur die Rezepte, sondern auch die Kapitel mit den Hintergrundinformationen zu lesen. Und nicht vergessen: Wir beschäftigen uns seit vielen Jahren eingehend mit dem Thema Ernährung, und die Freude an sowohl leckeren als auch gesunden Mahlzeiten ist zum festen Bestandteil unseres Lebens geworden. Lassen Sie sich nun überraschen und begeistern von den Geschmacksexplosionen der Rezepte und deren wohltuenden Wirkungen.

Ihr Raphael Gorski
Premium Personal Trainer und Fitnessökonom

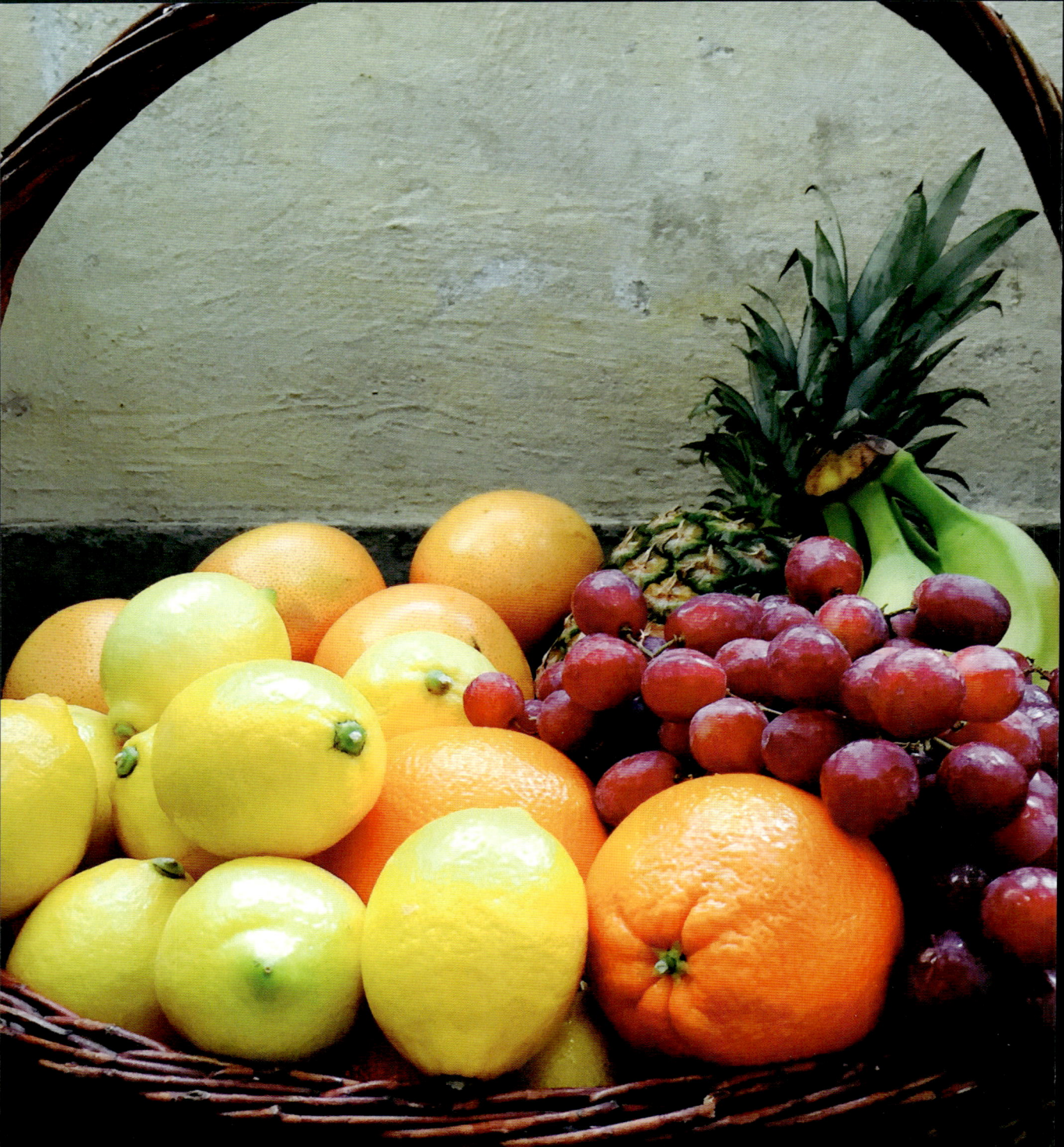

Wissen to go

Dieses Kapitel sollten Sie handhaben wie ein leckeres Fruchtgetränk: Entweder setzen Sie sich und genießen es in seiner gesamten Länge, oder Sie schnappen es sich im Vorbeigehen, quasi »to go«, indem Sie einzelne Abschnitte in der U-Bahn, im Zug oder während kleiner Pausen lesen.

Raphael Gorski hat komplizierte Inhalte für Sie leicht verständlich aufbereitet, und haben Sie diese erst einmal durchschaut, fällt es doppelt leicht, das Gelernte gleich morgen in der Praxis anzuwenden.

Meine überzeugte Einstellung lautet: Panikmache ist unfair! Unsere Welt ist voll davon. Jeder meint, uns erzählen zu müssen, was nicht gut sei. Tendenziöse und schlecht recherchierte Berichterstattung, gerade in den Neuen Medien, nimmt überhand. Zwei Beispiele:

»Früher waren Obst und Gemüse gesünder« und »Obst muss frisch sein, gefroren ist ganz schlecht«.

Beides ist so nicht richtig. Studien weisen nach, dass der Vitamingehalt in unserem Obst und Gemüse mindestens gleich ist, wenn nicht gar höher, als früher. Und schockgefrorenes Obst und Gemüse behält einen Großteil seiner Vitamine, während lange gelagerte Früchte diese nach und nach verlieren.

So werden Verbraucher verunsichert. Mir ist es also ein Anliegen, durch korrekt recherchierte und positive Informationen die Neugier und den Spaß am Thema Ernährung zu wecken.

Wenn Sie erst einmal mitreden und eigenständig bewerten können, gehen Sie bald mit Pseudo-Schreckensnachrichten ganz anders um. Sie können sich ein eigenes Bild von den möglichen Auslösern für Aging-Prozesse machen. Und kennen Sie erst einmal die Mechanismen der freien Radikale, können Sie sich auch gut dagegen wappnen.

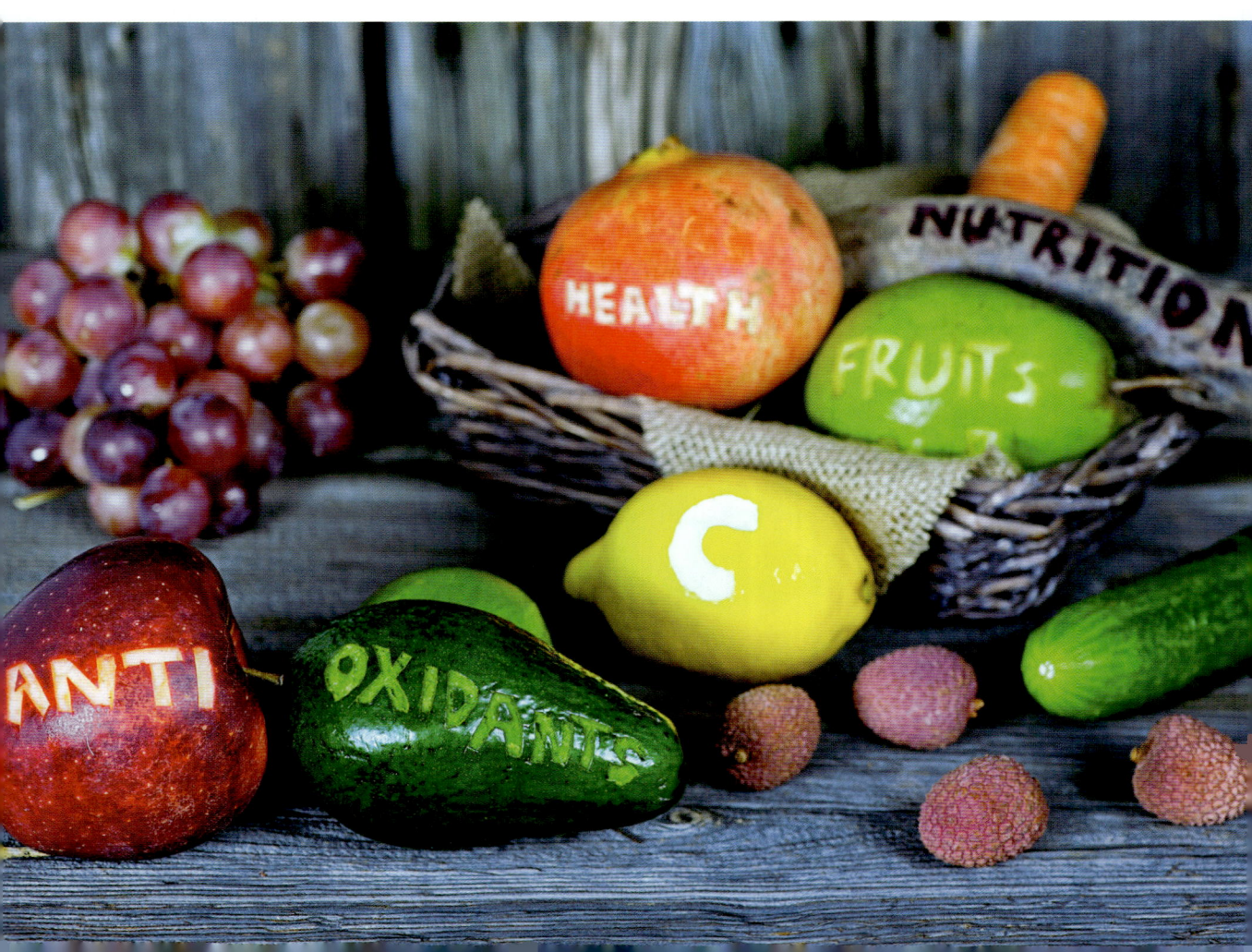

Was lässt Haut und Zellen altern?

Im vorangegangenen Kapitel habe ich den Prozess der sogenannten Oxidation beschrieben. Sauerstoff, der für uns Menschen überlebenswichtig ist, greift uns zugleich an und lässt die Zellen altern. Sie kennen diesen Vorgang von Margarine, die lange Zeit unverschlossen herumsteht: Sie geht langsam von Cremeweiß in einen gelblichen Farbton über; sie »rostet«. Eine unvorstellbar hohe Zahl freier Radikale durchströmen ständig unseren Körper, und unsere Zellen wehren diese Angriffe ab. Ein gesunder Körper kann das, unterstützt von der richtigen Ernährung und einem positiven Lebensstil, bis zu einem gewissen Punkt ganz gut leisten. Was aber können die Gefahren sein, und was sollten Sie beherzigen? In den folgenden Abschnitten habe ich die wichtigsten Faktoren der Zellalterung einmal näher beleuchtet.

Umwelteinflüsse

Sie wohnen in der Innenstadt und gehen gerne in der Mittagshitze eine Runde joggen? Dann empfehle ich Ihnen dringend, dieses Buch zu lesen und sich an die Rezepte zu halten. Denn auch Sport erhöht nämlich – trotz aller wohltuenden Effekte – zunächst einmal Ihren oxidativen Stress, dazu kommen noch Auto- und Industrieabgase, erhöhte Ozonwerte, Feinstaub – die volle Ladung. Je dichter der Verkehr, je wärmer der Tag, umso stärker die Ozonbelastung, und desto mehr treten unsere Zellen in den Dauerverteidigungsmodus.

Stress, Schlafmangel, Hormonhaushalt

An Überstunden haben Sie sich schon gewöhnt? Sie sind eine Nachteule und erledigen gerne bis spätabends Ihre To-do-Listen? Sie leisten Schichtarbeit oder haben häufig Jetlag durch Flüge in verschiedene Zeitzonen? Schlafmangel kann einen enorm negativen Einfluss auf Ihre Fitness und damit Ihr Immunsystem haben. Die Bildung wichtiger Hormone wie Kortisol und Melatonin unterliegt dem regelmäßigen Rhythmus von Tag und Nacht. Dementsprechend soll ausreichend und regelmäßiger Schlaf ein enorm wirksames Anti-Aging-Mittel sein.

Und dann ist da ja noch Ihr Motor, das Herz: Je gestresster Sie sind, desto geringer ist Ihre Herzfrequenzvariabilität. Das bedeutet, Ihre Herzschläge werden zu regelmäßig. Ein gesundes Herz schlägt sehr variabel, die Abstände zwischen den Herzschlägen sind tatsächlich unterschiedlich lang. Das Gehirn steuert das Herz situationsbezogen. Sind Sie stark gestresst oder leiden an Dauerbelastung, geht diese variable Qualität verloren, und das Herz macht nur noch »Dienst nach Vorschrift« und pumpt. Das kann man sogar grafisch darstellen, ein spannendes Thema.

Gönnen Sie Ihrem Körper an dieser Stelle ein wenig Ruhe. Eine kleine Pause, in der Sie sich mit etwas beschäftigen, das Sie aus dem Alltagsstress herausholt. Schon ein Nachmittag in der Küche mit der Zubereitung eines der leckeren Rezepte kann Spaß bedeuten, Sie ablenken und den Kopf mal wieder freimachen. Im Anschluss genießen Sie dann eine eiweißbetonte, ebenso gesunde wie köstliche Mahlzeit und danach – Ihren »Schönheitsschlaf«. Dieser Begriff passt hier besonders gut, schütten Sie doch bei niedrigem Blutzuckerspiegel zu Beginn der Schlafperiode das unglaublich zuträgliche Hormon Somatotropin aus, das alle nächtlichen Reparaturprozesse einleitet. Lassen Sie sich das nicht entgehen!

Tipp:

Ich empfehle Ihnen, liebe Leserin und lieber Leser, Ihren Hormonspiegel bei Ihrem Arzt überprüfen zu lassen. Hormone spielen eine wichtige Rolle beim Thema Anti-Aging. Und diese Hormone können – bedingt – durch Ernährung beeinflusst werden.

Blutzuckerwert & Insulin

Ihr Körper versucht stets, Ihren Blutzuckerwert zwischen zwei Werten auszubalancieren. Sinkt der Blutzuckerwert ab, bekommen Sie Hunger. Sinkt er zügig und weit ab – Heißhunger! Diesen Zustand sollten Sie möglichst vermeiden, schaltet sich doch hier der Verstand schlichtweg aus, und die Überlebensinstinkte übernehmen: alles rein, was da ist, und am besten ZUCKER – das geht schneller. Unser Körper übertreibt hier maßlos, haben seine Urzeitgene doch immer noch nicht begriffen, dass der nächste Supermarkt direkt um die Ecke ist.

Nehmen Sie nun Nahrung zu sich, steigt der Blutzuckerspiegel über seinen Ausgangslevel hinaus. Dies ist das Signal für den Einsatz des Hormons Insulin, es kümmert sich um den Abtransport der Nährstoffe aus dem Blut in die Zellen.

Die Beschaffenheit der Mahlzeit bestimmt nun, ob der Blutzuckerspiegel steil hochschießt – nur um im nächsten Moment ähnlich rasant wieder zu fallen, oder ob er langsam ansteigt, oben verweilt und dann ganz gemächlich wieder absinkt. Das hängt zum einen von den sogenannten Makronährstoffen, den Eiweißen, den Kohlenhydraten und den Fetten ab. Zum anderen – und hier kommen die Rezepte im Buch ins Spiel – wird dieser Prozess von den kleinen Helferlein des Anti-Aging-Food beeinflusst. Enthält nämlich die Mahlzeit ausreichend Ballaststoffe aus Gemüse, Obst, Samen oder Ähnliches, so führt das durch deren verlängerte Magenverweildauer zu einem langsameren Anstieg des Blutzuckers. Weil der Körper diese Ballaststoffe nicht so schnell verarbeiten kann und vorher wesentlich weniger Hormone ausgeschüttet werden, sinkt der Blutzuckerspiegel von seinem Höhepunkt ebenso gemächlich ab. In der Konsequenz sind Sie länger satt.

Zwei Effekte sind zu beobachten. Effekt Nummer eins: Mit einem häufigen Hoch-runter-hoch-runter der Blutzuckerkurve strengen Sie Ihre Bauchspeicheldrüse enorm an. Diese schüttet nämlich das Hormon Insulin aus (jetzt dürfte es schon klick machen), welches die Nährstoffe aus dem Blut holt und an die Zellen verteilt. Geschieht dies ständig und dauernd im Übermaß, sind die Zellen der Bauchspeicheldrüsen irgendwann an dem Punkt, dass sie nicht mehr richtig arbeiten. Zudem reagiert der Körper kaum noch auf den viel zu hohen und damit schädlichen Zucker im Blut. Sie sind auf dem besten Weg, durch Insulinresistenz zum Diabetiker zu werden. Diabetes Typ II, Zuckerkrankheit. Früher bezeichnete man diesen als »Altersdiabetes«, heutzutage werden die Betroffenen immer jünger.

> **Tipp:**
>
> Schauen Sie sich bitte die Zutaten im Buch an: Gemüse, Trockenobst und Körner sorgen für die notwendigen Ballaststoffe.

Für Effekt Nummer zwei beziehe ich mich auf ein Buch von Marcus Lauk. Lauk reist in Sachen »Steinalt & Kerngesund« (Draksal Fachverlag 2014) durch die Welt, um die Geheimnisse der 100-Jährigen zu erforschen. Dabei trifft er unter anderem auf sehr alte Menschen, die sich nie ganz satt essen oder auch mal einen Fastentag (»intermittierendes Fasten») einlegen. Die Schlussfolgerung lautet: Viel essen könnte Stress für den Körper bedeuten. Zu ähnlichen Ergebnissen kommen auch andere Autoren. Vermeiden Sie also idealerweise Völlemahlzeiten sowie Heißhunger.

Nikotin & Alkohol

Nikotin und Alkohol sind DIE Laster schlechthin. Wir sparen uns den wertvollen Platz, denn in vielen Ländern steht es ohnehin auf den Zigarettenpackungen: »SMOKE KILLS«. Punkt. Rauchen ist zudem purer oxidativer Stress für unsere Zellen, es ist krebserregend und entzieht dem Körper wichtige Vitamine, die für die Radikalenabwehr benötigt werden. Die Haut wird schlechter durchblutet und verfärbt sich mitsamt den Zähnen.

Alkohol wirkt ähnlich. Auch wenn den Antioxidantien im Rotwein eine gewisse gesundheitsfördernde Wirkung zugeschrieben wird, so hat der Körper doch mit dem Alkoholabbau jede Menge Last und Stress.

Ungünstige Ernährung

Zu Fett und zu viel Zucker? Hm, eher die falschen Fette und die falschen Zuckerarten. Zucker finden Sie auch in Gemüse und Obst! Daher will ich hier etwas differenzierter werden. Zum Zeitpunkt der Veröffentlichung dieses Buches existiert eine Vielzahl von

Konzepten zu modernen und gesunden Ernährungsweisen. Oftmals sind es Diäten, sie verfolgen das Ziel der Körpergewichtsreduktion. Die einen verzichten auf Zucker, die anderen auf Fette. Wieder andere auf die Kombination zwischen Fetten und Zucker. Jedes Jahr entstehen Hunderte neue Diäten in Deutschland. Probieren Sie ruhig verschiedene Ansätze aus und schauen Sie, womit Sie am besten zurechtkommen. Fazit aus meinen Ernährungsberatungen: Manch ein Klient kommt problemlos beinahe gänzlich ohne Zucker aus, sein Stoffwechsel stellt auf Ketose (Energiegewinnung nur aus dem Fett) um. Andere leiden unter einer zuckerfreien Diät und werden für sich und ihre Umwelt schlichtweg ungenießbar! Lassen Sie also bei allen Bemühungen, sich gesund zu ernähren, nicht ihre Lebensqualität außer Acht, auch sie stellt einen wichtigen Teil Ihrer Gesundheit dar!

Fette

Prinzipiell sollten Sie, wo immer möglich, eher auf Fette zurückgreifen, die einfach und mehrfach ungesättigt sind. Gesättigte Fettsäuren sollten Sie meiden. Diese zumeist tierischen Fette können Sie oft direkt sehen oder schmecken: Es sind die Fettaugen der Salami, die Fettstreifen am Schweinebauch (Bacon) oder die cremige Konsistenz der Leberwurst. Aber auch normales Schweine-, Rind- und Hühnerfleisch besteht anteilsweise aus gesättigten Fettsäuren. Die Edellösung: Richtig wertvolle Fette findet man in Meeresfisch! Denn um gegen die Kälte und Hungerszeiten in den Weltmeeren zu bestehen, benötigen Meeresfische Fette. Mit einigen Ausnahmen sind diese Fischöle sehr reichhaltig an sogenannten Omega-3-Fettsäuren. Heimische Fischarten wie Karpfen oder Aal haben auch einen hohen Fettgehalt, doch deren Öle sind in der Zusammensetzung nicht mit den wunderbaren Ölen in Hochseefisch zu vergleichen. Nur die Forelle kann annähernd mithalten.

Durch die Aufnahme von ungesättigten Fettsäuren erhöht sich übrigens unser Bedarf an Vitamin E enorm, dem man jedoch wieder durch geeignetes Anti-Aging-Food wie Elnas geliebtem Kokosöl oder Mandeln entgegenwirken kann.

Gesättigte Fettsäuren erhöhen den Anteil ungünstiger Cholesterine (LDL) sowie freier Fettsäuren (Triglyceride) in der Blutbahn und sorgen leider für die Senkung des guten Cholesterinanteils (HDL). Auch Butter und Backmargarine enthalten überwiegend gesättigte Fettsäuren, daher sollte auch Gebäck als Nachtisch oder als Zwischenmahlzeit nur sehr bewusst verzehrt werden. Bei der Wahl zwischen Butter und Margarine zum Frühstück sollten Sie die Butter allerdings bevorzugen. Margarine ist meist gehärtet und könnte damit Transfettsäuren (mehr dazu im Kapitel »Frittierte Schnitzel, Salatcroûtons und Co.« S. 34) enthalten. Butter nicht, sie würde Ihnen ungekühlt davonschmelzen.

Eine hervorragende Fettquelle, die alle Kriterien eines idealen Anti-Aging-Foods aufweist ist, Kokosfett (S. 34).

Cholesterin

Beim Thema Cholesterin sind drei Dinge für Sie wichtig: HDL, LDL und Gesamtcholesterin. Ihr Gesamtcholesterin im Blut sollte eine festgelegte Gesamtmenge nicht übersteigen, andernfalls erhöht sich die Gefahr von Gefäßkrankheiten. Das lässt sich, ebenso wie das Verhältnis HDL zu LDL, per Bluttest beim Arzt bestimmen. Ein wenig zuträglicher Lifestyle, eine ungünstige Ernährung und/oder genetische Faktoren lassen den Anteil des »schlechten« Cholesterins (LDL) ansteigen. Je mehr LDL sich jedoch im Blut befindet, desto größer ist die Angriffsfläche für die freien Radikale. Diese lassen das Cholesterin oxidieren – Entzündungsprozesse sowie Gefäßverkalkung können die gefährliche Folge sein.

Sorgen Sie vor, indem Sie sich sportlich betätigen, auf bestimmte Lebensmittel wie beispielsweise Innereien verzichten und mit weiteren cholesterinhaltigen Lebensmitteln, wie zum Beispiel Torte oder Wurst, bewusst umgehen. Ein ständig erhöhter Cholesterinwert kann allerdings auch genetisch bedingt sein, weshalb die Vorgehensweise hier mit Ihrem Arzt besprochen werden sollte.

Zucker & Kohlenhydrate

Zu Beginn dieses Buches erwähne ich die verschiedenen Ansätze moderner Diätkonzepte. Hochinteressant scheint der gänzliche Verzicht auf industriell gefertigte Zucker und schnelle Kohlenhydrate zu sein. Im Fokus sind hier der Herstellungsprozess und die angeblich ungünstige Wirkungsweise dieser Getreide auf den Glykämischen Index (s. auch S. 38) sowie die Entzündungsprozesse, die von solchen Produktbestandteilen geschürt werden könnten. Durchaus interessanter Ansatz, wir werden die Diskussion verfolgen.

Vitaminmangel

Vitamine nehmen Sie idealerweise direkt mit der Nahrung mit Ihrer täglichen Portion an Obst und Gemüse auf.

Vitamine werden grundsätzlich in fettlösliche und wasserlösliche Vitamine unterteilt. Fettlösliche bleiben relativ lange im Körper, teilweise Jahre. Wasserlösliche hingegen braucht unser Körper von Tag zu Tag neu – noch ein Grund mehr also, Elnas leckere Rezepte mit den vielen frischen und vitaminhaltigen Zutaten auszuprobieren …

Bei ausgeglichener und bewusster Ernährung werden Sie kaum jemals an ernsthaftem Vitaminmangel leiden. Das gilt jedoch nicht selbstverständlich für Folsäure und Vitamin D.

Folsäure kennen Sie vielleicht, sie wird in der Schwangerschaft präventiv verabreicht, um Kindesmissbildungen vorzubeugen. Aber auch für Kinder und Erwachsene spielt Folsäure, auch als Vitamin B9 oder B11 bekannt, eine wichtige Rolle, beispielsweise zur Senkung des Homocysteins. Ein hoher Homocysteinspiegel steht im Verdacht, Gefäßkrankheiten zu begünstigen.

Das wichtige Multitalent Vitamin D benötigen wir für eine enorme Anzahl von Stoffwechselvorgängen. Unser Körper kann es sogar unter Sonnenlichteinstrahlung in der Haut selbst herstellen. Allerdings halten wir uns dazu in der Regel zu wenig unter freiem Himmel auf oder sind zu dick angezogen, und im Winter genügt die Kraft der Sonne – zumindest in Europa – ohnehin nicht aus. Zudem wissen wir: Sonnenlicht? Ja, lässt die Haut im Allgemeinen schneller altern. Also was tun? Wir führen es über die Ernährung zu. Kurz vor Redaktionsschluss dieses Buches keimte übrigens eine Diskussion zu Vitamin D in den Medien auf: Bisherige Dosierungsempfehlungen seien wirkungslos! So beginne der versprochene Schutz gegen Erkrankungen erst bei einer täglichen Zufuhr an Vitamin D, die die bisherigen Empfehlungen stark übersteige. Dies entspräche, anstatt zwei Fischmalzeiten wöchentlich, drei- bis fünfmal Fisch pro Woche! Die damit verbundene Belastung mit Schwermetallen wäre andererseits nicht wirklich zuträglich, und die Nieren hätten allerhand zu tun.

An diesem Punkt erkennen Sie, liebe Leserin und lieber Leser, dass konkrete Empfehlungen und Mengenangaben bei sämtlichen Vitaminen wenig sinnvoll sind. Lernen Sie lieber, die Lebensmittel zu schätzen, die solche natürlicherweise beinhalten. Essen Sie diese bevorzugt – und lassen einfach Frittiertes und Zuckerhaltiges weitgehend aus.

Tipp:

Aus meiner Erfahrung empfehle ich Ihnen eine Blutuntersuchung, um Ihre Vitamin-D-Werte checken zu lassen. Selbst wir Personal Trainer, die wir uns von Berufs wegen mit unserer Ernährung beschäftigen, lassen das ab und zu prüfen. Sollte bei Ihnen ein Mangel vorliegen, ist gegebenenfalls eine Supplementierung mit einem hochdosierten Nahrungsergänzungsmittel nach konkreter Arztempfehlung sogar kurzzeitig sinnvoll.

Generell plädieren wir jedoch für viel frisches Gemüse und Obst. Denn nur darin – und nicht in Brausetabletten aus dem Plastikröhrchen – finden Sie die sekundären Pflanzenstoffe, die die Wirkung von Vitaminen noch verstärken.

Ballaststoffmangel

Ballaststoffe können tatsächlich den Cholesterinspiegel senken! Haben wir zu viel Cholesterin im Blut, dazu noch in einer ungünstigen Verteilung, bieten wir mehr Angriffsfläche für die freien Radikale.

Und was genau sind nun diese Ballaststoffe? Es sind weitgehend unverdauliche Nahrungsbestandteile, komplexe Strukturen, die auf dem Weg durch unseren Körper nicht geknackt werden können. Sie verlassen unsere Körper fast so, wie wir sie aufgenommen haben. Ausreichend Ballaststoffe in der Ernährung sorgen für eine gesunde Darmtätigkeit, die ein wichtiges Mittel der Körperentgiftung ist. Darüber hinaus haben sie die Möglichkeit, unseren Cholesterinspiegel zu senken. Im Darm angelangt, können sie nämlich Gallensäure, ein Endprodukt des Cholesterinstoffwechsels, binden. Über den Stuhl wird diese dann ausgeschieden.

Eiweiße

Eiweiße, auch Proteine genannt, bestehen aus einzelnen Aminosäuren. Proteine sind wahre Multitalente und wichtige Bausteine für das Immunsystem, für Muskeln, Haut und Nägel sowie insbesondere für eine jugendliche und schöne Haut.

Die spezielle Zusammensetzung der einzelnen Aminosäuren entscheidet über die Qualität des Lebensmittels. So besteht beispielsweise ein Gummibärchen auch aus Eiweiß, jedoch aus Gelatine ohne ernährungsphysiologischen Wert.

Es gibt wertvolle Eiweiße tierischer und pflanzlicher Herkunft, es muss also keinesfalls immer Fleisch sein. Tolle Beispiele hochwertiger pflanzlicher Proteine finden Sie im Rezeptteil.

Mineralstoffe & Spurenelemente

Mineralstoffen kommt eine wichtige Rolle beim Anti-Aging zu. Sie dienen indirekt als Beschützer Ihrer Zellen, indem sie den oxidativen Stress reduzieren.

Eine genaue Auflistung von Vorkommen und Wirkung finden Sie bei den einzelnen Anti-Aging-Lebensmitteln in Elnas Beauty-Alphabet (ab S. 42). Schauen Sie nach Zink, Magnesium, Chrom, Selen und den anderen Helfern.

Übersäuerung

Sie haben sicher schon vom Säure-Basen-Haushalt gehört (s. auch S. 40)? Kaufen Sie eine Seife, so finden Sie häufig den Vermerk »pH-hautneutral«. Der pH-Wert ist das Maß für den sauren oder basischen Charakter einer wässrigen Lösung, und ein Wert von 7 definiert das ideale Gleichgewicht im menschlichen Säure-Basen-Haushalt. Es gibt Lebensmittel, die den Säureanteil ungünstig erhöhen, und Lebensmittel, die basisch wirken, ihn wieder senken. Leider erhöhen auch die Eiweiße, die ich hier so anpreise, den Säureanteil. Um einer möglichen Übersäuerung vorzubeugen, sollten Sie also darauf achten, stets auch genügend basisch wirkende Lebensmittel, – zum Beispiel Gemüse, Mineralstoffe und Wasser, zu konsumieren.

Ist der Säure-Basen-Haushalt erst einmal ins Gleichgewicht gebracht, zeigen sich nach einiger Zeit der Umstellung wundersame Veränderungen. Insbesondere das Hautbild verändert sich positiv und mögliche Probleme mit starkem Schweißgeruch verschwinden.

Wasser

Flüssigkeiten bestimmen alle Prozesse in unserem Körper. Sie können über 30 Tage ohne Essen überleben, ohne Trinken sind es gerade mal drei Tage! Jeder neue Klient bekommt von mir ein Ernährungstagebuch und notiert die Dinge, die er isst und trinkt. Als allerersten Punkt schaue ich mir an: WIE VIEL wird getrunken, WAS wird getrunken und WANN. Trinken kann man nicht nachholen. Wer tagsüber versäumt, regelmäßig zu trinken, kann das am Abend nicht kompensieren. Sobald wenige Prozente an Flüssigkeit fehlen, können schon erste Mangelerscheinungen auftreten. Das merkt man im Kleinen zum Beispiel an Konzentrationsschwierigkeiten, Kopfschmerzen oder Trägheit. Je mehr Flüssigkeit fehlt, desto gravierender wird der Leistungsabfall. Die Körperfunktionen werden abgesenkt und die körpereigene Entgiftung heruntergefahren. So nervig es auch sein mag: Mit jedem Toilettengang arbeitet Ihr körpereigenes Entgiftungssystem. Toll, oder?

Letztlich sorgt genügend Flüssigkeit auch, ähnlich wie die Ballaststoffe, für eine gute Darmaktivität. Und der Darm wiederum ist – gemäß den asiatischen Gesundheitslehren – direkt zuständig für die Gesamtgesundheit. So empfehle ich neben dem ganz normalen aktiven Trinken die tollen Mahlzeiten und Drinks aus diesem Buch. Denn die Flüssigkeit, die wir mit Früchten und Gemüsen zu uns nehmen, ist ein gar nicht so unwichtiger Teil der Flüssigkeitsbilanz.

Frittierte Schnitzel, Salatcroûtons und Co.

Bitte überall ein dickes »NO« dranmachen! Ab und an werden diese Gerichte keinen Schaden anrichten, und das Leben soll ja auch noch Spaß machen. Zusätzlich sieht es ja nicht wirklich gut aus, wenn man zu Gast ist und die Croûtons aus dem Salat pult. Als Sportler und bewusst Essender sind Sie ja noch immer eine Randgruppe. Laufen Sie nur mit vorbereiteten Lebensmitteln in Ihrer Frischhaltebox umher und bereiten sich, während andere eine opulente Mahlzeit zu sich nehmen, einen Eiweißshake zu, werden Sie schräg angeguckt. Doch warum schaut eigentlich niemand schräg, wenn sich Menschen mittags auf die Schnelle fetttriefende Speisen oder Fast-Food-Menüs einverleiben? Nur weil es alle machen? Hm …

Diese Menschen nehmen damit große Mengen schlechter Fette zu sich, die ihr Körper größtenteils einlagert. Leider genau da, wo sie es nicht wünschen: Als Fettpolster und freischwimmend im Blut, wo sie dann Angriffsobjekte der freien Radikale werden. Sind nun nicht genügend Antioxidantien im Körper, ist das System schnell überlastet. Zudem gelten die enthaltenen Transfettsäuren (die zum Beispiel auch entstehen, wenn Sie dafür ungeeignetes Olivenöl übermäßig erhitzen) als krebsfördernd. Wenn Übergewicht für Ihre Gesundheit eine Gefahr darstellt und wenn Sie nicht vor der Zeit körperlich altern wollen, sollten Sie kalorienreiche, transfettsäuregetränkte Panade und die gesättigten Fettsäuren des darunterliegenden Fleisches nur mit großem Bedacht genießen. Wenn, dann sollte das Motto heißen: genießen und kompensieren. Nachdem Sie das Buch nun gelesen und verinnerlicht haben, besitzen Sie gewiss jede Menge Kompetenz, um sich danach den richtigen, zuträglichen Nachtisch auszusuchen. Das gibt ein gutes Gefühl, und dann ist das Schnitzel ab und an auch kein Problem.

Sport

Grundlegend kann man sagen: Bevor Sport leistungsfähiger und gesünder macht, erzeugt er auf Zellebene durchaus auch oxidativen Stress. ABER: Durch Sport forcieren wir die Antioxidantien. Sie erinnern sich an die »barmherzigen« Vitamine, die Antioxidantien, die ein Elektron zu viel haben und es gerne abgeben, und dadurch, anstatt selbst radikal zu werden, entspannt weiter existieren? Anscheinend fördert eine regelmäßige sportliche Betätigung die Produktion dieser Schutzenzyme. Zugleich lässt sich der Anteil des vorteilhaften Cholesterins (HDL) durch Sport erhöhen. Ein Argument für Sport? Ja, unbedingt. Legen Sie gleich los und reden oder lesen Sie nicht nur darüber!

Und hier kommt mein Einsatz als Personal Trainer: Wichtig für eine optimale Wirkung von Sport sind der richtige Start, die passende Ernährung und das sogenannte Pausenregime. Ihr Körper entwickelt sich nach dem Sport nur dann, wenn Sie ihm Ruhe gönnen. Ist Ihr Sport zu intensiv und/oder machen Sie zu wenig Pause zwischen den Trainingstagen, bedeutet das enormen Körperstress. Sie schaden sich damit eher, als dass Sie Ihrem Körper etwas Gutes tun. Folglich werden Sie anfälliger für Infekte, werden leichter krank, und die Zellalterung schreitet schneller voran.

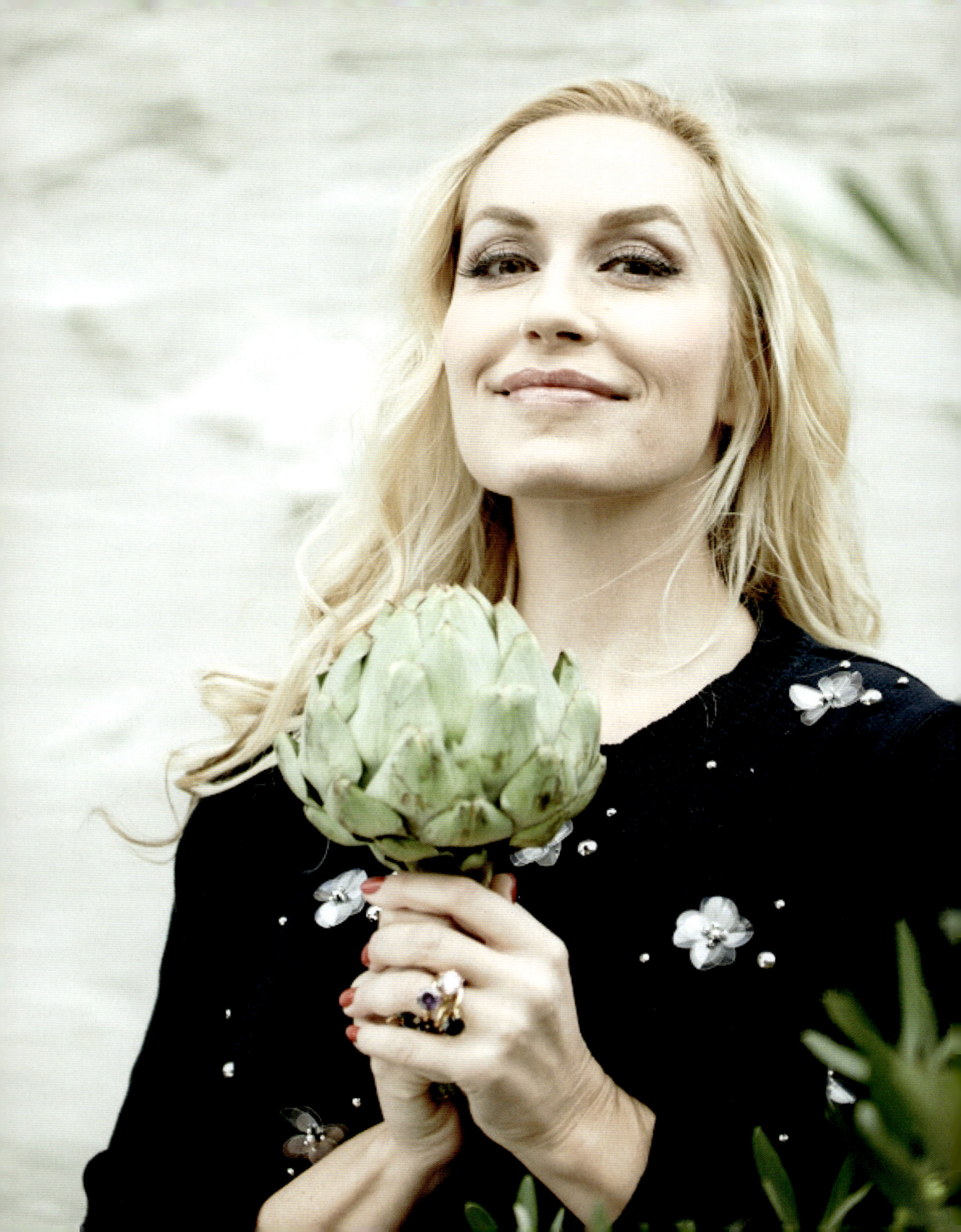

Elnas Beauty-Alphabet

In meinem Beauty-Alphabet habe ich Ihnen eine schöne Liste GUTER Lebensmittel aufgestellt, um zu zeigen, wie wertvoll jedes einzelne für Sie sein kann. Die meisten von ihnen können Sie ohne Probleme im nächsten Supermarkt einkaufen – das Gute liegt nämlich manchmal sehr nah!

Nützliches Spezialwissen

Gluten

Das Klebereiweiß in Weizen, Roggen, Emmer oder Gerste steht im Verdacht, Ursache von vielen allergischen Reaktionen im Körper zu sein und bei einigen Menschen toxische Reaktionen auszulösen, die Entzündungen im Verdauungstrakt hervorrufen. Das Immunsystem bleibt so dauerhaft in »Abwehrhaltung«, was Dauerstress für den Körper bedeutet. Viele Menschen reagieren so empfindlich auf Gluten, weil sie schlicht und einfach zu viel davon abbekommen. Gluten verbirgt sich auch in zahlreichen verarbeiteten Lebensmitteln und Fertiggerichten. Dieses latente Übermaß an Gluten kann dann zu Allergien führen. Man kann eine Gluten-Unverträglichkeit haben, ohne es überhaupt zu merken, denn Gluten Intoleranz äußert sich nicht nur in Form einer ernsthaften Zöliakie (Autoimmunkrankheit, bei der die Dünndarmschleimhaut angegriffen und dadurch an der Verarbeitung des Glutens gehindert wird), sondern in zahlreichen Formen des Unwohlseins.

Sollte man nun Gluten völlig vermeiden der Schönheit und des Wohlbefindens zuliebe? Ich persönlich bin der Meinung, dass man eine gute Balance finden sollte. Es gibt nichts gegen ein köstliches frisches Brot einzuwenden, wenn Sie sonst oft zu Quinoa, Hirse, Wildreis und Soba-Nudeln greifen. Aber es sollte Ihnen klar sein, dass industriell hergestellte Zerealien, Brezeln, Kekse und Fertigbackwaren nichts Gutes für Ihren Körper tun. Diese »leeren« Lebensmittel sollten Sie selten bis nie essen – und alles ist gut!

> **Tipp:**
>
> Sollten Sie an Gewicht verlieren wollen, so habe ich die Erfahrung gemacht, dass dies durch den kompletten Verzicht auf alles Glutenhaltige deutlich schneller geht!

Glutenfrei deklarierte Diätlebensmittel sind kaum eine Lösung, denn oft sind diese voller nährstoffarmer Zutaten wie etwa Mais- oder Kartoffelmehl. Wenn glutenfrei oder glutenarm, dann greifen Sie zu unverarbeitetem Amaranth, Quinoa, Buchweizen, Süßkartoffeln, Bohnen, Kichererbsen und Linsen.

Glykämischer Index

Der Glykämische Index (GI) bezeichnet den Wert des Blutzuckeranstiegs, nachdem man Essen zu sich genommen hat. Das ist sehr wichtig bei der Wahl eines Süßungsmittels, denn Nahrungsmittel mit hohem GI bedingen einen schnellen und starken Blutzuckerspiegelanstieg, was mit verstärkter Insulinausschüttung einhergeht. Das Insulin muss sich um die Senkung des Blutzuckers kümmern, da ein zu hoher Blutzuckeranteil toxisch auf den Körper wirken kann.

Nahrungsmittel mit niedrigem GI lassen den Blutzucker nur langsam und gleichmäßig ansteigen und beeinflussen daher wenig oder kaum den Insulinspiegel.

Da wir alle Individuen sind, verstoffwechseln wir auch die Lebensmittel unterschiedlich, ebenso können Reifegrad und Anbaugebiet der einzelnen Lebensmittel eine Rolle spielen und zu Schwankungen des Glyx-Wertes führen.

Ein wichtiger Punkt neben der Glyx-Last (GL) ist der Fruktoseanteil in Süßungsmitteln und Obst. Fruktose wird über die Leber verstoffwechselt. Es wird gesagt, dass Fruktose für erhöhte Harnsäurebildung verantwortlich ist und zu einer Fettleber führen kann. Daher ist es ratsam, auf Lebensmittel mit niedrigem Fruktoseanteil zu achten.

Als Anhaltspunkt habe ich nachfolgend eine Liste von Süßungsmitteln im Vergleich erstellt, um Ihnen ein Gefühl für Ihre GL zu geben:

- Reissirup: GL 98, Fruktoseanteil niedrig
- Roher Honig: GL 49, Fruktoseanteil 30–45 Prozent. Beeinflusst stärker den Blutzuckerspiegel und enthält auch viel Fruktose, darüber hinaus hat Honig aber auch viele Nährstoffe, Enzyme und Antioxidantien. Achtung: In industriell verarbeitetem Honig sind aufgrund der Erhitzung viele der gesunden Inhaltsstoffe nicht mehr vorhanden.
- Ahornsirup: GL 43, Fruktoseanteil ca 35 Prozent
- Früchte (besonders für Smoothies – der Fruktoseanteil bezieht sich auf 100 g Frucht):
  - Ananas GL 6, Fruktoseanteil ca. 2,44 g
  - Apfel GL 5, Fruktoseanteil ca. 5,74 g
  - Apfelsine GL 4, Fruktoseanteil ca. 2,58 g
  - Aprikosen frisch GL 3, Fruktoseanteil ca. 0,87 g
  - Aprikosen getrocknet GL 19, Fruktoseanteil ca. 4,88 g
  - Banane GL 10–12, Fruktoseanteil ca. 3,4 g
  - Birne GL 5, Fruktoseanteil ca. 6,73 g
  - Brombeeren GL 2, Fruktoseanteil ca. 3,11 g
  - Datteln GL 22, Datteln getrocknet GL 66, Fruktoseanteil ca. 25 g
  - Erdbeeren GL 1, Fruktoseanteil ca. 2,3 g
  - Feigen frisch GL 5, Fruktoseanteil ca. 5,6 g
  - Feigen getrocknet GL 28, Fruktoseanteil ca. 23,5 g
  - Heidelbeeren GL 2, Fruktoseanteil ca. 3,35 g
  - Holunderbeeren GL 3, Fruktoseanteil ca. 3,3 g
  - Kiwi GL 5, Fruktoseanteil ca. 4,6 g
  - Mango GL 7, Fruktoseanteil ca. 2,6 g
  - Orange GL 4, Fruktoseanteil ca. 2,5 g
  - Pflaume frisch GL 4, Fruktoseanteil ca. 2,01 g
  - Pflaume getrocknet GL 27, Fruktoseanteil ca. 9,37 g
  - Preiselbeeren GL 2, Fruktoseanteil ca. 3 g
  - Weintrauben GL 7, Fruktoseanteil ca. 7,44 g
- Kokosblütenzucker: GI 35, Fruktoseanteil ca. 10 Prozent
- Kokosblütennektar: GI 35, Fruktoseanteil 3–9 Prozent
- Xylit, auch Xylitol oder Birkenzucker: GI 12, Fruktoseanteil 0 Prozent
- Yacón Dicksaft: GI 1, Fruktoseanteil ca. 1,6 Prozent
- Stevia: GL 0

Säuren & Basen

Jedes Lebensmittel, das wir zu uns nehmen, hinterlässt im Blutkreislauf entweder saure oder basische Rückstände, je nachdem, ob es mehr saure oder basische Mineralstoffe enthält. Eine gesunde basenüberschüssige Ernährung sollte zu 70 bis 80 Prozent aus basischen Lebensmitteln und zu 20 bis 30 Prozent aus säurebildenden Lebensmitteln bestehen. Wird der Körper mit einem Überschuss an belastender Säure konfrontiert, muss er sich gewaltig ins Zeug legen, um das wieder auszugleichen. Zur Kompensation des Säureüberschusses beginnt der Körper, dem Gewebe und den Knochen basische Mineralstoffe zu entziehen. Diese können nun ihre eigentlichen Arbeiten, so zum Beispiel zahlreiche Verschönerungsaufgaben, nicht mehr erfüllen.

Verstehen Sie den Teufelskreis? Chronische Übersäuerung zerfrisst das Gewebe, und wenn Sie nichts dagegen unternehmen, wirkt sie sich störend auf sämtliche Zellaktivitäten aus. Die Gesundheit leidet.

Man hat mittlerweile auch herausgefunden, dass Krebszellen am liebsten in saurem Milieu wachsen und gedeihen. Das bedeutet im Gegenzug, dass sich jeder von uns ganz aktiv um seine Gesundheit kümmern kann, indem er diesen zerstörerischen Zellen den Nährboden entzieht. Deshalb rate ich dazu, sich wirklich einmal zwei Wochen mit dem eigenen Säure-Basen-Haushalt zu beschäftigen, um ein Gefühl dafür zu bekommen, wann man eigentlich zu sauer und wann man basisch genug ist. Das ist ziemlich einfach: Einfach in der Apotheke Teststreifen besorgen und per Speichel- oder Urinprobe loslegen. Sie werden erstaunt sein, was dabei herauskommt!

Sie müssen grundsätzlich nicht auf Lebensmittel verzichten, die säurebildend im Körper wirken, wenn Sie im Anschluss darauf achten, dass Sie wieder ins Gleichgewicht kommen. Hier deshalb ein kleiner Überblick über säure- und basenbildende Lebensmittel:

Stark basenbildende Lebensmittel
- Gemüsesäfte
- Weizenkeime/Sprossen
- Kräutertee/Grüntee
- Gemüse und Blattsalate wie Gurken, Kohl, Löwenzahn, Endivie, Tomaten, Spinat, Zucchini, Kürbis, Karotten, Rettich, Kohlrabi, Lauch, Feldsalat, Auberginen, Sellerie, Kartoffeln, Rucola, weiße Bohnen, Zwiebeln, Knoblauch
- Wurzelkraft (Granulat), Spirulina (Algenpulver)
- Amarant
- Sonnenblumenkerne, Sesamsamen
- Pinienkerne
- Carob/Johannisbrotkernmehl
- Chiasamen

Schwach basenbildende Lebensmittel
- Früchte wie Feigen, Rosinen, Bananen, Zitronen, Kirschen, Melonen, Weintrauben, Aprikosen, Pfirsiche, Erdbeeren, Stachelbeeren, Himbeeren, Heidelbeeren
- Buttermilch
- Rohmilch
- Quinoa, Hirse, Dinkel, Gerste/Graupen, Buchweizen
- Weizen- und Dinkelkeime
- Getreidekaffee
- Avocado

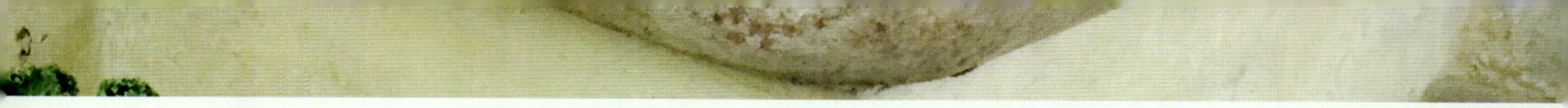

- Honig
- Linsen
- Bohnen grün, gelb und weiß
- Erbsen

Schwach säurebildende Lebensmittel

- Fruchtsäfte
- Haselnüsse, Walnüsse
- Mandeln
- Weizenvollkornmehl
- Roggenvollkornmehl
- Vollkornknäckebrot
- Vollkornbrot
- Vollkornprodukte aller Art, zum Beispiel Pasta
- Butter

- Quark
- Joghurt
- Weißer Reis

Stark säurebildende Lebensmittel

- Kaffee
- Schwarztee
- Alkohol
- Cola und Limonaden
- Tierisches Eiweiß wie Fleisch, Wurst, Fisch
- Fast Food und Fertigprodukte
- Milchprodukte, vor allem Hartkäse
- Industriezucker, Süßstoffe und Süßigkeiten aller Art
- Weißmehlprodukte
- Erdnüsse, Paranüsse

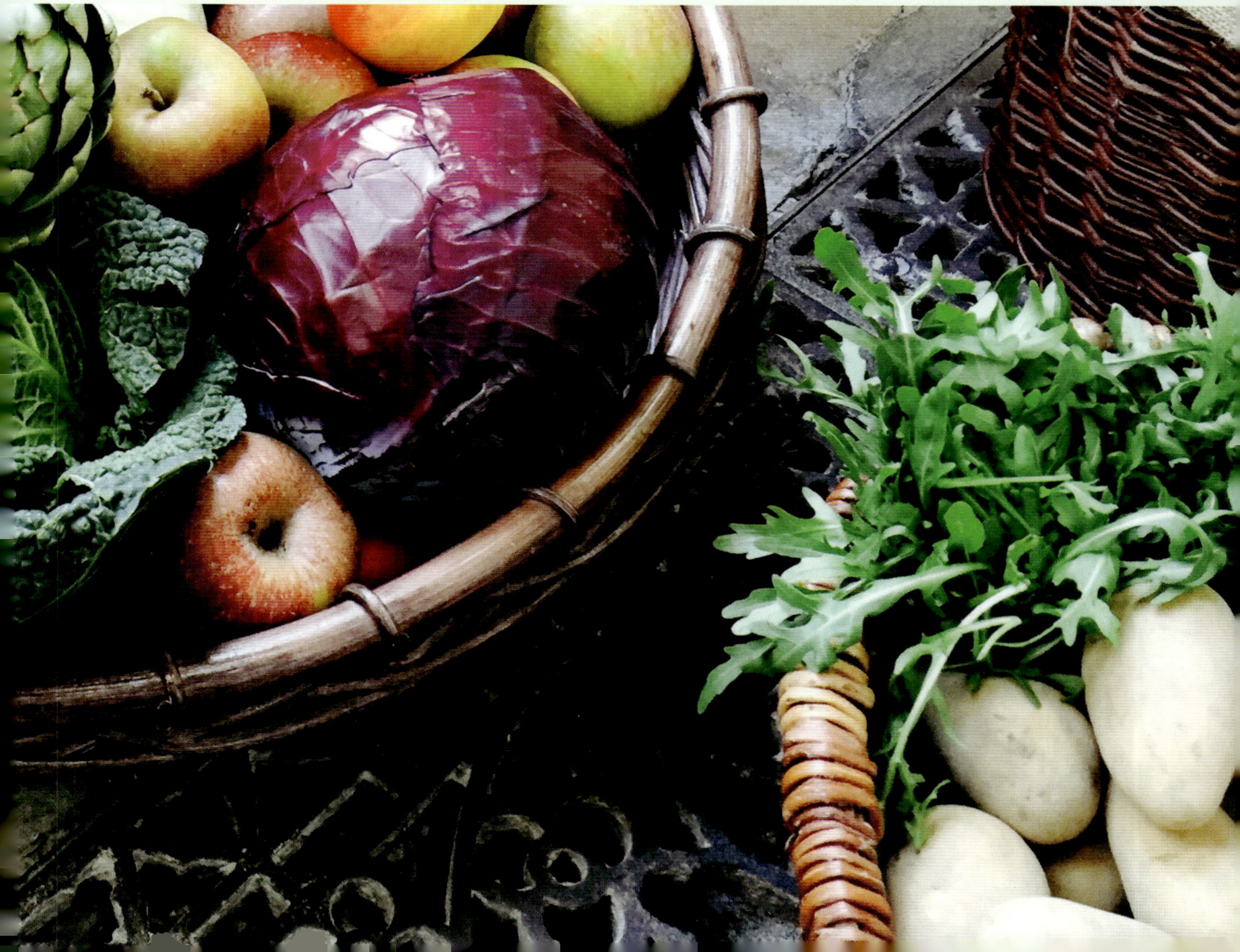

Açaí

Die Açaí-Beere ist die Beere mit dem höchsten Gehalt an Antioxidantien. Das sind die kleinen Helferlein, die in unserem Körper die bösen Schurken namens freie Radikale fangen und sie vernichten. Die Superfood-Beeren aus Südamerika tun insbesondere matter Haut gut und bringen sie wieder zum Strahlen. Man bekommt sie in gut sortierten Bioläden als Pulver oder als Püree. Verfeinern Sie Ihre Smoothies oder Nice-Creams damit!

Ahornsirup

Reiner Bio-Ahornsirup kommt bei mir des Öfteren zum Einsatz, weil ich den nussig-karamelligen Geschmack sehr mag. Er wird zwar während des Herstellungsprozesses auch erhitzt, ist aber dennoch eine gute Alternative zu normalem Zucker. Er lässt sich sehr sparsam dosieren, und bald werden Sie merken, wie wenig Süße man eigentlich braucht. Ahornsirup süßt intensiver als Zucker, schon ein halber Esslöffel entspricht ca. einem Esslöffel Zucker.

Eine Legende erzählt, dass einst ein Indianer ein Eichhörnchen dabei beobachtete, wie es den Ast eines Ahornbaums hinaufkletterte, ein kleines Loch in die Rinde biss und zu trinken begann. Um zu sehen, was dem Eichhörnchen so gut schmeckte, schnitt auch der Indianer einen Ast an und probierte die austretende Flüssigkeit. Von dem süßen Geschmack war der Mann so begeistert, dass er sofort seinen Stammesbrüdern von dem Baum, der kristallene Zuckertränen vergießt, erzählte.

Wenig später hatten die Indianer gelernt, die Ahornbäume anzuzapfen und den Saft zu köstlichem Sirup zu verkochen.

Diese Technik hat sich bis heute kaum verändert. Nur im Frühjahr während des Tauwetters, wenn sich die Stärke, die in den Bäumen gespeichert ist, in Zucker verwandelt, kann für ein paar Wochen geerntet werden. Dazu muss lediglich ein Loch in die Rinde gebohrt werden, in das ein Zapfhahn gesteckt wird. Durch diesen Hahn tropft die kristallene Flüssigkeit dann in einen Eimer

> **Qualitätsstufen Ahornsirup:**
>
> Abhängig von der Erntezeit entstehen verschiedene Qualitätsstufen:
>
> Ahornsirup Grad AA – sehr hochwertiger, sehr heller Sirup, wird kaum nach Europa exportiert
>
> Ahornsirup Grad A – ebenfalls sehr hochwertig, mild im Geschmack
>
> Ahornsirup Grad B – wesentlich dunkler, schmeckt kräftig und aromatisch
>
> Ahornsirup Grad C – bernsteinfarben und sehr kräftig und würzig im Geschmack
>
> Ahornsirup Grad D – wird in Kanada auch als »industrial syrup« bezeichnet, denn er wird ausschließlich zur industriellen Verarbeitung verwendet. Sein Geschmack ist so kräftig, dass er schon fast unangenehm ist, und die Farbe ist sehr dunkel.
>
> Grundsätzlich gilt also: Je heller der Ahornsirup ist, desto feiner und milder ist sein Geschmack.

oder Schlauch. Nun muss sie innerhalb der nächsten 24 Stunden in ein »Sugarhouse« gebracht und verarbeitet werden. Dort wird der Saft verdampft, gefiltert und schließlich in Flaschen oder Container abgefüllt. Durch das mehrmalige Kochen verdickt sich die anfangs durchsichtige Flüssigkeit zu einem dunklen, zähen Sirup.

Algen

Algen kennen wir von natürlich von unseren geliebten Sushi-Rollen. Was viele nicht wissen: Algen sind super gesund und obendrein noch echte Diätwunder. Keine Frage: Nori, Kombu & Co. schmecken lecker und angenehm nach Meer. Doch Algen haben auch sonst einiges zu bieten: In der traditionellen Chinesischen Medizin setzt man Algen schon seit rund 5.000 Jahren als Heilmittel zur Blutdrucksenkung und Blutreinigung ein. Auch ihre positive Wirkung auf Magen und Darm sowie zur Stärkung der Abwehrkräfte gegen Viren und Bakterien ist erwiesen. Viele Experten meinen sogar, dass der regelmäßige Algenverzehr der Schlüssel zur extrem niedrigen Brustkrebsrate bei japanischen Frauen sein könnte. Vor allem aber sind Algen geradezu unschlagbare Mineralstofflieferanten: Neben Zink und den Vitaminen A, C, E und B12 versorgen Algen uns besonders gut mit Jod. Das Spurenelement ist noch immer Mangelware und steckt in größeren Mengen sonst nur in Fisch und Meeresfrüchten. Es ist besonders wichtig für einen guten Hormonstoffwechsel und damit nicht zuletzt auch für die schlanke Linie. Zur Schlankwunderwirkung von Algen tragen außerdem die reichlich enthaltenen löslichen Ballaststoffe bei: Schon 8 g getrocknete Speisealgen decken etwa ein Achtel des täglichen Bedarfs an Ballaststoffen. Ein dritter Pluspunkt für Figurbewusste: Algen sind fast fettfrei, aber reich an Eiweiß – ihr Proteingehalt ist ähnlich hoch wie bei Hülsenfrüchten und Eiern.

Ich empfehle Algen als Pulver, beispielsweise im Smoothie, oder in Tablettenform, während Sushi durch den weißen Reis nicht so ideal ist, da weißer Reis den Blutzuckerspiegel drastisch in die Höhe treiben kann. Wenn Sushi, dann mit braunem Reis!

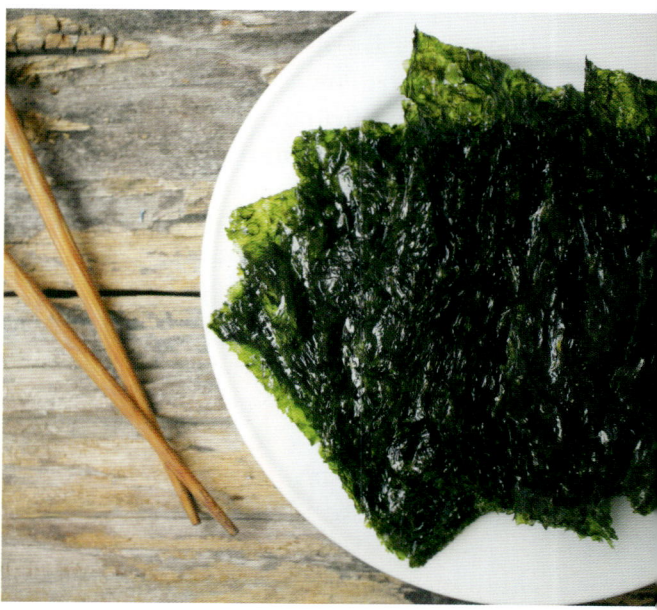

Amarant

Eines der besten Beauty-Detox-Getreide neben Hirse, Quinoa und Buchweizen ist Amarant. Er ist glutenfrei und hinterlässt basisch wirkende Rückstände im Körper, was gut ist, um etwaige Säureüberschüsse wieder auszugleichen. Gleichzeitig ist er eine sehr gute Eiweiß- und Lysinquelle und daher auch bei Veganern sehr beliebt. Er lässt sich ähnlich zubereiten wie Reis, und es lohnt sich, ihn zu probieren, denn er lässt sich sehr gut in bestehende Ernährungsweisen integrieren. Der regelmäßige Verzehr von Amarant soll unter anderem bei chronischen Kopfschmerzen und Migräne helfen, die Atemwege stärken, den Alterungsprozess verzögern und bei Schlafstörungen helfen.

Ananas

Die Ananas gilt als die Königin der Früchte und besitzt einzigartige Heilwirkungen. So konnten entzündungshemmende, antimikrobielle und entgiftende Eigenschaften nachgewiesen werden. Bei regelmäßigem Verzehr hilft sie, den Blutdruck zu senken, stärkt das Immunsystem, wirkt gegen Entzündungen und dadurch auch gegen Arthritis und Hauterkrankungen. Ananas regt die Stoffwechselaktivität an, entgiftet den Körper von Schlacken- und Giftstoffen und vertreibt so überschüssige Pfunde. Das gelbe, faserige Fruchtfleisch punktet durch einen enorm hohen Vitamin-C-Gehalt sowie verdauungsfördernde Ballaststoffe und liefert das einzigartige Enzym Bromelain. Bromelain besitzt krebsbekämpfende Fähigkeiten, hilft gegen Menstruationsbeschwerden und unterstützt den Körper dabei, Lebensmittel aufzuspalten, damit diese besser verwertet werden können.

Die Ananas wächst an einem krautigen Strauch und ist die Frucht einer einzigen Blüte. Sie ist das ganze Jahr erhältlich und verzaubert mit einem süß-herben und lebendigen Geschmack.

Frische Ananas besteht zu 85 Prozent aus Wasser und ist sehr kalorienarm. 100 g des gelben Fruchtfleischs haben nur etwa 50 kcal. Diese Kalorien setzen sich unter anderem aus Kohlenhydraten und verdauungsfördernden Ballaststoffen zusammen.

> **Tipp:**
>
> Ananas sollte stets frisch gegessen werden, da die Wirkstoffe so noch in größtmöglicher Menge vorhanden sind.

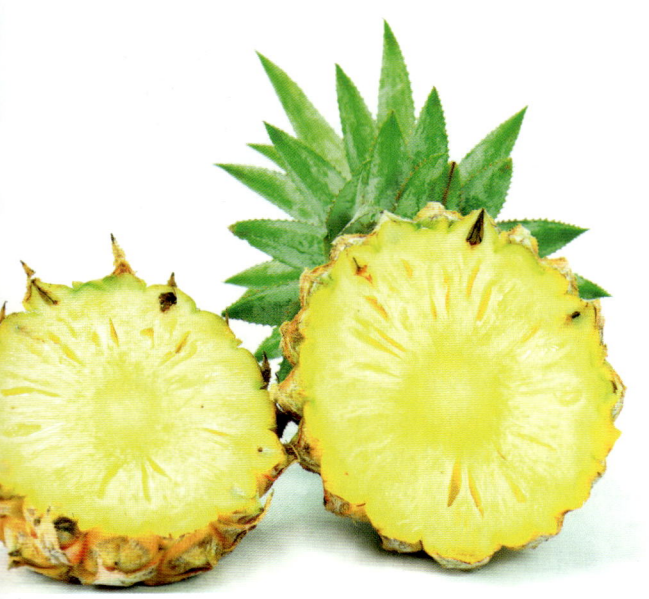

Apfel

»An apple a day keeps the doctor away« – wer kennt diesen Slogan nicht? Nun ist es tatsächlich so, dass der Apfel zu den wahren Schönheitslebensmitteln gehört. Wer oft Äpfel isst, bekommt klare, starke Augen und eine knackige Haut – ein Kennzeichen

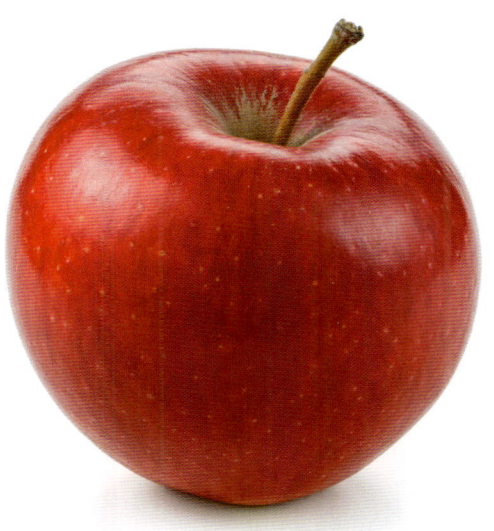

für beste Gesundheit. Zudem besteht ein Apfel zu 75 Prozent aus Pektin, einem Ballaststoff mit wahren Putzkolonnenqualitäten. Das Apfelpektin bindet die Toxine im Körper und schwemmt sie hinaus. Übrigens: Je härter ein Apfel ist, desto mehr Pektine enthält er!

> **Tipp:**
>
> Da sich die meisten Nährstoffe in der Schale befinden, achten Sie auf Qualität und Herkunft, damit Sie die Schale unbeschwert mitessen können.

Apfelessig

Naturtrüb und unbedingt in Rohkostqualität.

Apfelessig in Rohkostqualität fördert die Verdauung und kann damit dazu beitragen, den Körper optimal zu reinigen. Daneben fördert er die Bildung von nützlichen Bakterien im Darm. Eine gute Darmtätigkeit ist elementar wichtig für die Gesundheit. Ist die Körperreinigung im Lot, beschert Ihnen das eine klare, reine Haut sowie glänzende Augen. Sie können dafür jeden Morgen ein Glas Wasser mit ein bis zwei Esslöffeln Essig auf nüchternen Magen trinken, oder auch Ihre Salatsoße mit Apfelessig zubereiten. Ich benutze Essig auch oft zum Backen – in Kombination mit Natron macht er den Teig noch luftiger. Zwei Esslöffel reichen da schon aus.

> **Tipp:**
>
> Apfelessig wirkt als einziger Essig im Körper nicht säurebildend und eignet sich daher für den häufigen Gebrauch sehr gut.

Avocado

Die Avocado enthält wohl so ziemlich das wertvollste Fett, das man seinem Körper zuführen kann. Ihre Inhaltsstoffe sind ausgesprochen gut für unsere Haut, sie bringen uns förmlich zum Strahlen. Das Fruchtfleisch sollte cremig und hellgrün sein. Ob eine Avocado reif ist, erkennt man, indem man die »Kappe« an der Pflückstelle abnimmt. Geht dies leicht und sieht man darunter die typisch grüne Farbe des Fruchtfleisches, so ist die Avocado reif. Lässt sich die Kappe hingegen schlecht lösen, muss die Frucht noch etwas liegen. Ist die Stelle dunkelgrün, so ist sie bereits überreif.

Avocado von meinem Speiegdenken. Ich esse sie pur, hokomousse oder als pikanne liebsten Avocado-Rezepte Rezeptteil des Buches.

abnehmen möchten, sollten Sie dennoch nicht mehr als eine halbe Avocado am Tag genießen, denn auch wenn es gesund und gut für Sie ist – Fett bleibt Fett und sollte in Maßen genossen werden!

B

Banane

Ich liebe Bananen! Ich muss an dieser Stelle wirklich mal richtig für sie eintreten, da sie in den letzten Jahren – zu Unrecht – den Ruf bekommen haben, dick zu machen! Dabei liefert das gelbe Obst nicht nur wertvolle Energie, sondern auch richtig viel Kalium.

Eine durchschnittliche Banane enthält ca. 450 mg Kalium – das sind ca. 15 Prozent des Tagesbedarfs. Kalium ist für unsere Herzgesundheit verantwortlich; man hat herausgefunden, dass eine Ernährung mit viel natürlichem Kalium das Risiko eines Herzinfarktes um 40 Prozent senken kann. Des Weiteren bremst Kalium die Ausscheidung von Kalzium und verbessert sogar dessen Aufnahme im Körper, was wiederum unseren Knochen zugutekommt.

Zum wahren Superfood macht die Banane ihr großer Reichtum an Vitamin B6, Vitamin C und Magnesium. Unser täglicher Bedarf daran wird bereits zu ca. 20 Prozent durch eine einzige Banane gedeckt. Vitamin B6 und Magnesium wirken stimmungsaufhellend und sorgen für starke Nerven und Stressresistenz. Die Ballaststoffe in der Banane fördern zudem die Verdauung. Da Bananen ausgezeichnet sättigen, müsste man schon sehr viele verzehren, um wirklich davon zuzunehmen!

Beeren

Egal ob Himbeeren, Erdbeeren, Blaubeeren oder Brombeeren: Beeren sind ausgezeichnete Verbündete Ihrer Gesundheit – nicht nur für Geist und Herz!

Erdbeere:

Enthält viel Vitamin C, Flavonoide, Salicylsäure, Gerbstoffe, Kalzium, Kalium, Eisen – gut gegen Durchfall, Rheuma und Gicht, stoffwechselanregend

Himbeere:

Enthält viel Vitamin C, A, Rutin, Kalium, Biotin, Magnesium, Eisen

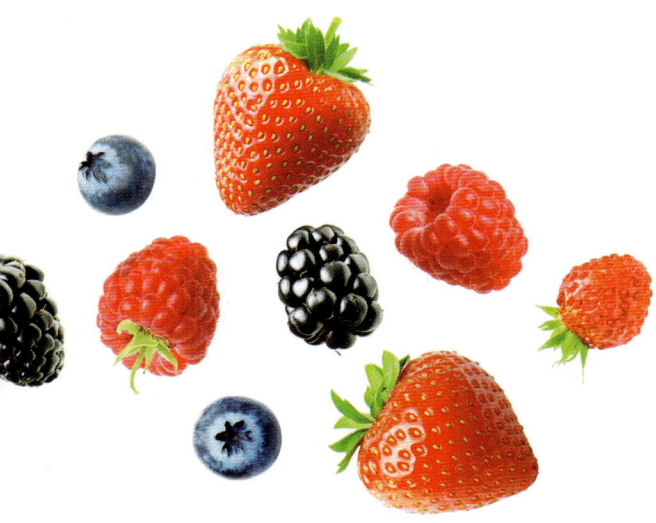

- fiebersenkend, blutreinigend, knochenbildend, unterstützt Magen und Darm

Stachelbeere:

Enthält viel Vitamin C, Silizium, Kalzium, Kalium, Pektin
- verdauungsfördernd, entwässernd, kräftigend für Haare und Nägel

Johannisbeere:

Enthält viel Vitamin C, Kalzium, Kalium, Eisen, Phosphor, Pektin
- gegen Rheuma und Gicht, entgiftend, antibakteriell, immunstärkend, harntreibend

Heidelbeere:

Enthält viel Vitamin C, Betacarotin, Eisen, Kalium, Natrium, Pektin
- entzündungshemmend, blutbildend, gegen Durchfall, gegen Magenschmerzen und Blasenschwäche

Preiselbeere:

Enthält viel Vitamin C, Betacarotin, Magnesium, Eisen, Kalium, Natrium, Flavonoide, Pektin
- verdauungsfördernd, cholesterinsenkend, gegen Durchfall, gegen Harnwegsinfektionen, antivirale, bakterizide und fungizide Wirkstoffe

Brombeere:

Enthält viel Eisen, Kalzium, Flavonoide
- entgiftend, krebshemmend, blutdrucksenkend, schützt vor Erkrankungen des Herz-Kreislauf-Systems

Hagebutte:

Enthält viel Vitamin C und Pektin
- antioxidativ, abwehrstärkend, verdauungsfördernd, entzündungshemmend

Birkenzucker

Zucker, das »süße Gift«, begegnet uns sogar in Lebensmitteln, in denen wir ihn gar nicht vermuten, so zum Beispiel in Ketchup, Soßen, Wurst, Tee oder Babynahrung. Die Nahrungsmittelindustrie gibt dem Bösewicht zudem so viele unterschiedliche Namen, dass man als Verbraucher oft völlig verwirrt vor den Packungen steht. Eine knallige Verpackung, auf der auch noch gesunde Zutaten ausgelobt werden – und schon ist man als Käufer überzeugt, es handele sich um ein gesundes Produkt. So gelingt es Herstellern immer wieder kinderleicht, den Konsumenten zu täuschen.

Laut dem Buch »Zucker – der süße Verführer« von Franz Binder und Josef Wahler (VAK-Verlag, Juni 2014) nimmt der durchschnittliche Verbraucher in Deutschland jährlich 45 kg raffinierten Zucker zu sich. Das sind 25 Teelöffel täglich! Ein solch hoher Zuckerkonsum macht auf Dauer krank, verursacht Karies und führt zu Gewichtsproblemen. Das süße Genussmittel hat zudem auch noch Suchtcharakter, ist man erst einmal daran gewöhnt, meint man bald, es nicht mehr missen zu können. Daher wollen wir Sie ermuntern, Alternativen zu verwenden, um Körper und Geist gesund zu erhalten.

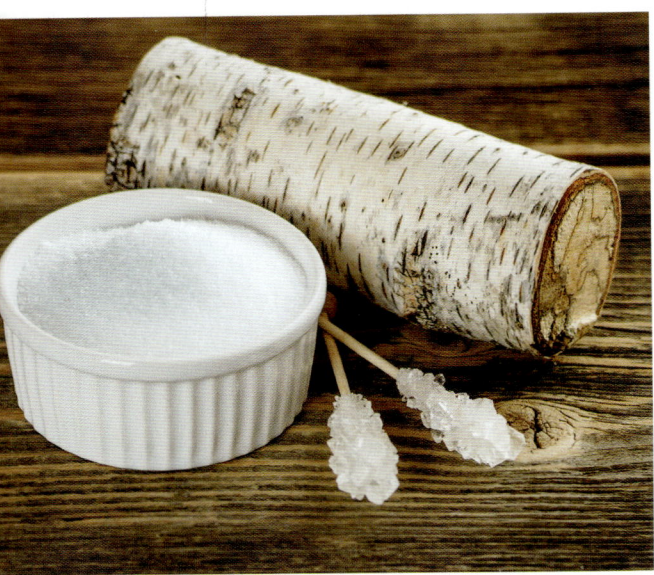

Birkenzucker, auch unter dem Namen Xylit oder Xylitol bekannt, ist ein Zuckeraustauschstoff. Die süß schmeckenden Kohlenhydrate haben einen geringeren Einfluss auf den Blutzuckerspiegel. Zuckeraustauschstoffe werden insulinunabhängig verstoffwechselt. Ein Grund, warum Birkenzucker auch bestens für Diabetiker geeignet ist. Zuckeraustauschstoffe dürfen aber NICHT mit synthetischen Süßstoffen wie Sacharin und Aspartam verwechselt werden, die selbst unter Verdacht stehen, gesundheitsschädlich zu wirken.

Xylit befindet sich als natürlicher Zuckeralkohol in Früchten, Gemüse, Getreidesorten und verschiedenen Holzrinden, wie beispielsweise der der Birke, und wird mittels eines aufwendigen Herstellungsverfahrens gewonnen. Das macht den Birkenzucker im Vergleich zu herkömmlichem Haushaltszucker sehr teuer.

> **Tipp:**
>
> Zur Kariesprophylaxe nach jeder Mahlzeit ein wenig Birkenzucker auf der Zunge zergehen lassen, ca. zwei Minuten einspeicheln, dann ausspucken und für ca. dreißig Minuten nichts trinken.

Diese Mehrkosten lohnen sich jedoch absolut, denn Birkenzucker hat folgende Vorteile:

– Er hat eine antibakterielle Wirkung und stabilisiert das Gleichgewicht zwischen Säuren und Basen.
– Die Entwicklung von Hefe- und Pilzbakterien wird gehemmt. Deswegen ist Birkenzucker für Hefeteige nicht geeignet, da Birkenzucker der Hefe den Nährboden entzieht.
– Wird insulinunabhängig verstoffwechselt – also auch für Diabetiker optimal geeignet!
– Der glykämische Index ist ca. 14-fach niedriger als der des Haushaltszuckers. Das heißt, nach dem Essen befindet sich weniger Zucker im Blut – Heißhungerattacken wird vorgebeugt!
– Die Aufnahme von Kalzium ins Knochengewebe wird erleichtert.
– Birkenzucker hat halb so viele Kalorien wie Haushaltszucker. Er kann also zur Diätunterstützung verwendet werden.
– Hilft gegen Verstopfungen.

- Regt die Speichelproduktion an und führt zu einer Remineralisierung des Zahnschmelzes.
- Wissenschaftliche Studien belegen, dass Birkenzucker vor Karies schützt sowie den Zahnschmelz und das Zahnfleisch stärkt.

Birkenzucker pur auf der Zunge verursacht ein leicht erfrischendes Gefühl im Mund, ähnlich dem Effekt von Eiskonfekt. Dies verliert sich jedoch nach Verarbeitung in die einzelnen Gerichte.

Blütenpollen

Mit Blütenpollen nehmen Sie das Produkt vieler Stunden Bienenfleiß zu sich! Jedes Kügelchen Bienenpollen enthält etwa vier Millionen Blütenstaubkörnchen! Laut Überlieferung hat der Verzehr von Blütenpollen in China einige Jahrhunderte Tradition. Die Menschen griffen zu den kleinen Körnchen, um ihr Energielevel zu erhöhen, die Verdauung zu verbessern und sogar Akne und Depressionen zu bekämpfen.

Blütenpollen diente den Menschen seit Jahrtausenden als Zaubermittel für ein langes und gesundes Leben – und als natürlicher Jungbrunnen. Es handelt sich um den von Bienen befruchtete Blütenstaub, der an den Beinen der Tiere haften bleibt und so in den Bienenstock transportiert wird. Dort wird er abgestreift und dient den Larven und Ammen des Bienenvolkes als wertvolle Nahrung. Im Pollen enthalten sind sämtliche Nährstoffe, die auch der Mensch zum Leben braucht, von Mineralstoffen über Vitamine und Enzyme bis hin zu Proteinen, daneben eine Fülle an Aminosäuren, Sacchariden, Fermenten, keimtötenden Stoffen, schützenden Flavonoiden und Spurenelementen.

Mit dem Verzehr von Pollen lässt sich die Energie erhöhen und Ermüdungserscheinungen vorbeugen, und die Abwehrkräfte werden gestärkt. Pollen ist zudem eine wertvolle Eiweißquelle.

> **Tipp:**
>
> Ich habe von einem Ernährungsguru aus Los Angeles vor Jahren einmal folgenden Booster für solch stressige Tage bekommen, an denen man den ganzen Tag »performen« muss und nicht weiß, wann man das nächste Mal zum Essen kommen wird:
>
> 1/2 EL Blütenpollen
>
> 1/2 EL Kokosöl, flüssig
>
> Geben Sie die Blütenpollen auf einen großen Löffel und träufeln Sie das flüssige Kokosöl direkt darüber. Gut kauen und die Heilkräfte der Natur spüren. Sie werden die nächsten Stunden voller Energie und Tatendrang verbringen und von innen heraus leuchten!

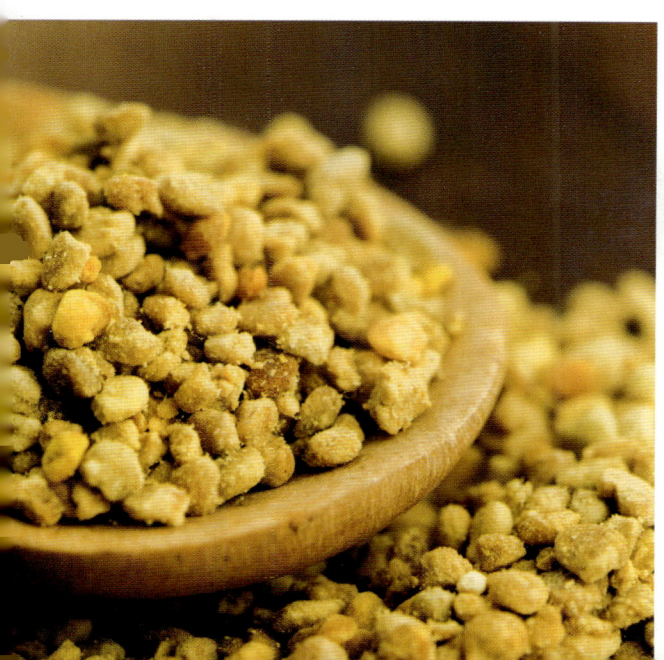

Brennnessel

Keine Angst, ich erwarte jetzt nicht von Ihnen, rohe Brennnesselblätter zu essen! Weiß man doch, dass die Brennnessel schon bei der geringsten Berührung starke Schmerzen hervorrufen kann. Durch Kochen oder Trocknen jedoch nimmt man dem Superkraut seine Waffen und kann es unbeschwert genießen.

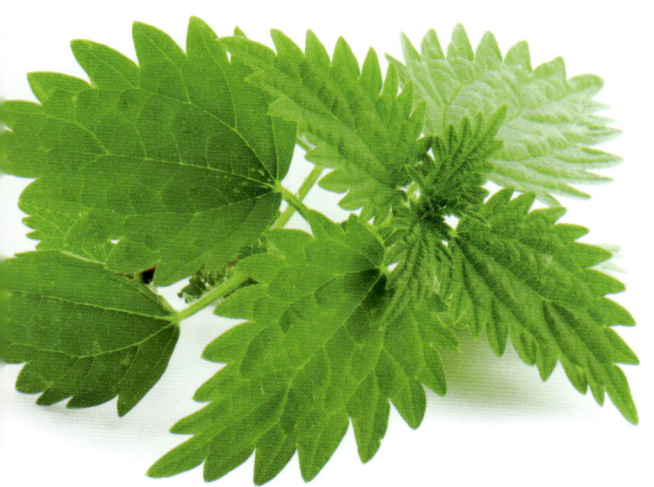

Die (Heil-)Wirkung der Brennnessel ist schon lange bekannt. Brennnessel als Tee oder Pulver genossen kann den Körper entschlacken, Leber und Darm entlasten und den körpereigenen Eisenvorrat wieder auffüllen. Genügend Eisen im Blut bedeutet zugleich genug Sauerstoff. Das Superkraut stärkt zudem die körpereigenen Abwehrkräfte, unterstützt die Vermehrung der T-Lymphozyten (Unterart der Abwehrzellen), fördert die Antikörperbildung und spornt Fresszellen zu erhöhter Aktivität an.

Brokkoli

Man nennt ihn auch den »grünen Krebskiller« oder »Wundergemüse« – und ich habe leider in diesem Buch gar kein Rezept, in dem er vorkommt. Aber das liegt einfach daran, dass ich ihn am liebsten gedämpft mit etwas Butter und gerösteten Mandelplättchen mag (was übrigens sehr sinnvoll ist, denn durch die Zugabe von etwas Fett kann der Körper alle Nährstoffe im Brokkoli besser aufnehmen).

Dennoch möchte ich hier auf ihn eingehen, denn er hat seinen Platz in meinem Beauty-Alphabet unbedingt verdient:

Brokkoli ist ein Schönheitslebensmittel, das nicht nur die Haut nährt, sondern auch die Gelenke und das Bindegewebe. Das wird Ihnen zu flüssigen Bewegungen und natürlicher Anmut verhelfen. Zu seinen wichtigsten Inhaltsstoffen gehört das essenzielle Spurenelement Chrom. Krankheiten wie Diabetes oder ein zu hoher Cholesterinspiegel werden mit Chrommangel in Verbindung gebracht, zudem wird dem Element nachgesagt, einen positiven Einfluss auf

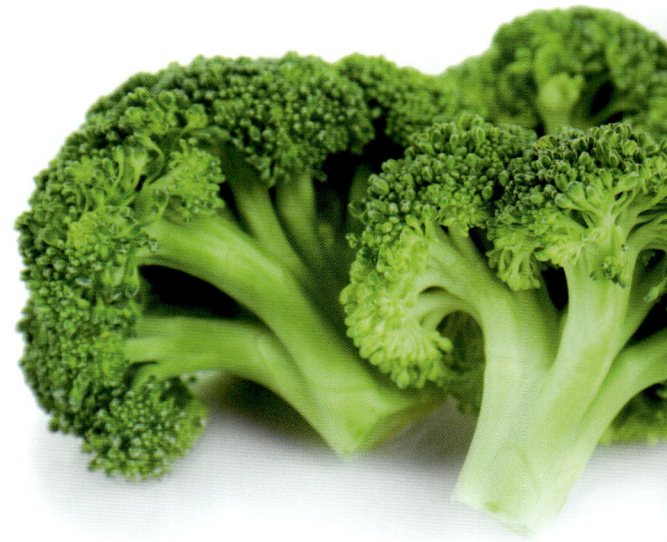

den Metabolismus und die Insulinproduktion auszuüben. Brokkoli enthält daneben wichtige Mineralstoffe wie Kalzium, Magnesium und Zink, die die Knochen stärken und basenbildend im Körper wirken. Auch Eisen, Folsäure und Vitamin C werden mitliefert, mit Letzterer kann der Organismus das Eisen umso besser speichern.

Tipp:

Lagern Sie Brokkoli möglichst nicht gemeinsam mit Ethylen (Reifegas) produzierendem Obst- und Gemüsesorten wie Äpfeln, Bananen oder Tomaten. Dadurch verdirbt Brokkoli wesentlich schneller.

gleiche Größe wie Weizenkörner, unterscheiden sich aber mit ihrer einzigartigen dreieckigen Form. Um den kornartigen Buchweizen genießbar zu machen, kann man ihn entweder kochen, mahlen oder keimen bzw. einige Stunden in Wasser einlegen. Ich liebe es, mein morgendliches Porridge mit einer Handvoll Buchweizen aufzupeppen. Er gibt dem Ganzen zusätzlich eine knackig-nussige Note.

Buchweizen zählt wie Amarant und Quinoa zu den sogenannten Pseudogetreidearten und liefert dem menschlichen Körper unentbehrliche Aminosäuren. Anders als Weizen, Mais und Reis besitzt Buchweizen auch die essenzielle Aminosäure Lysin.

Buchweizen

Buchweizen ist ein Nährstoff-Kraftpaket, vollkommen glutenfrei und eine Alternative zu Weizen, Roggen, Gerste und Hafer. Buchweizen eignet sich für Zöliakie-Betroffene und liefert einen hohen Gehalt an Ballaststoffen und Eiweißen. Mit seinen acht essenziellen Aminosäuren ist er für die Zellregeneration sehr wichtig und hilft mit aktiven Phyto-Nährstoffen Krankheiten zu bekämpfen und das Herz zu schützen.

Der Name könnte den Anschein erwecken, dass Buchweizen zur Weizenfamilie gehört oder zumindest auch ein Getreide ist. Es handelt sich jedoch um den Fruchtsamen einer mehrjährigen krautigen Pflanze, die eng mit Rhabarber, Sauerampfer und Knöterich verwandt ist. Buchweizenkörner haben in etwa die

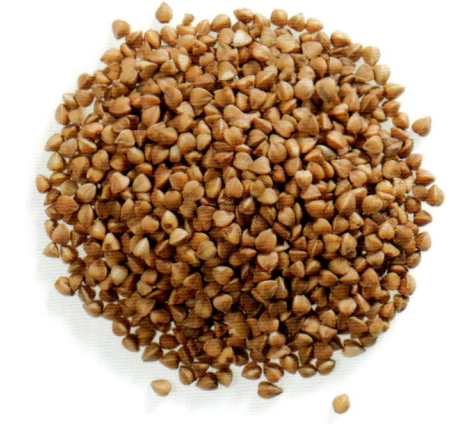

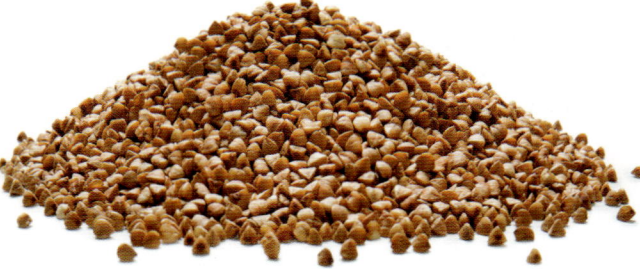

Im Körper ist Lysin für viele Funktionen verantwortlich und für die Bildung von Enzymen, Hormonen sowie für die Gewebereparatur sehr wichtig. Lysin sorgt für die Aufrechterhaltung der Stickstoffbilanz, stärkt die Arterienwände und trägt auf diese Weise zur Gesundheit des Herz-Kreislauf-Systems bei.

Die Ballaststoffe im Buchweizen fördern die Verdauung, binden Toxine im Körper und unterstützen deren Ausscheidung über den Darm. So schützen sie die Darmschleimhaut vor Krankheiten, reduzieren das Risiko für Darmkrebs und sind außerdem in der Lage, Gallensalze zu binden und als Folge den hohen Cholesterinspiegel zu senken.

Das antioxidative Rutin im Buchweizen reduziert Entzündungen und senkt die Gefahr von Gerinnselbildung in den Blutgefäßen.

Der Anteil an Kupfer im Buchweizen wird für die Produktion von roten Blutzellen benötigt, und das ebenso enthaltende Magnesium entspannt die Blutgefäße des Gehirns und hat eine heilende Wirkung auf Depressionen und Kopfschmerzen.

Eine Tasse gekochter oder gebratener Buchweizen enthält rund 155 kcal, wobei hierbei die (guten) Kohlenhydrate die primäre Energiequelle sind. Denn etwa 33 g der Kohlenhydrate sind in Form von Stärke und nur 1,5 g in Form von Zucker enthalten.

Butter

Butter habe ich hier aufgeführt, weil ich klarmachen will, dass man nie, wirklich niemals Margarine verwenden sollte! Denn im Gegensatz zum Naturprodukt Butter ist Margarine ein hoch verarbeitetes Lebensmittel. Sie besteht aus pflanzlichen Ölen, denen meist noch Emulgatoren, Aromen, Säuerungsmittel, Salz, Betacarotin und Vitamine künstlich zugesetzt werden. Damit daraus ein streichfähiges Endprodukt wird, wird es mittels eines chemischen Prozesses gehärtet. Bei der Härtung entstehen die sehr schädlichen Transfettsäuren, die das schlechte Cholesterin erhöhen und somit auch das Risiko, an Herzkrankheiten, Schlaganfall etc. zu erkranken. Sollten Sie also Fett aufs Brot streichen wollen, dann wählen Sie zumindest das »echte« Produkt, eine hochwertige Butter.

Butter wurde einst nachgesagt, den Cholesterinspiegel negativ zu beeinflussen. Nach heutigen Erkenntnissen weiß man aber, dass es einen guten und einen schlechten Cholesterinwert gibt und dass Butter mit ihrer Zusammensetzung von zwei Dritteln gesättig-

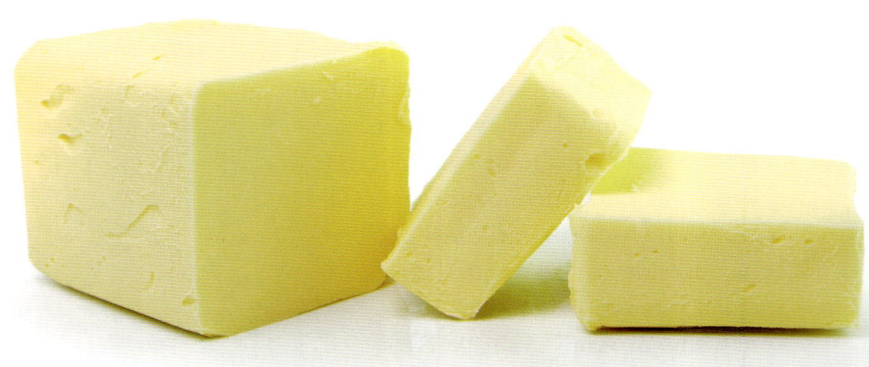

ten Fettsäuren (15 Prozent davon kurz- und mittelkettig), einem Drittel einfach ungesättigten Fetten, zwei Prozent mehrfach ungesättigten Fettsäuren und ca. drei bis vier Prozent Transfettsäuren nur das gute Cholesterin ansteigen lässt.

Butter schmeckt nicht nur gut, sie hat zudem noch einige Beauty-Gadgets auf Lager: Sie ist dank ihres niedrigen Laktosewerts gut verdaulich, schmiert die Galle und schützt die Leber sogar vor Alkoholtoxinen. Sie enthält natürliches Vitamin A, E, D und sogar das seltene Vitamin K, das der Körper nur mithilfe von Fett absorbieren kann. Nichtsdestoweniger ist Butter ein Fett und sollte nur in Maßen genossen werden.

C

Cashewkerne

Cashewnüsse schmecken besonders cremig und haben dabei weniger Kalorien als richtige Nüsse. Dafür enthalten sie aber trotzdem viel Eiweiß sowie Kalzium, Magnesium, Eisen, Kupfer und Phosphor. An Vitaminen sind besonders B1, B3 und B5 aufzuzählen, die bei der Verwertung von Kohlenhydraten und Eiweiß in unserem Körper eine entscheidende Rolle spielen. Außerdem enthalten die Kerne Arginin, das Herz-Kreislauf-Erkrankungen vorbeugt. Wer also statt ungesunder Chips einige (nicht mehr als 30 bis 60 g pro Tag!) Cashewkerne knabbert, tut definitiv etwas für seine Gesundheit. Besonders Sportler können bei Bedarf mit einer Handvoll Cashewnüsse ihre Energiereserven schnell wieder auffüllen. Und was für den Leistungssport gilt, das kann man natürlich auch auf der Arbeit anwenden.

> **Tipp:**
>
> Besser die natürliche Variante kaufen, anstatt zu fertig gewürzten Cashews zu greifen!

Cayennepfeffer

Der Stoff, der Cayennepfeffer zu einem Beauty-Food macht, heißt Capsaicin. Er ist farblos, geruchlos und zwar scharf, aber geschmacksneutral. Capsaicin ist ein Antioxidans. Es kann den Körper vor Schadstoffen schützen, indem es freie Radikale neutralisiert. Somit würzt Cayennepfeffer unsere Speisen und regt dabei zugleich den Stoffwechsel an.

Tipp: Es gibt eine entschlackende, körperreinigende und sehr wohlschmeckende Limonade, die man am besten machen sollte, wenn man ganz für sich alleine zu Hause ist, denn man sollte an diesem Tag sonst nichts essen und nur noch Wasser trinken. In den USA nennt man sie Master Cleanse, und ich habe gehört, dass es Leute gab, die das mehrere Tage durchgehalten und damit viel Gewicht verloren haben. Mir geht es bei diesem Tipp hingegen um Reinigung und Entgiftung des Körpers – deshalb empfehle ich, maximal an einem Tag in der Woche sechs bis zwölf Gläser davon zu trinken. Das Prinzip ist einfach: Man regt den Stoffwechsel an und führt dem Körper dabei kei-

Elnas Beauty-Alphabet | 53

ne Nahrung zu – so hat der Darm den ganzen Tag nichts Neues zu tun und kann sich auf die Entschlackung konzentrieren.

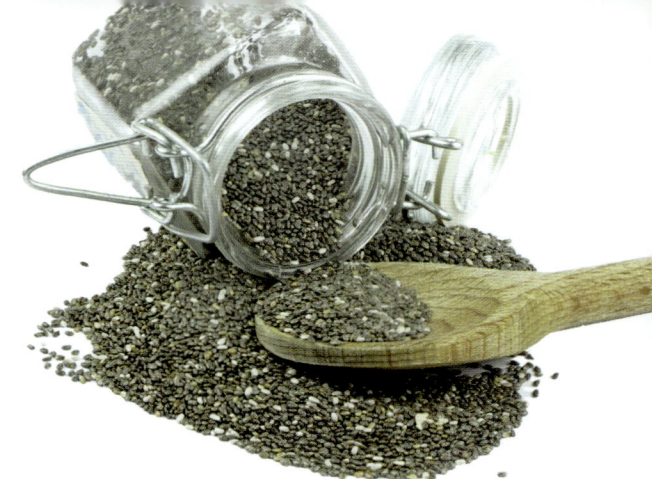

Master Cleanse:

Zutaten für 1 Glas:
- 2 EL frisch gepressten Zitronensaft (1/2 Zitrone)
- 1 EL Ahornsirup
- ¼ TL Cayennepfeffer
- Mineralwasser, heiß oder kalt – was immer Sie lieber mögen

Chiasamen

Chiasamen haben in jüngster Vergangenheit einen wahrhaften Hype erlebt. Was als geheime Wunderpflanze der Azteken bekannt wurde, bekommt man mittlerweile in jedem gut sortierten Supermarkt. Die kleinen Samen zeichnen sich durch eine sensationelle Fülle an pflanzlichem Eiweiß, Omega-3- und Omega-6-Fettsäuren, Kalzium, Magnesium und eine hohe Antioxidantienkonzentration aus.

Chia ist geschmacksneutral und hat die Fähigkeit, in Flüssigkeit um das etwa Fünfzehnfache seiner Größe aufzuquellen und dann ein Gel zu entwickeln, das bereits in kleinen Mengen genossen sehr lange satt hält und den Körper bei seiner fortlaufenden Reinigung unterstützt. Man sollte allerdings genug dazu trinken, da Chiasamen sonst dem Körper Wasser entziehen und dies dann zu Verstopfung führen kann.

Es gibt immer wieder Diskussionen, ob Chiasamen wirklich besser sind als die altbekannten Leinsamen. Ich denke, beides ist definitiv gut für unseren Körper, aber Chiasamen haben einen entscheidenden Vorteil: Sie werden trotz ihres öligen Kerns nicht so schnell ranzig wie Leinsamen, sondern halten sich bis zu zwei Jahre lang frisch. Zudem haben Chiasamen so gut wie keinen Eigengeschmack, was bedeutet, dass man sie überall beimischen oder darüberstreuen kann. Ich esse sie nach jedem Training, um den durch oxidativen Stress eines harten Krafttrainings entstandenen Stoffwechselstress auszugleichen.

Chili

Wer hatte nicht schon nach einem scharfen Gericht Tränen in den Augen, eine laufende Nase oder einen brennenden Mund? Vielleicht sind Sie dabei auch ins Schwitzen gekommen und hatten plötzlich großen Durst? All diese Reaktionen werden durch den Wirkstoff Capsaicin ausgelöst. Er befindet sich in scharfen Nahrungsmitteln, beschleunigt den Stoffwechsel und wirkt entzündungshemmend.

Capsaicin aktiviert die Fluchthormone Adrenalin und Dopamin – dabei kommt es zu Nebeneffekten wie beschleunigtem Herzschlag, schneller oder tiefer Atmung sowie einem aktivierten Fettstoffwechsel, um die Muskeln auf eine schnelle Handlung vorzubereiten. Außerdem reguliert Capsaicin den Blutzuckerspiegel. Je höher der Capsaicinanteil in der Chilischote ist, umso schärfer ist sie und umso größer ist folglich auch ihr antioxidatives Potenzial. Chili beugt Gefäßablagerungen vor und kann den schlechten Cholesterinspiegel senken.

Datteln

In Datteln stecken jede Menge Mineralien, Vitamine und gesundheitsfördernde sekundäre Pflanzenstoffe. In Maßen genossen, können Datteln viele gesundheitliche Vorteile bringen: Sie sind leicht verdaulich, ihre Ballaststoffe sind gut für die Darmflora und helfen, das LDL (schlechte Cholesterin) zu absorbieren. Damit helfen sie auch, krebserregende Stoffe zu binden sowie Schlaganfall, koronare Herzerkrankungen und die Entwicklung von Dickdarm-, Prostata-, Brust-, Endometrium-, Lungen- und Bauchspeicheldrüsenkrebs zu verhindern. Nebenbei sind sie reich an Eisen, dadurch tragen sie dazu bei, die Sauerstoffsättigung des Bluts aufrechtzuerhalten. Zusätzlich stabilisiert Kalium Herzfrequenz und Blutdruck.

Datteln enthalten B-Vitamine wie Carotine, Lutein und Zeaxanthin, die in der Netzhaut für die Erhaltung einer optimalen Lichtfilterfunktion sorgen, zudem die Vitamine A und K. Vitamin A schützt die Augen,

Tipp:

Ein köstliches Süßungsmittel für den täglichen Gebrauch ist selbst hergestellter Dattelsirup.

Sie brauchen 16 frische oder besser getrocknete, entsteinte Datteln. Kaufen Sie die ungesüßten, die Sie an ihrem matten Aussehen erkennen. Gesüßte Datteln glänzen, weil sie in Zuckersirup getaucht wurden. Das Dattelfruchtfleisch wird entweder mit Wasser oder mit frisch gepresstem Orangensaft (etwa 250 ml Flüssigkeit auf zehn Datteln) vermischt und mit einem leistungsfähigen Mixer so lange zerkleinert, bis eine sirupähnliche Konsistenz erreicht ist. Im Schraubglas und gut gekühlt hält der kastanienbraune Dattelsirup etwa eine Woche.

Nutzen Sie die angenehm fruchtige Dattelsüße zum Beispiel als Zuckersatz beim Backen, für Desserts oder für leckere Heiß- und Kaltgetränke. Eine kleine Menge Dattelsirup kann aber auch in herzhaften Salaten, Suppen, Soßen und Marinaden Verwendung finden.

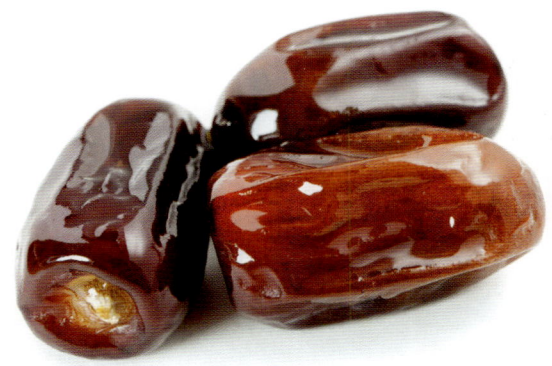

pflegt Haut und Schleimhäute und schützt sogar Lunge und Mund vor Krebs. Tannine, die Flavonoide sowie Polyphenol-Antioxidantien sind in der Lage, Infektionen zu bekämpfen und Entzündungen zu verhindern. Vitamin K ist ein Blutgerinnungsmittel und verhindert übermäßige Blutungen. Kupfer, Magnesium, Mangan, Vitamin B6 (Pyridoxin), Niacin, Pantothensäure und Riboflavin sind ebenfalls in Datteln vorhanden und haben vorbeugende und heilende Funktionen. Zusammen helfen diese Kofaktoren Ihrem Körper, Kohlenhydrate, Eiweiße und Fette zu verstoffwechseln.

Dinkel

Hildegard von Bingen hat es bereits vor langer Zeit auf den Punkt gebracht: Dinkel ist der Allrounder unter den Getreidesorten und kann für unsere Gesundheit viel tun. Das Urkorn ist glutenarm und im Vergleich zu Weizen muss man mehr Aufwand betreiben, um ihn anzupflanzen und zu ernten. Im Gegensatz zu Weizen verträgt er chemische Düngung nur schlecht, weshalb er als biologisch hochwertiger und schadstofffreier gilt.

Dinkel enthält viel Kieselsäure und ist damit gut für das Wachstum von Nägeln und Haaren und für ein straffes Bindegewebe. Er kann zu Mehl gemahlen, aber auch im ganzen Korn gekocht werden. Sie sollten das einmal ausprobieren. Dazu weicht man den Dinkel am besten über Nacht in Wasser ein (so wie Linsen oder andere Hülsenfrüchte) und kocht ihn dann wie Reis. Mit Kräutern gewürzt ergibt das eine köstliche Beilage oder aber einen herrlich kernigen Salat.

E

Eier

Eier sind eines der ausgewogensten Lebensmittel der Welt. Sie enthalten viel Eiweiß, Omega-3-Fette und sind sehr vitaminreich. Das Ei ist weitaus besser als sein Ruf, denn das enthaltende Cholesterin hat nach neuesten Studien nur eine geringe Wirkung auf den Cholesterinhaushalt des Menschen (Ausnahmen bilden Menschen, bei denen die körpereigene Regelung des Cholesterinspiegels nicht richtig funktioniert). Eier sollten zum Backen bei Raumtemperatur verwendet werden.

> **Tipp:**
> Essen Sie morgens ein Ei, so bleiben Sie den ganzen Tag vor Heißhungerattacken geschützt.

Erdnussbutter

Sie ist besser, als man denkt! Erdnussbutter ist Ihnen wahrscheinlich eher als Kalorienbombe bekannt, und Sie wundern sich, was sie in diesem Buch zu suchen hat?

Es stimmt, dass Erdnussbutter sehr kalorienhaltig ist. Andererseits enthält diese Bombe auch erstklassige, einfach ungesättigte Fettsäuren, die Ihr Herz-Kreislauf-System sehr zu schätzen weiß. Nebenbei kurbeln sie die Testosteronproduktion an und sorgen auf diese Weise für die Umwandlung von Fett in Muskelmasse. Bis zu drei Esslöffel Erdnussbutter täglich sind der optimale Kompromiss zwischen Nutz- und Brennwert.

Pflanzliches Protein, Vitamin E, Niacin und Magnesium beugen Fettleibigkeit, Muskelabbau, Gefäßerkrankungen und sogar Falten vor. Ähnlich wertvolle Power-Food-Alternativen sind Cashew- und Mandelbutter. Aber Vorsicht: Gezuckerte oder mit Transfettsäuren angereicherte Nussbutter ist eben nicht gut für uns. Also unbedingt das Etikett prüfen und so naturbelassen wie möglich einkaufen.

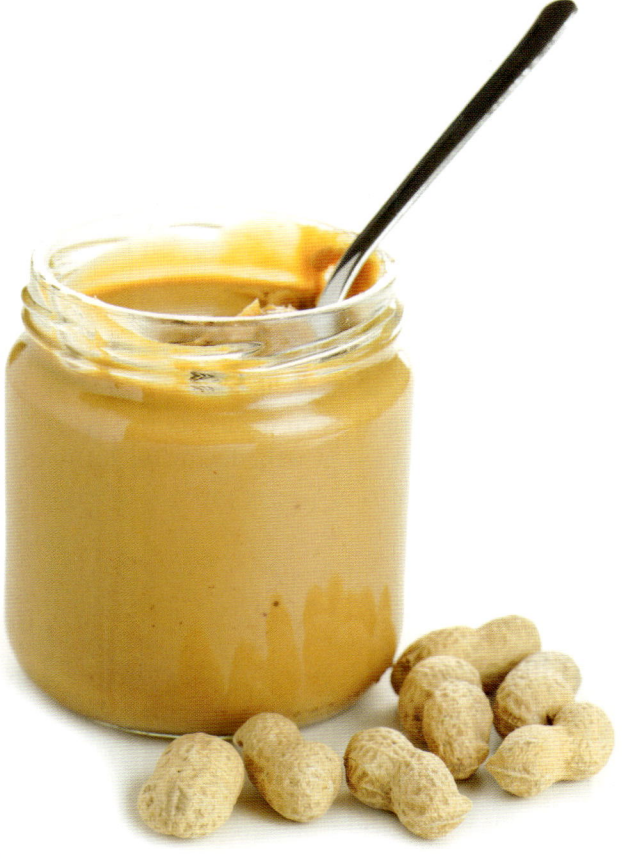

Tipp:

Sie suchen einen Power-Snack, wenn sich der Heißhunger auf Süßes nicht mehr stoppen lässt?

Machen Sie sich eine Erdnussbutter-Banane! Dazu einfach eine Banane längs halbieren, auf die rauen Seiten je einen großen Teelöffel Erdnussbutter verstreichen – und genießen!

F

Feigen

Frische Feigen sind ein echtes Superfood und waren schon in der Antike beliebt. Eine Frucht enthält nur knapp 40 Kilokalorien, dazu liefern Feigen neben Kalium, Kalzium, Magnesium und Eisen auch eine gute Portion Vitamine sowie verdauungsfördernde Enzyme und sättigende Ballaststoffe. Zusätzlich enthalten Feigen das Stimmungsvitamin B1 und sind reich an Antioxidantien. Äußerlich appliziert haben sie eine antiseptische und abschwellende Wirkung.

Die frischen Früchte haben eigentlich das ganze Jahr über Saison, da sie grundsätzlich zu uns importiert werden müssen. Im Mittelmeerraum werden sie von Spätsommer bis Spätherbst geerntet.

Feigen sind besonders empfindlich und sollten nicht zu lange lagern. Beim Einkauf gilt: Die Früchte sollten weich, aber nicht matschig sein, angenehm riechen und auf vorsichtigen Druck leicht nachgeben. Am besten kauft man Feigen nur dann, wenn man sie direkt essen will. Denn im Kühlschrank halten sich Feigen nur einen Tag.

> **Wichtig:**
> Bei der Lagerung sollten die druckempfindlichen Früchte nebeneinander liegen und sich nicht berühren.
> Die Schale kann man mitessen!

Fisch

Anders als fettiges Fleisch ist fettreicher Fisch sehr gesund für uns. Seezunge, Forelle, Schellfisch, Heilbutt, Flunder, Wels, Aal, Alaska-Wildlachs, Hering und Goldmakrele sind die Fischsorten, die besonders reich an wertvollen Omega-3-Fettsäuren sind und den Ruf genießen, vergleichsweise wenig schadstoffbelastet zu sein. Täglich sollten dem Körper etwa 400 mg Omega-3-Fettsäuren zugeführt werden. In der Regel genügen zwei Fischmahlzeiten pro Woche, um diesen Bedarf zu decken.

Die traurige Wahrheit über Fisch ist, dass er mittlerweile zu der am meisten mit Schadstoffen belasteten Lebensmittelgruppe gehört, deshalb lohnt sich der Gang zum Fischhändler. Meiden Sie Zuchttiere!

Freekeh

Freekeh kommt aus dem Libanon und ist grün geernteter Weizen, der direkt nach der Ernte für 24 Stunden an der Sonne getrocknet wird. Um seinen typischen gerösteten Geschmack zu bekommen, wird er nach der Trocknung mit aromatischen Hölzern geröstet.

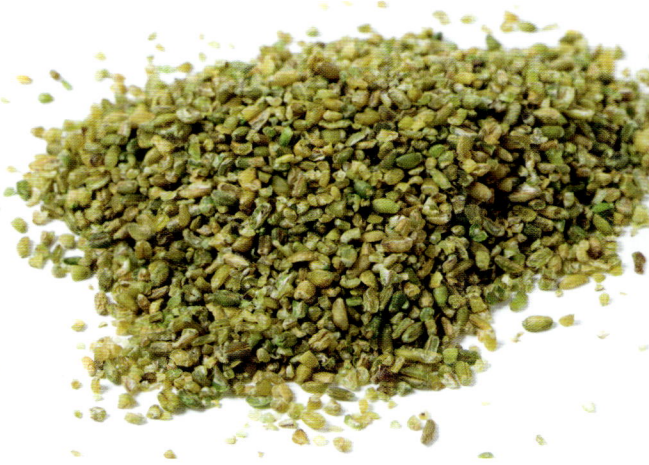

Freekeh ist ein wahres Superfood, denn es enthält viermal mehr Proteine und Ballaststoffe als brauner Reis oder Quinoa. Dabei hat es einen niedrigen Glykämischen Index von 43, hält also lange satt und den Blutzuckerspiegel in Balance.

Gelee Royal

Gelee Royal, in einem Bienenstamm nur für die Königin vorgesehen, besitzt einige Eigenschaften, die für den menschlichen Organismus ebenso von Nutzen sind: Es liefert eine Vielzahl an Vitaminen und Mineralstoffen sowie zellschützende Antioxidantien, die freie Radikale im Körper zerstören.

Die kurmäßige Einnahme von Gelee Royal erhöht die Lebenserwartung, stimuliert die Libido und Fruchtbarkeit, stärkt das Immunsystem, steigert Vitalität und Jugendlichkeit und sorgt für ein angenehmes Wohlbefinden. Für eine optimale Wirkung sollte eine Gelee-Royal-Kur pro Jahr maximal zwei- bis drei Mal für 30 Tage durchgeführt werden. Bei einer kontinuierlichen längeren Einnahme ohne Pause könnte sich die antibakterielle Wirkung auf die Darmflora ausweiten und die guten Bakterien des Darms ebenfalls abtöten.

Natürlich reines Gelee Royal hat einen etwas befremdlichen Geschmack, deswegen empfehle ich, jeden Morgen – möglichst auf nüchternen Magen – eine Messerspitze Gelee Royal mit einem halben Teelöffel Honig zu vermischen und langsam auf der Zunge zergehen zu lassen.

Ghee

Ghee kennen wir aus der ayurvedischen Küche, und es handelt sich hierbei um geklärte Butter – sie enthält also weder Wasser noch Milcheiweiß. In der Ayurveda-Lehre hat sie nicht nur eine sättigende, sondern auch heilende Wirkung. Sie ist in der Küche eine tolle Alternative zu Kokosöl.

Ich bin ein großer Fan von Selbermachen, deshalb hier ein gutes Rezept zur Herstellung von eigenem Ghee.

- Geben Sie 1 kg ungesalzene Butter in einen mittelgroßen Topf – das ergibt am Ende etwa 0,5 l Ghee.
- Erhitzen Sie die Butter bei mittlerer Hitze, bis sie schmilzt. Achtung, die Butter brennt schnell an!
- Sobald die Butter geschmolzen ist, Hitze reduzieren.
- Warten Sie, bis die Butter zu kochen anfängt (Bläschen an der Oberfläche).
- Topf nicht zudecken und weiterkochen lassen. In dieser Phase soll das in der Butter enthaltene Wasser verdunsten, und die festen Bestandteile sollen sich absetzen.
- Die Butter wird einige Zeit schäumen und spritzen, sich dann allmählich beruhigen.
- Gelegentlich mit einem Edelstahlspatel umrühren und auch besonders über den Topfboden kratzen.
- Nach etwa zwölf bis 15 Minuten riecht das Ghee wie Popcorn und bekommt eine goldene Farbe. Es bilden sich weiße

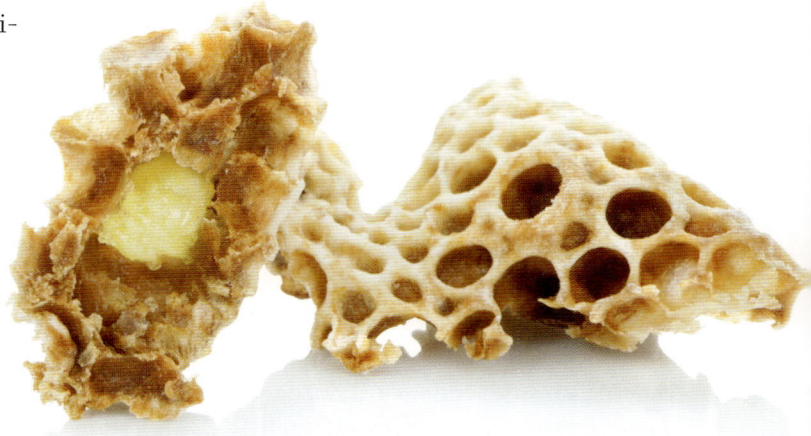

Klumpen, die sich vom klaren Ghee trennen.
- Achtung: Wenn diese weißen Klümpchen leicht bräunlich werden und das Brodeln weniger wird, ist das Ghee fertig und muss sofort vom Herd genommen werden!
- Lassen Sie das Ghee so weit abkühlen, dass es gerade noch warm ist.
- Die festen Klümpchen setzen sich dann am Boden des Topfes ab und werden nicht verwendet.
- Gießen Sie das klare Ghee durch ein feines Sieb in einen verschließbaren Glasbehälter (keinen Spatel o. a. verwenden). Die am Topfboden zurückbleibenden Klumpen können entsorgt werden.

Granatapfel

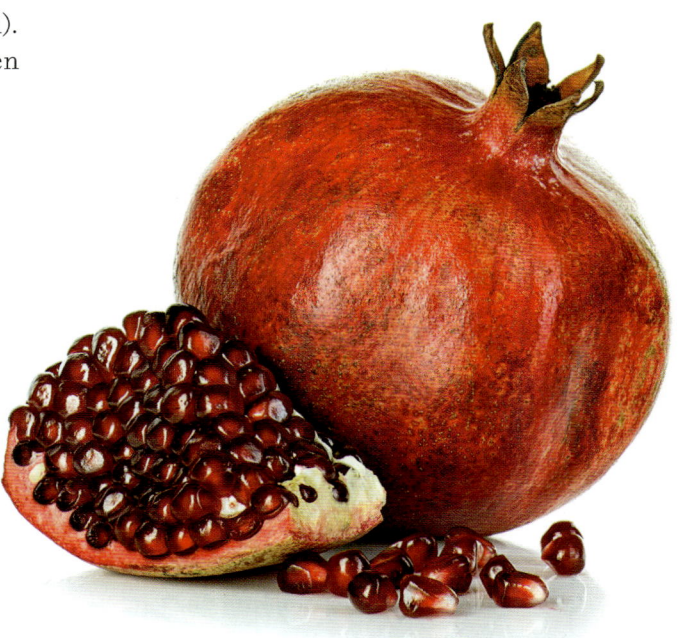

Der Granatapfel tut Wunder für unsere Gesundheit und auch für das äußere Erscheinungsbild. Seine Inhaltsstoffe wie Vitamin C und K, Folsäure und Kalium sind allesamt für schöne glatte und strahlende Haut verantwortlich und straffen unser Bindegewebe am gesamten Körper. Bereits 175 g der roten Frucht enthalten rund 30 Prozent des täglichen Bedarfs an Vitamin C und etwa 36 Prozent des Bedarfs an Vitamin K. Der Granatapfel enthält Antioxidantien, die dreimal so stark sind wie die in Rotwein und grünem Tee enthaltenen Stoffe.

Seine Inhaltsstoffe hemmen vorhandene Entzündungen vor allem im Verdauungstrakt. Und ein gesunder Darm und eine funktionierende Verdauung sind für unsere Gesundheit essenziell wichtig. Man muss sich vergegenwärtigen, dass sich der Körper zunächst um alle wichtigen bzw. lebenserhaltenden Funktionen und deren stetige Regeneration kümmert und erst dann um alles, was ein schönes Äußeres betrifft. Deshalb achten Sie auf Veränderungen – sie sind ein Spiegel Ihres Innenlebens! In Studien wurde festgestellt, dass täglich 250 ml frischer Granatapfelsaft, über drei Monate eingenommen, die Entzündungsmarker im Körper um rund ein Drittel verringert.

Auch in der Krebsforschung hat der Granatapfel seinen Platz gefunden. Studien zeigen, dass beim täglichen Verzehr das Wachstum von Krebszellen stark eingeschränkt werden konnte. Dies gilt sowohl für Prostata- als auch für Brustkrebs. Heilen kann der Granatapfel natürlich nicht, aber er kann offenbar dabei unterstützen, die Ausbreitung der Krebszellen zu verlangsamen.

Ein hoher Blutdruck ist oft der Grund für schwerwiegende gesundheitliche Probleme: Er begünstigt Herzinfarkte und Schlaganfälle. Wer regelmäßig Granatapfelsaft trinkt, senkt seinen Blutdruck merklich und tut so aktiv etwas für seine Blutgefäße und das Herz.

Studien an Sportlern haben gezeigt, dass 1 g Granatapfelextrakt, 30 Minuten vor dem Training eingenommen, den Blutfluss nachweislich verbessert. Dies führt zu einem späteren Ermüden, einer Erhöhung der Trainingseffektivität und damit auch der Fitness.

Tipp:

Quälen Sie sich nicht beim Entkernen der Frucht. Das Schälen eines Granatapfels ist keine gute Idee – an die wertvollen Kerne kommen Sie leichter mit diesem einfachen Trick: Schneiden Sie den Granatapfel in der Mitte quer durch. Halten Sie eine der Hälften über eine Schüssel und schlagen Sie dann mit einem Löffel fest von außen auf die Frucht – die Kerne lösen sich und fallen in die Schüssel. Leichter geht es nicht!

Griechischer Joghurt

Griechischer Joghurt enthält zwar satte zehn Prozent Fett, gilt aber trotzdem als gesunde und eiweißreiche Alternative zum normalen Naturjoghurt. Griechischer Joghurt ist im Vergleich dazu wesentlich dicker, cremiger, vollmundiger und weniger säuerlich.

Wer im Kühlregal auf »Joghurt nach griechischer Art« stößt, sollte aber lieber weitersuchen, denn hierbei handelt es sich nicht um den original griechischen Joghurt, sondern um eine Art billige Kopie.

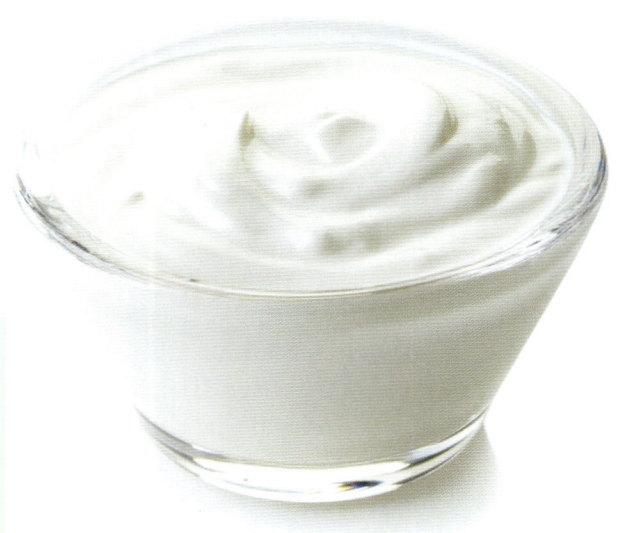

Die Molkereien in Griechenland haben ein ganz spezielles Herstellungsverfahren, und es kommen andere Milchsäurebakterien zum Einsatz, die dem Joghurt seine unvergleichlich cremige und fast stichfeste Konsistenz verleihen. Und die bestimmen auch letztendlich den Geschmack des Joghurts. Auch beim Abtrennen der Molke gibt es Unterschiede im Herstellungsverfahren, denn sie wird länger abgetropft, wodurch sich der Fettgehalt im Endprodukt erhöht. Daher nennt man griechischen Joghurt auch »Abtropfjoghurt«. Auch der Milcheinsatz ist ein entscheidendes Kriterium: Beim griechischen Joghurt werden rund 4 l Milch benötigt, um 1 kg Joghurt herzustellen. Bei normalem Naturjoghurt (nicht nach griechischer Art) beschränkt sich der Milcheinsatz auf rund 1 l pro kg Joghurt.

> **Tipp:**
>
> Benutzen Sie griechischen Joghurt als Butterersatz im Kuchen. Dadurch sparen Sie eine Menge Fett, aber nichts an Geschmack.

Grüner Tee

Die Wunderwaffen des grünen Tees heißen Polyphenole, das sind leistungsfähige Antioxidantien, die in der Lage sind, Krebszellen am Wachsen zu hindern, ohne dabei gesunde Zellen zu zerstören. Gleichzeitig kann der Genuss von grünem Tee die Bildung von Blutgerinnseln hemmen, die ja bekanntermaßen die häufigste Ursache für Schlaganfälle und Herzinfarkte darstellen. Das Vitamin C im grünen Tee erhöht die körpereigene Abwehr und unterstützt die Aufnahme von Eisen. Sie werden ebenfalls eine Verbesserung des Bindegewebes und der Haut feststellen, wenn Sie grünen Tee in Ihren Ernährungsplan integrieren. Grüner Tee kann mehrfach aufgegossen werden, sollte jedoch nie zu lange stehen gelassen oder in Thermoskannen aufbewahrt werden. Ein Japaner hat mir einmal gesagt, der kostbare Tee müsse immer »atmen« können.

> **Tipp:**
>
> Grüner Tee wirkt im Körper basisch. Das heißt, Sie können sich selbst gut helfen, wenn sie mal wieder zu sauer gegessen haben!

Grünkohl

Grünkohl, oder bei »Foodies« auch Kale genannt, ist sehr reich an verdauungsfördernden Ballaststoffen, liefert mehr Eisen als Rindfleisch und besitzt leistungsstarke Antioxidantien, die gegen verschiedene Krebsarten schützen. Das Eisen im Grünkohl benötigt unser Körper zum Beispiel, um den roten Blutfarbstoff (Hämoglobin) und Enzyme zu bilden, die Sauerstoff an verschiedene Teile des Körpers befördern, und das Zellwachstum anzuregen. Fehlt dem Körper Eisen, merkt man das häufig an Konzentrationsstörungen, Müdigkeit und ständigem Frieren.

Eine Tasse gekochter Grünkohl liefert über zehn Mal mehr Vitamin C als eine Tasse gekochter Spinat und besitzt im Gegensatz zum Spinat einen deutlich geringeren Oxalatgehalt. Für den menschlichen Verdauungstrakt bedeutet weniger Oxalat eine bessere Verwertung von Kalzium und Eisen im gesamten Körper.

Der Kalziumgehalt im Grünkohl überragt den der Kuhmilch um einiges. Aber nicht nur das, das Kalzium im Grünkohl kann vom Körper besser aufgenommen werden, schützt vor Knochenschwund, Osteoporose und unterstützt die Gesundheit des Stoffwechsels.

Das Vitamin K im Grünkohl schützt vor etlichen Krebsarten, ist für die Knochengesundheit und Blutgerinnung notwendig und kann Alzheimer verhindern. Mithilfe der Omega-3-Fettsäuren wirken die gekräuselten Grünkohlblätter entzündungshemmend und wunderbar gegen Arthritis, Asthma und Autoimmunkrankheiten. Das Vitamin A im Grünkohl schützt die Augen, verbessert das Hautbild und hilft sogar, Lungen- und Mundhöhlenkrebs zu verhindern. Grünkohl enthält sogenannte Gallensäure-Sequestranten und hilft dadurch, überschüssiges Cholesterin aus dem Körper auszuscheiden. Cholesterin hat im Körper viele wichtige Funktionen. Eine davon ist die Bildung von Gallensäure, die für die Verdauung von Fetten sehr wichtig ist. Hat die Gallensäure ihre Arbeit getan, wird sie normalerweise wieder in den Blutstrom reabsorbiert. Mithilfe sogenannter Gallensäure-Sequestranten im Verdauungstrakt kann die Gallensäure jedoch gebunden und deren Reabsorption verhindert werden. Eben solche Gallensäure-Sequestranten liefert Grünkohl und hilft dadurch, überschüssiges Cholesterin aus dem Körper auszuscheiden. Studien zeigen, dass durch den täglichen Verzehr von Grünkohlsaft über einen Zeitraum von zwölf Wochen der »gute« HDL-Cholesterinspiegel um fast 30 Prozent erhöht und der »schlechte« LDL-Cholesterinspiegel um zehn Prozent gesenkt werden kann. Durch das Dämpfen des Grünkohls kann die gallensäurebindende Wirkung deutlich erhöht werden, sodass gedämpfter Grünkohl sogar mit starken cholesterinsenkenden Medikamenten vergleichbar ist.

Grünkohl liefert reichlich Ballaststoffe, die nicht nur helfen, Giftstoffe aus dem Körper zu beseitigen, sondern länger satt halten, Heißhungerattacken verhindern und dadurch beim Abnehmen helfen. Der hohe Wassergehalt im Grünkohl unterstützt außerdem die Zellfunktionen des Körpers und regt die Stoffwechselaktivität an. Trotz der konzentrierten Nährstoffdichte enthält eine Tasse Grünkohl nur 36 Kilokalorien.

Trauen Sie sich also ruhig mal ran an den Kohl und verwenden Sie ihn in der Küche wie Spinat, Rucola oder Salat!

Gurke

Man muss nicht in die Ferne schweifen, um seinem Körper Gutes zu tun! Die gute alte Salatgurke gibt es bei uns für wenig Geld in jedem Supermarkt, und ich denke, es ist an der Zeit, an dieser Stelle ihre tollen Gesundheitsvorteile aufzuzählen:

Gurken enthalten das entzündungshemmende Fistein, das für die Hirngesundheit entscheidend ist. Man sagt ihm nach, die Gedächtnisleistung zu verbessern und Nervenzellen vor dem Altern zu schützen.

Gurken enthalten viel Vitamin C sowie Betacarotin. Zudem stecken reichlich antioxidante Flavonoide in dem Gemüse, die die Histamin-Freisetzung verhindern und das Risiko von Herzerkrankungen verringern.

Entzündliche Prozesse im Körper werden durch Gurken bekämpft. In Tierversuchen wurde festgestellt, dass vor allem Gurkenextrakt die Aktivität von entzündungsfördernden Enzymen hemmt und somit die schädlichen Prozesse eindämmt.

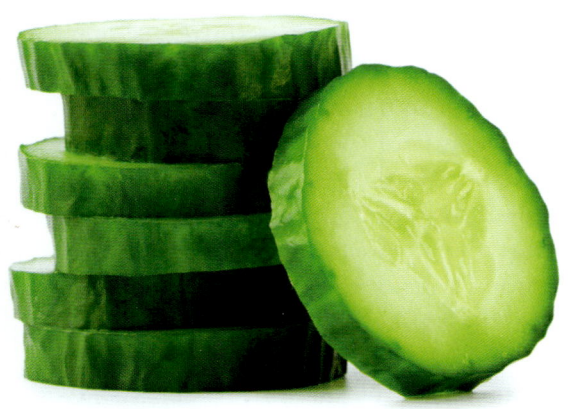

Dem in Gurken enthaltenen Polyphenol wird die Fähigkeit zugesprochen, das Risiko für bestimmte Krebsarten (Brustkrebs, Eierstockkrebs, Gebärmutterkrebs etc.) zu minimieren. Zudem enthalten sie sekundäre Pflanzenstoffe, die ebenfalls das Krebsrisiko senken sollen.

Gurken enthalten hauptsächlich Ballaststoffe und Wasser, also zwei wesentliche Stoffe, die für eine gute Verdauung wichtig sind. Die Schale der Gurke bringt reichlich unlösliche Ballaststoffe mit, die helfen, die Nahrung schnell durch den Verdauungstrakt zu befördern.

Wer Probleme mit dem Atem hat, findet in Gurken einen neuen besten Freund. Eine Gurkenscheibe am Gaumen soll helfen, den Mund von geruchsbildenden Bakterien zu befreien. Laut Ayurveda-Lehre hilft der Verzehr von Gurken auch dabei, überschüssige Wärme im Magen zu beseitigen. Diese könnte auch schuld am schlechten Atem sein.

Die Vitamine B_1, B_5 und B_7 stecken besonders reichlich in Gurken. Sie sollen einen positiven Einfluss auf den Umgang mit Ängsten sowie die Auswirkungen von Stress haben.

Gurken sind besonders kalorienarm und reich an Nährstoffen. Dadurch machen sie ordentlich satt, ohne sich auf der Waage bemerkbar zu machen. Nach dem Verzehr entwickeln Gurken zudem eine gelartige Konsistenz, die für ein ausgeprägtes Sättigungsgefühl sorgt.

Kalium ist ein weiterer gesunder Bestandteil von Gurken. Dieses hilft dabei, den Blutdruck zu senken und tut damit aktiv etwas fürs Herz. Kalium hilft außerdem bei der Übertragung von Nervenimpulsen, was ebenfalls für die Herzfunktion wesentlich ist.

H

Haferflocken

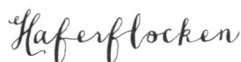

Hafer hat eine reinigende Wirkung: Durch den hohen Anteil an Aminosäuren wird die Produktion von Lecithin in der Leber stimuliert.

So kann sich der Körper von allen Rückständen und angesammelten Giftstoffen befreien. Hafer hilft bei der Reinigung der Arterienwände, denn die Ballaststoffe schwemmen Ansammlungen von Fett und Rückstände aus. Diese könnten sonst zu Herzproblemen, erhöhten Cholesterinwerten etc. führen.

Tipp:

Ich bin oft unterwegs, und um nicht in die Gefahr zu kommen, eine Heißhungerattacke zu bekommen und dann unterwegs etwas Ungesundes essen zu müssen, nehme ich immer Haferkekse mit. Die sind handlich und versorgen mich jederzeit mit Energie!

Hafer reguliert den Blutzuckerspiegel: Das ist besonders wichtig für Menschen, die an Diabetes leiden. Und er verbessert die Verdauung: Wenn Sie nach dem Mittag- oder Abendessen häufig Probleme mit der Verdauung haben,

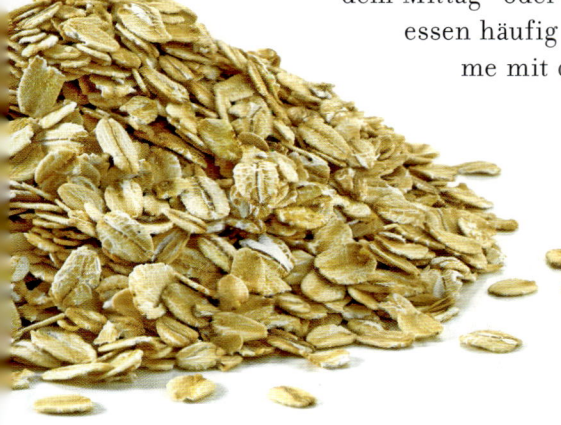

sollten Sie Haferflocken essen. Diese reduzieren die Gallensäuren, vereinfachen so den Durchgang der Nahrung durch den Darm und beugen Verstopfung vor. Da Hafer eine große Menge an langsamen Kohlenhydraten enthält, sorgt er für ein lang anhaltendes Sättigungsgefühl. Daher ist Hafer auch bei einer Diät sehr geeignet, da der Hunger sich viel später meldet.

Himalaja-Salz

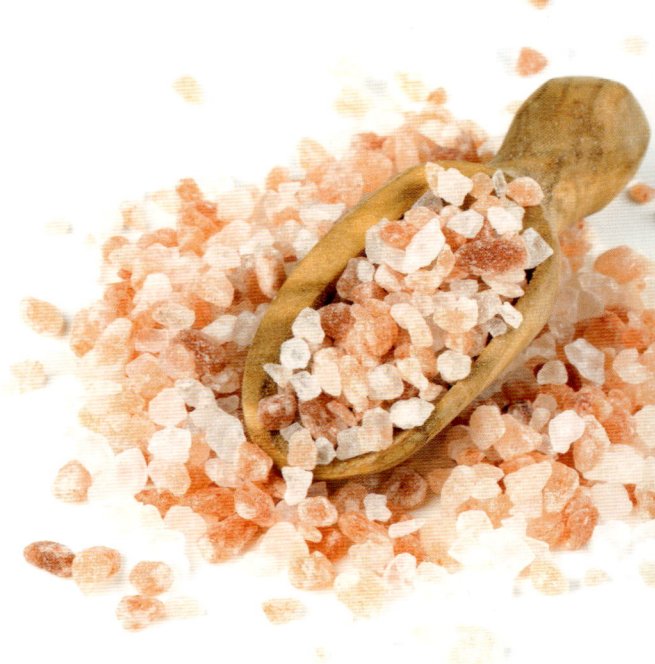

Der Körper benötigt eine bestimmte Menge an Salz, um für die Nerven- und Muskelfunktionen sowie für eine gesunde Verdauung die richtigen Konzentrationen von Körperflüssigkeiten aufrechtzuerhalten. Ich verwende das zartrosafarbene Himalaja-Salz sehr gern in meiner Küche, weil ich finde, dass es vollmundiger und markanter würzt als herkömmliches Speisesalz. Bei gleicher Geschmackswirkung benötige ich weniger Salz.

Himalaja-Salz wird in ganzen Kristallen abgebaut und nicht chemisch aufbereitet. Dadurch enthält es neben lebenswichtigem Natriumchlorid mehr Mineralstoffe als herkömmliches Salz.

Tipp:

Aus dem Himalaja-Salz lässt sich sehr einfach Solewasser herstellen, das hilft, den Körper sanft und sehr effizient zu entgiften und den Verdauungstrakt zu reinigen. Solewasser wirkt wie ein natürliches Abführmittel, entfernt Giftstoffe und Verunreinigungen wie Blei, Quecksilber und Arsen aus dem Magen-Darm-System und gleicht die Säuren und alkalischen Ebenen im Körper aus.

Das Solewasser ist ganz einfach zuzubereiten:

- Etwas Himalaja-Salz in ein Glasgefäß füllen und mit gutem Quellwasser (ohne Kohlensäure) übergießen. Gut umrühren und nach und nach mehr Salz hinzugeben. Löst sich das neue Salz nicht mehr auf, ist eine 26-prozentige Sole entstanden. Diese Sole kann immer wieder mit Wasser und Salz nachgefüllt werden.

Für die interne Entgiftung des Körpers täglich einen Teelöffel Sole mit einem Glas Wasser vermischen und trinken. Die zubereitete Sole ist jahrelang haltbar und kann ebenso zum Würzen von Speisen oder für die Mundhygiene (Spülen und Gurgeln) verwendet werden. Ich habe damit sehr gute Erfahrungen gemacht.

Hirse

Manchen Menschen ist Hirse nur als Vogelfutter bekannt! Das ist sehr schade, denn Hirse ist ein wahres Superfood, und wir können sie in jedem Supermarkt bekommen. Sie ist im Körper basenbildend und glutenfrei – also für jeden absolut gut verdaulich. Hirse kann helfen, einen schönen straffen Körper zu bekommen, denn es steckt eine große Menge pflanzliches Eiweiß in Kombination mit komplexen Kohlehydraten darin. Da sie neben Ballaststoffen auch noch viel Magnesium enthält, hilft Hirse, die Wände der Blutgefäße zu entspannen und gefährliche Verengungen zu verhindern. Probieren Sie unbedingt mein Rezept »Hirse-Brotaufstrich« – Sie werden ihn lieben!

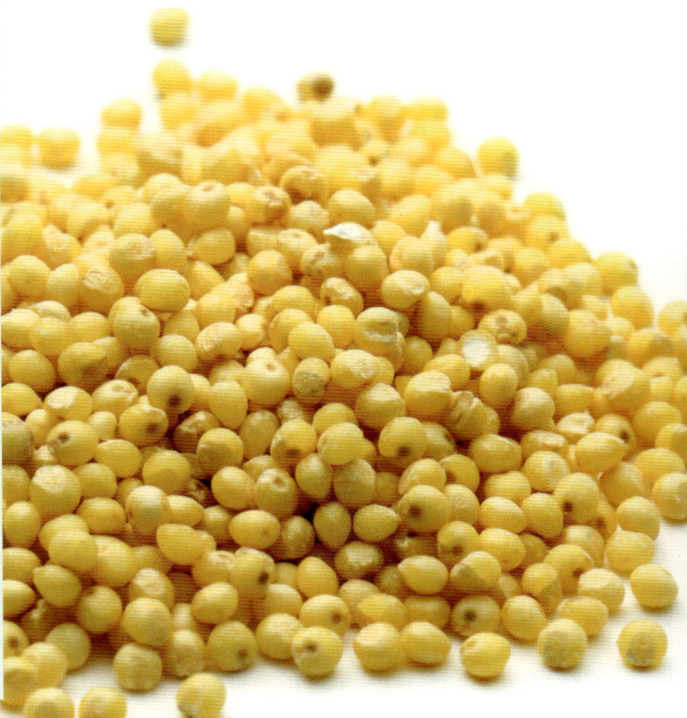

Ansonsten können Sie Hirse wie Reis, Couscous oder Quinoa in Ihren Ernährungsplan integrieren. Achten Sie darauf, die Hirse nicht zu lange zu kochen – al dente ist hier genau richtig!

Honig

Ich betrachte Honig nicht als klassisches Süßungsmittel, sondern eher als ein Naturprodukt mit Heilwirkung. Das heißt, ich verwende ihn nie in allzu hohen Dosen. Als Richtwert für eine Tagesdosis gilt: 1 g Honig auf 1 kg Körpergewicht.

Naturbelassener Honig hat antibakterielle und entzündungshemmende Eigenschaften, wodurch er wunderbar zur Normalisierung der allgemeinen Körperfunktionen beiträgt – und das sogar ganz ohne Nebenwirkungen! Kaufen Sie kalt geschleuderten Honig und wählen Sie die beste Qualität, die Sie sich leisten können.

I

Ingwer

Er kuriert Kopfschmerzen, lindert Erkältungen und Magen-Darm-Beschwerden, hilft bei Diabetes, schmerzenden Muskeln und Gelenken – Ingwer ist vielseitig einsetzbar.

Die gesunde Wurzel mit dem zitronenähnlichen, scharf-würzigen Geschmack wirkt im Körper antibakteriell und entzündungshemmend und wird Ihre körpereigene Abwehr bei regelmäßigem Genuss deutlich steigern.

Tipp:

Bei Kopfschmerzen: Ein Stück frischen Ingwer schälen, klein schneiden und mit 0,2 Liter Fruchtsaft mischen.

Bei Muskelkater: Einen Teelöffel getrockneten Ingwer mit 250 ml kochendem Wasser übergießen, 10 Minuten ziehen lassen und dann abgießen. Dreimal täglich ein Glas trinken.

Bei Erkältung und Verdauungsbeschwerden: Ein Stück Ingwer schälen und in vier bis sechs dünne Scheiben schneiden. Diesen mit circa zwei Tassen heißem Wasser übergießen und zehn bis 20 Minuten ziehen lassen. Den Tee nach Bedarf mit dem Saft einer halben Zitrone und Honig verfeinern.

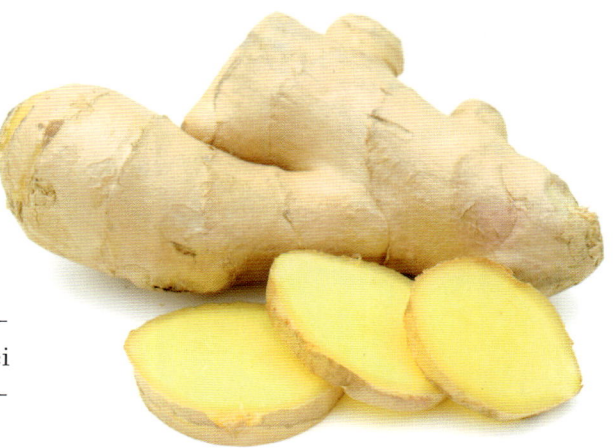

Kakao, roh

Rohkakao, also natürlicher, unbehandelter Kakao, enthält noch eine Fülle an Vitaminen und Mineralstoffen. Ich benutze ihn sehr oft in meiner Küche, denn ich liebe diesen vollmundigen, puren Schokoladengeschmack. Er steigert Energie und Konzentration, verbessert die Gemütslage und ist gut für unser Herz-Kreislauf-System. Zudem enthält er gleich zehnmal mehr Antioxidantien als Beeren oder grüner Tee.

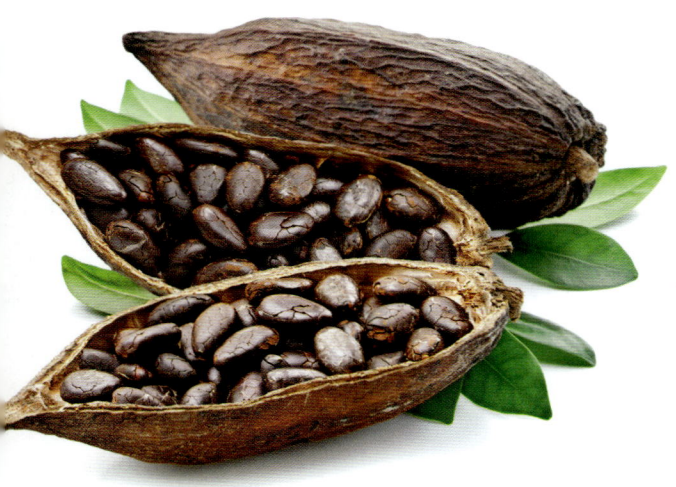

Kichererbsen

Man kann sie entweder getrocknet oder vorgegart in Dosen bekommen. Ich bevorzuge die getrocknete Variante, die ich geschmacklich einfach besser finde. Allerdings müssen die trockenen Kichererbsen vor dem Kochen ca. zwölf Stunden in Wasser eingeweicht werden, um dann noch etwa zwei Stunden gekocht zu werden.

Während der Einweichphase löst sich aus den Erbsen das für uns Menschen giftige Phasin (sein Verzehr würde ab einer bestimmten Menge zu Erbrechen und Magen-Darm-Beschwerden führen). Deshalb das Einweichwasser unbedingt wegschütten und die Kichererbsen noch mal kurz waschen.

Fertig gegarte Kichererbsen schmecken nussig und haben eine angenehm samtige Konsistenz. Sie werden gern für Eintöpfe verwendet oder zu Hummus verarbeitet.

Kichererbsenmehl ist eine Alternative zu Weizenmehl und kann genauso für Backwaren verwendet werden.

Tipp:

Probieren Sie geröstete Kichererbsen auch als Snack. Sie enthalten viel Folsäure, Kupfer, Zink und Eisen. Ihr hoher Gehalt an Ballaststoffen bei einem niedrigen Glykämischen Index hält lange satt und den Blutzuckerspiegel in Balance.

Hummus ist eine Köstlichkeit, die ich sehr gerne zubereite. Hier ein gut bewährtes Rezept:

Zutaten:

- 250 g Kichererbsen, trocken
- 100 g griechischer Joghurt
- 1 EL Tahini
- 1 Zitrone
- 2 Knoblauchzehen
- Kreuzkümmel
- Salz
- Pfeffer

Zubereitung:

Die Kichererbsen mindestens zwölf Stunden in kaltem Wasser einweichen.

Die eingeweichten Kichererbsen schälen, dann ca. ein bis zwei Stunden in Wasser köcheln lassen, bis sie weich sind. Die fertig gekochten Erbsen abgießen und etwas Sud aufbewahren.

In einem hochwandigen Gefäß die Kichererbsen mit Tahini, Joghurt und Zitronensaft pürieren. So viel Joghurt und Kochsud hinzufügen, dass eine cremige, aber nicht flüssige Masse entsteht.

Mit Knoblauch, Kreuzkümmel, Salz und Pfeffer nach Geschmack würzen.

Das Mus durch ein Sieb streichen, dadurch entsteht eine noch feinere Konsistenz.

Noch mal nachwürzen und eventuell mit Joghurt abschmecken. Das »Geheimnis« der seidigen Textur ist das Schälen der Kichererbsen – auch wenn dies eine mühselige Arbeit ist – sie lohnt sich!

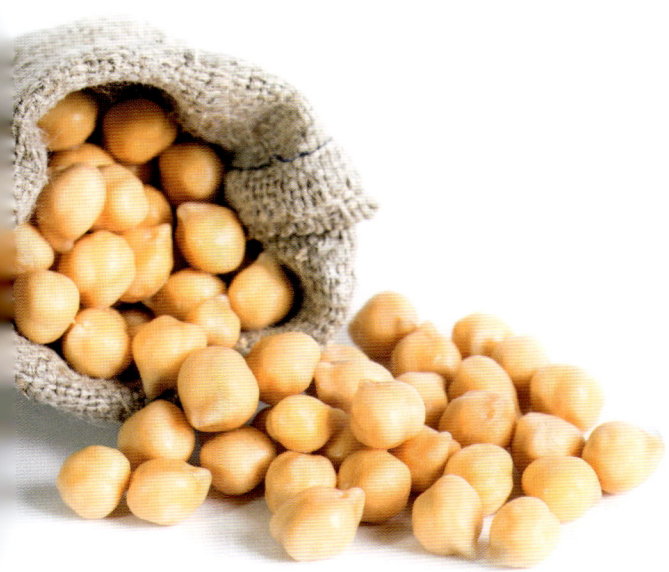

Knoblauch

Knoblauch verleiht Speisen eine wunderbar pikante Note und gehört für mich zu meinen Alltagsgewürzen.

Er enthält viele Vitamine und Mineralstoffe, darunter Vitamin A, B und C sowie Kalium und Selen. Außerdem hat er einen vergleichsweise hohen Gehalt an Adenosin – ein Baustein, der für den Zellstoffwechsel wichtig ist. Bei regelmäßigem Genuss – etwa 4 g täglich – senkt er die Blutfette und hilft so gegen Arterienverkalkungen und Ablagerungen.

Finger weg von Tabletten und Pulvern – hier gilt: Wer die gesundheitsfördernde Wirkung von Knoblauch erfahren möchte, muss ihn direkt in roher oder gekochter Form zu sich nehmen.

Kokosnuss

Die Kokosnuss ist mit ihrem Fruchtfleisch, der Milch, dem Wasser und dem Öl eines der wertvollsten Anti-Aging-Lebensmittel überhaupt. Um die Körperfunktionen in Gang zu halten und um frisch auszusehen, sollte man immer auf seinen Flüssigkeitshaushalt achten. Kokoswasser ist eine köstliche und gesunde Alternative zu Wasser. Es fördert die Zellreinigung und wirkt durch das darin enthaltene Kalium zugleich harntreibend und entwässernd.

Kokosöl

Kokosöl ist mittlerweile zu meinem liebsten Öl geworden. Ich liebe die samtige Textur und den Kokosgeschmack. Man hat herausgefunden, dass seine langkettigen Fettsäuren sogar dazu beitragen können, gesundheitsschädigendes Bauchfett zu reduzieren. Also ein Fett, das gegen Fett hilft!

Zudem besitzt das Öl viele entzündungshemmende Wirkstoffe, die helfen, die Gesundheit zu erhalten und das Immunsystem zu stärken. Sein regelmäßiger Genuss kann vor den typischen Zivilisationskrankheiten wie Fettleibigkeit und Herzinsuffizienz schützen.

Durch seinen hohen Rauchpunkt eignet sich Kokosöl wunderbar zum Braten. Übrigens verliert es dabei seinen typischen Kokosgeschmack. Der Verzehr vieler »guter« Fette spült unsere Galle regelrecht durch, da für die Verdauung von Fetten Gallensaft benötigt wird. Dieser wird in der Leber erzeugt und über die Gallenwege und die Gallenblase in den Dünndarm transportiert. So kann Gallensteinen vorgebeugt werden.

Kokosöl kann auch äußerlich angewendet werden. Als Körperöl wirkt es wahre Wunder und zaubert eine zarte und weiche Haut. Für eine pflegende Haarmaske kann man das Öl erwärmen und in flüssigem Zustand ins trockene Haar einkneten. Dann das Haar in eine Duschhaube oder ein warmes Handtuch wickeln und mindestens eine Stunde einwirken lassen – am besten aber über Nacht.

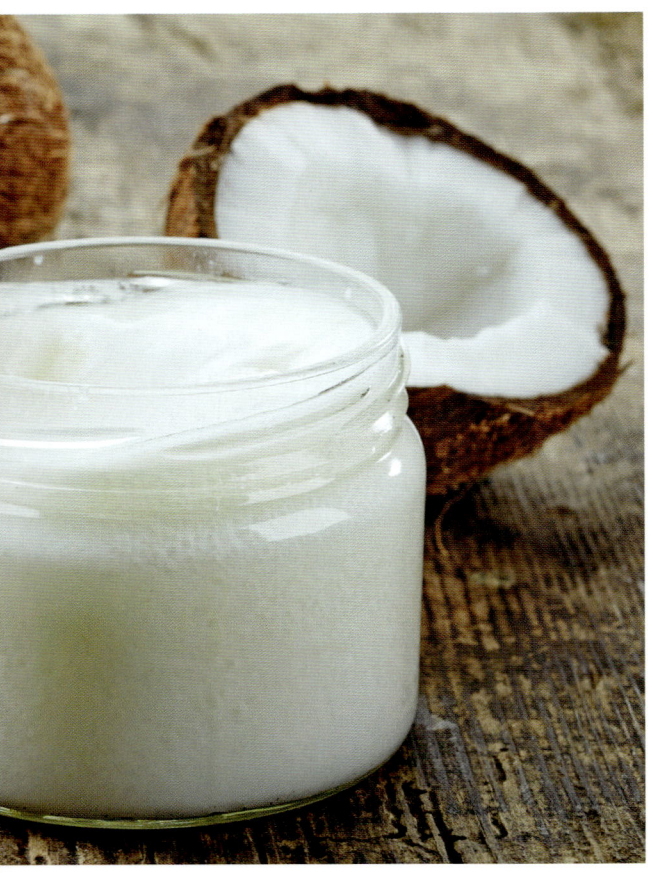

Kokosblütensirup und Kokosblütenzucker

Für Kokosblütenzucker wird der Saft der Kokosblüte zu Sirup eingekocht, um dann nach der Trocknung zu feinem braunen Zucker vermahlen zu werden. Dieser Zucker ähnelt geschmacklich dem Karamell. Verglichen mit normalem Zucker hat er einen niedrigen Glykämischen Wert und treibt den Blutzuckerspiegel kaum in die Höhe. Das schützt vor unnötigen Heißhungerattacken. Er ist gut geeignet für Desserts, Kuchen und Getränke. Zudem liefert er viele Spurenelemente und fast 30-mal mehr Magnesium als normaler Raffinadezucker.

Kurkuma

Kurkuma ist vielleicht schon länger nicht mehr bewusst in Ihrem Haushalt benutzt worden? Dann wird es Zeit, dass Sie es wieder hervorholen bzw. einkaufen! Es wirkt entzündungshemmend, schmerzstillend, krebshemmend und leitet Schwermetalle aus dem Körper aus. Außerdem hemmt es den Knochenabbau. Auch bei Diabetes und Alzheimer zeigt es positive Wirkungen. Außerdem senkt es den Cholesterinspiegel.

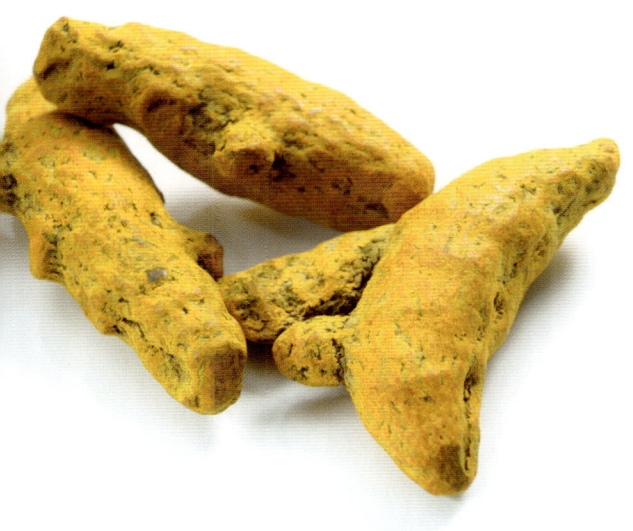

Da Kurkuma nicht gut wasserlöslich ist, sollte man es immer in Kombination mit etwas Fetthaltigem zu sich nehmen. Es ist ein guter Begleiter zu Currys, Suppen und Gemüsepfannen – ich jedoch genieße es am liebsten als »Goldene Milch« – mein liebstes Heilmittel nach einer Partynacht. Sie wirkt reinigend und entschlackend – man kann richtig spüren, wie die schlechten Dinge aus dem Körper gespült werden.

Tipp:

- Zutaten für 1–2 Tassen:
- 1 EL Kurkuma
- 120 ml Wasser
- Ein daumengroßes Stück geriebenen Ingwer
- Etwas frisch geriebene Muskatnuss
- 1–2 EL Agavendicksaft oder Ahornsirup – je nachdem, wie süß man die »Goldene Milch« möchte
- 1/4 TL schwarzer Pfeffer
- 1/2 TL Zimt
- Vanille
- 1 TL kalt gepresstes Kokosöl
- 350 ml Mandelmilch – am besten selbst gemachte!

Zubereitung:

1 EL Kurkuma-Pulver mit 120 ml Wasser in einen Topf geben, verrühren und aufkochen. Ingwer schälen, reiben und in die langsam andickende Flüssigkeit geben. Eine große Prise Muskat dazugeben. Die Flüssigkeit unter Rühren so lange köcheln lassen, bis sich eine aromatisch duftende Paste gebildet hat. Die Menge ergibt in etwa 2 EL Paste.

Nun 350 ml Mandelmilch (oder eine andere Pflanzenmilch) in einen zweiten Topf gießen und langsam erhitzen. Die Kurkumapaste mit einem Schneebesen in die Milch einrühren. 1–2 EL Agavendicksaft, den Zimt, die Vanille und das Kokosöl hinzugeben, rühren und noch zwei Minuten köcheln lassen. Eine große Prise schwarzen Pfeffer dazu geben – und fertig!

Trinken Sie die cremige köstliche Milch ganz bewusst und spüren Sie die Wirkung.

L

Leinsamen

Die kleinen ovalen Samen schmecken leicht nussig und sind sehr reich an Omega-3-Fettsäuren. Diese unterstützen unsere Hirnleistung. Leinsamen bestehen aus löslichen und unlöslichen Ballaststoffen. Die unlöslichen Ballaststoffe fördern das Sättigungsgefühl und helfen, den Darm zu reinigen, Schadstoffe herauszufiltern und die Verdauung anzuregen. Die löslichen

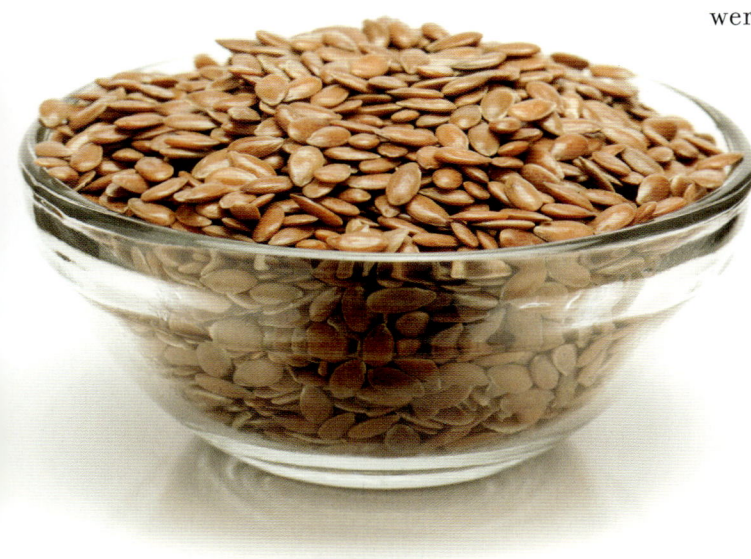

Ballaststoffe quellen ähnlich wie Chiasamen im Magen auf und verhindern ein zu schnelles Weiterwandern der Nahrung in den Dünndarm, wodurch die Aufnahme der Nährstoffe verbessert wird. Schon zwei Esslöffel reichen als Tagesdosis aus.

Linsen

Linsen sind in den verschiedensten Farben erhältlich und dank ihrer Ballaststoffe sehr förderlich für eine gesunde Verdauung. Sie sind einfach zuzubereiten, sehr nährstoffreich und eine wertvolle Ergänzung jeder Mahlzeit.

Linsen gehören zu den Pflanzen mit dem höchsten Proteingehalt. In 100 g roten und gelben Linsen sind etwa 26 g Protein enthalten. Braune Linsen liefern mit ca. 20 g etwas weniger Protein.

Unser Körper kann einige Aminosäuren, aus denen sich die Proteine zusammensetzen, selbst herstellen, andere muss er über die Nahrung aufnehmen. Letztere werden auch als essenzielle Aminosäuren bezeichnet. Man unterscheidet neun essenzielle Aminosäuren – und Linsen enthalten sieben davon. Vor allem Isoleucin und Lysin sind reichlich vorhanden. Die Aminosäuren Methionin und Cystein sind in den Hülsenfrüchten hingegen nicht ausreichend vorhanden. Isst man sie jedoch in Kombination mit braunem Reis oder keimt sie vor dem Verzehr, kann das Defizit ausgeglichen werden.

Einige Linsensorten werden mit Schale angeboten, andere werden vor dem Verkauf geschält. Beide haben ihre Vorteile: Ungeschälte Linsen tragen in der Schale einen Großteil des Aromas, wertvolle Nährstoffe und eine Menge verdauungsanregender Ballaststoffe. Die geschälten Linsen hingegen sind schneller gar und durch ihren geringeren Anteil an Ballaststoffen oft leichter zu verdauen.

> **Tipp:**
> Mischen Sie ruhig mal Linsen mit braunem Reis, würzen Sie nach Belieben mit gemischten Kräutern, Zitronenzesten oder Curry, und servieren Sie das als schmackhafte Beilage.

M

Maca

Maca soll leistungsfähiger machen. Und zwar in jederlei Hinsicht! Maca verändert – bei täglicher Einnahme – die Hormonausschüttung im Körper. Das wirkt sich auf geistige Klarheit, Ausdauer und sexuelle Funktionen aus. Zudem reduziert es Cortisol, das Stresshormon Nummer eins. Cortisol ist ein wahrer Schönheitskiller, denn unser Körper ist nicht dafür gemacht, längere Stressphasen unbeschadet auszuhalten. Die sieht man uns zumeist irgendwann an.

Außerdem regt Maca durch die Stimulierung der Hormonproduktion den Stoffwechsel an. Das hilft, ungeliebte Fettpölsterchen wegschmelzen zu lassen. Die kleine Wunderknolle aus den Anden bekommt man hierzulande in Pulver- oder Kapselform.

Magnesium

Ich bin sonst kein Fan von Nahrungsergänzungsmitteln, doch mit Magnesium habe ich langjährige Erfahrung und konnte davon sehr profitieren. Deshalb habe ich es in mein Beauty-Alphabet aufgenommen.
300 mg Magnesium täglich zusätzlich zur normalen Ernährung bringt folgende Vorteile für unseren Organismus:

- Die Sauerstoffanreicherung wird erhöht, wodurch ein beachtlicher Reinigungseffekt erzielt wird, ohne den Körper zu reizen. Das macht sich auch äußerlich an einem klaren Hautbild und einem wesentlich festeren Bindegewebe bemerkbar.
- Toxische Abfallstoffe, die sich im Verdauungstrakt angesammelt haben, werden aus dem Körper geschleust.
- Durch die stetige Reinigung des Körpers und die Ausfuhr von säurehaltigen Abfallprodukten hilft Magnesium dem Körper, schneller wieder ein basisches Milieu zu erreichen.
- Verstopfung wird verhindert.
- Zusätzlich habe ich die Erfahrung gemacht, dass ich wesentlich leistungsfähiger und auch stressresistenter bin, wenn ich täglich Magnesium einnehme.
- Nach einem harten Work-out können schmerzhafte Muskelverspannungen verhindert oder gelindert werden.

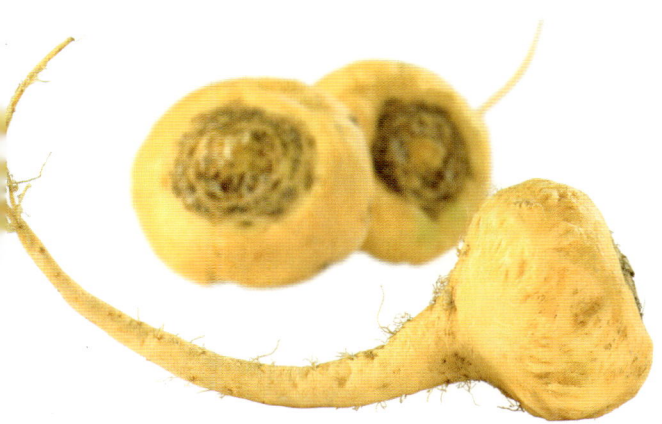

Mandeln

Ich kann mir ein Leben ohne Mandeln gar nicht mehr vorstellen! Ich liebe sie als Snack zwischendurch, im Kuchen, zum Frühstück und als Milch. Mit ihrem Vitamin E, Magnesium und vielen essenziellen Aminosäuren sind sie kleine Gesundheitsbomben, schützen vor Arteriosklerose, sorgen für eine intakte Nerven- und Muskelfunktion und lindern Entzündungen im Magen-Darm-Trakt. Zudem bekommt man durch ihren Genuss eine wunderbar zarte und weiche Haut und straffes Bindegewebe. Sie lieben es, auch mal auf der Couch zu knabbern oder suchen nach einem sinnvollen Snack für einen Abend mit Freunden? Dann habe ich hier ein himmlisch-köstliches und gesundes Rezept für Sie:

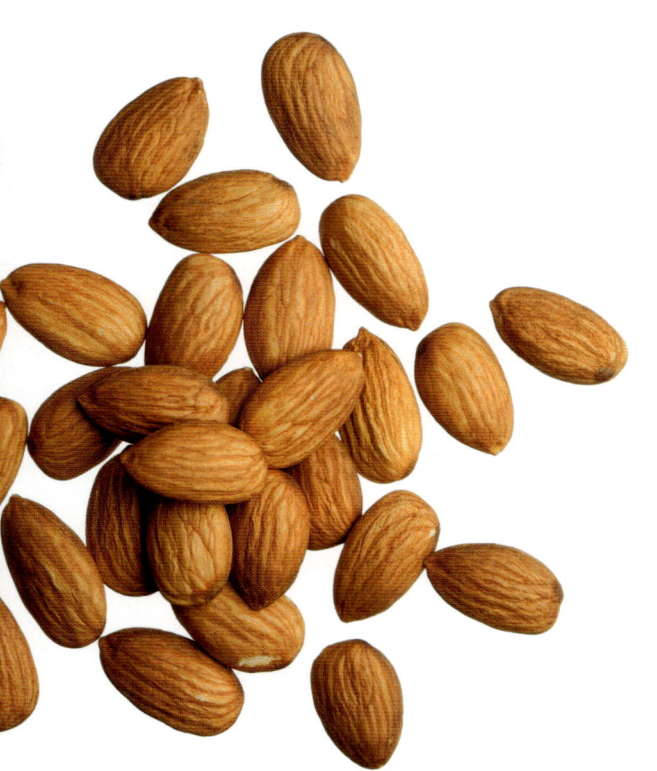

Gebrannte Mandeln mit Rosmarin-Chili-Salz

Zutaten:
- 300 g Mandeln
- 2 EL gehackter, frischer Rosmarin
- ½ TL Chiliflocken
- 20 g Butter
- 1 EL Meersalz

Zubereitung:

Den Ofen auf 190 Grad vorheizen.

Das Salz, Rosmarin und die Chiliflocken im Mörser grob zerstoßen.

Butter schmelzen und die Mandeln darin wenden, bis sie rundherum bedeckt sind. Nun das Chili-Rosmarin-Salz dazugeben und gut mischen.

Einfach 15 Minuten im Ofen rösten. Luftdicht verschlossen hält sich dieser phänomenale Snack ca. sieben bis zehn Tage.

Mango

Für eine gesunde und geschmeidige Haut ist der tägliche Verzehr von Obst und Gemüse sehr wichtig, unterstützt es doch den Körper bei der Regenerierung und schützt ihn vor äußeren schädigenden Einflüssen, was sich nicht zuletzt an einer schönen Haut bemerkbar macht.

Die Mango ist für ihre ausgezeichnete Wirkung bekannt. Sie stärkt das Immunsystem, fördert nachweislich den Gewichtsverlust und verzögert die sichtbaren Zeichen des Alterns.

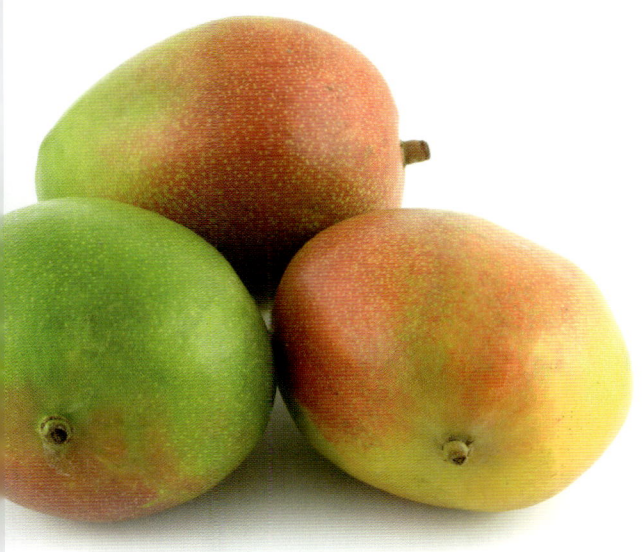

Mango ist reich an Ballaststoffen, Vitamin C, Polyphenolen, Betacarotin und Provitamin A der Carotinoide. Insbesondere die Vitamine helfen, eine müde erscheinende Haut durch die Regeneration abgestorbener Hautzellen zu erneuern und zum Strahlen zu bringen.

Der exotisch-pfeffrige Geschmack der Mango verfeinert viele Gerichte, Smoothies und Salate.

Beauty-Tipp:

Stellen Sie eine wirksame Anti-Aging-Gesichtsmaske aus Mango her:

150 g frische Mango

1 EL zarte Haferflocken

1 TL Honig

Die Zutaten miteinander vermischen und anschließend auf dem Gesicht verteilen. Nach 15 Minuten Einwirkzeit mit warmem Wasser abwaschen und für ein perfektes Ergebnis mit etwas kaltem Wasser nachspülen.

Natron

Ich benutze zum Backen immer Natron, weil es komplett frei von Zusätzen ist. Es macht aber nicht nur unseren Kuchenteig schön fluffig – ihm werden noch eine ganze Reihe gesundheitsfördernder Eigenschaften nachgesagt:

Natron besitzt die Fähigkeit, den pH-Wert des Körpers ins Gleichgewicht zu bringen. Es wirkt alkalisch, gleicht also einen zu hohen Säurewert im Körper aus. Eine chronische Übersäuerung des Körpers gilt als idealer Nährboden für Krankheiten.

Des Weiteren soll Natron gegen Durchfall, Magengeschwüre und Arthritis wirken. Als wirksames Hausmittel wird es zur Vorbeugung gegen Grippe, Pickel und

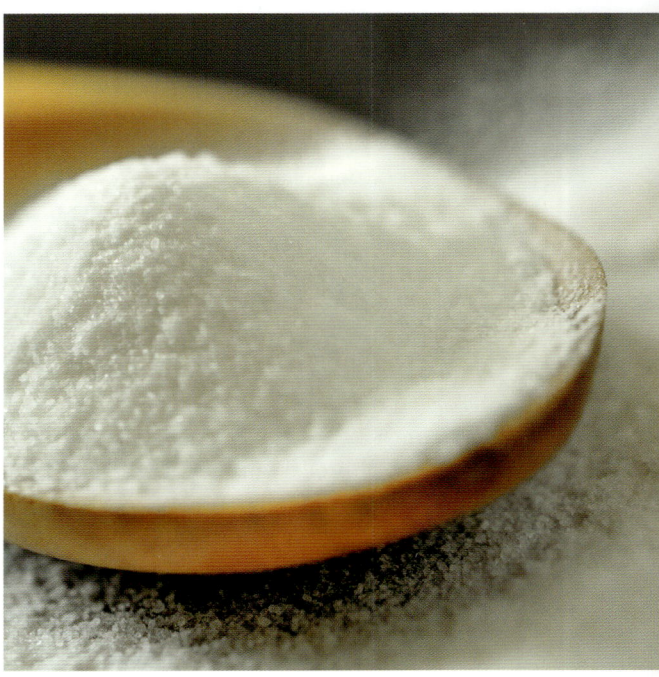

Elnas Beauty-Alphabet | 75

juckende Haut eingesetzt. Sein hoher Gehalt an Natrium verhindert wiederum Blasenentzündungen und Nierensteine.

Naturreis

Der nussig schmeckende braune Reis wird von den Magenenzymen langsamer gespalten als weißer Reis. Dadurch wird die Stärke nicht so schnell in Zucker umgewandelt. Der Blutzuckerspiegel wird also deutlich weniger in die Höhe getrieben als bei weißem Reis. Zudem enthält Vollkornreis mehr Vitamine, Mineralstoffe und Ballaststoffe.

Ähnlich wie beim Getreidevollkorn wird in der Reismühle nach der Ernte nur die ungenießbare Spelze entfernt. Silberhäutchen und Keimling – und damit auch viele Vitamine und Mineralstoffe – bleiben erhalten. Naturreis schimmert silbergrau bis rötlich-braun. Reismehl ist übrigens nichts anderes als gemahlener brauner Reis.

> **Tipp:**
>
> Ideal ist es, den Naturreis mit der Quellmethode zuzubereiten. Dabei nimmt er, während er gart das gesamte Wasser auf. Man rechnet eine Tasse braunen Reis auf die doppelte Menge Wasser. Nach dem Aufkochen lässt man den Reis so lange auf kleinster Flamme ziehen, bis er das gesamte Wasser absorbiert hat. Sollte der Reis noch nicht gar sein und das Wasser bereits verbraucht, einfach so lange kleine Mengen an Wasser dazugeben, bis der Reis perfekt ist. Der Mehrwert dieser Methode ist, dass alle Nährstoffe im Topf bleiben und später auf unserem Teller landen.

Olivenöl

Olivenöl ist gesundheitsfördernd und reich an einfach ungesättigten Fettsäuren, die sich positiv auf unseren Cholesterinspiegel auswirken. Daneben ist es gut für Haut und Haare und kann sogar vor Depressionen schützen.

In der Küche eignet sich das hochwertige Öl vor allem für Salatdressings, aber auch zum leichten Anbraten, Backen und Beträufeln von Ofengerichten.

> **Beauty-Tipp:**
>
> Gönnen Sie Ihrem Haar einmal pro Monat eine Olivenölkur. Dazu großzügig Olivenöl ins Haar und auf die Kopfhaut einmassieren. Duschhaube drauf und am besten über Nacht (mindestens aber zwei Stunden) einwirken lassen.

Papaya

Papayas sind süß, lecker und zudem wahre Vitaminbomben. Sie enthalten eine große Bandbreite an Inhaltsstoffen, die bei den unterschiedlichsten Leiden helfen, und sind damit eine wertvolle Bereicherung für unsere Gesundheit. Außerdem liefern sie wertvolle Enzyme, die die Verdauung erleichtern, den Blutzuckerspiegel normalisieren und die Wundheilung unterstützen.

Papayas, regelmäßig in die Ernährung integriert, bringen das körpereigene Immunsystem auf Hochtouren und verhindern wiederkehrende Erkältungen und grippale Infekte. Hat man gerade eine Antibiotika-Therapie hinter sich, hilft eine Papayafrucht oder frisch zubereiteter Papayasaft, die guten Darmbakterien wiederaufzubauen und gleichzeitig unerwünschte Darmparasiten zu zerstören.

Frische, reife Papayas gehören zu den Früchten mit dem höchsten Vitamin-C-Gehalt. Eine mittelgroße Papaya enthält mehr als das Doppelte des täglichen Bedarfs an Vitamin C und übertrifft damit den Vitamin-C-Gehalt von Orangen und Zitronen. Das Vitamin C hilft, freie Radikale abzufangen, wirkt als Immun-Booster und besitzt entzündungshemmende Eigenschaften.

Papayas sind ebenso eine hervorragende Quelle für Vitamin A und Flavonoide wie Betacarotin, Lutein, Zea-Kryptoxanthin und Xanthin. Der Körper braucht Vitamin A, um die Gesundheit der Schleimhäute und der Haut aufrechtzuerhalten, und es ist wichtig für die Sehkraft. Flavonoide sind für ihre antioxidativen Fähigkeiten bekannt. Sie wirken als Schutzfänger gegen freie Radikale, die bei der Hautalterung und verschiedenen Krankheitsprozessen eine Rolle spielen.

Papaya liefert außerdem wichtige B-Vitamine wie Folsäure, Vitamin B1, Vitamin B2 und Vitamin B6. Diese Vitamine sind an zahlreichen Stoffwechselprozessen beteiligt und helfen, verzehrte Lebensmittel besser zu verwerten. Sie wirken als Entgiftungsmittel, verbessern den Hautstoffwechsel, schützen die Haut vor Schäden durch freie Radikale und halten sie weich, geschmeidig und strahlend schön.

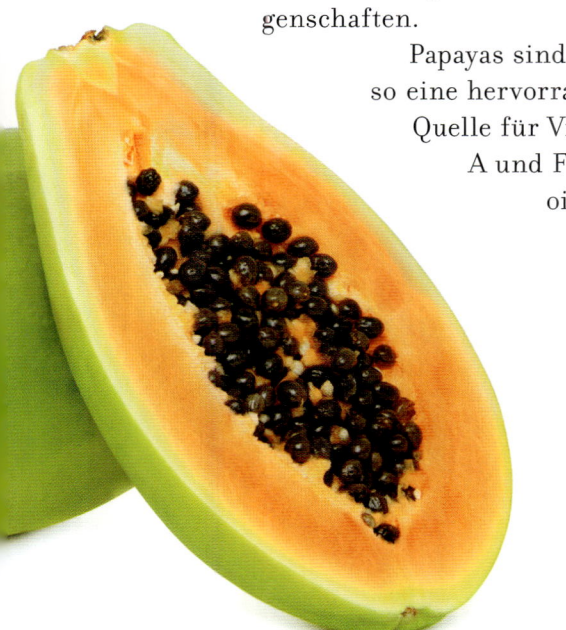

Tipp:

Papayas sind in den meisten Supermärkten zwar das ganze Jahr erhältlich, haben ihre Hochsaison jedoch von Sommer bis Herbst. Möchte man eine Papaya kaufen und diese noch am selben Tag verzehren, sollte die Schale der Papaya eine orangerote Farbe haben und leicht einzudrücken sein. Außerdem sollte die Frucht unversehrt und nicht übermäßig weich sein sowie keine Risse, Quetschungen und Schnitte aufweisen. Papayas werden meist bereits geerntet, wenn ihre Schale leicht gelb wird und reifen dann nach. Bio-Papayas werden dagegen oft reif vom Baum gepflückt. Wenn möglich, sollte man beim Kauf einer Papaya die Bio-Qualität bevorzugen.

Elnas Beauty-Alphabet

Paranüsse

Generell sind Nüsse für ihre günstige Fettzusammensetzung und ihre bioaktiven Verbindungen bekannt. Verglichen mit anderen Nüssen weisen Paranüsse sogar einen besonders hohen Gehalt an Antioxidantien auf. Außerdem enthalten sie große Mengen an Selen. Das Selen wiederum verstärkt den Effekt der Antioxidantien, die selbst ja starke Kämpfer gegen freie Radikale, sprich Zellangreifer, sind.

Pekannüsse

Die Pekannuss wächst hauptsächlich im Süden Nordamerikas und ist eine entfernte Verwandte der Walnuss, was man anhand der Nussform sogar erkennen kann. Pekannüsse enthalten viel Zink und Vitamin B1. Eine Handvoll (25 g) enthält mindestens 20 Prozent der empfohlenen täglichen Zinkmenge. Zink ist wichtig für die Entwicklung von Eiweiß und die Erneuerung von Gewebe. Die Nüsse definieren sich durch ein günstiges Fettsäuremuster mit einem hohen Anteil an einfach ungesättigten Fettsäuren. Zudem sind sie reich an lebensnotwendigen Aminosäuren und Vitamin A.

Sie schützen Augen und Schleimhäute und können Herz- und Kreislauf-Erkrankungen vorbeugen.

Petersilie

Viele kennen Petersilie nur als dekorative Garnitur im Suppenteller. Die dunkelgrünen Blätter und deren Stängel sind jedoch voller wertvoller Nährstoffe und sorgen für einen lebendigen und erfrischenden Geschmack.

Flavonoide verleihen dem Kraut seine speziellen Anti-Aging-Eigenschaften. Diese Antioxidantien schützen den Körper vor Zellschäden durch Sauerstoffradikale und beugen dadurch vielen chronischen Krankheiten vor. Der hohe Vitamin-C-Gehalt hilft zusätzlich gegen Entzündungen und wirkt als natürliches Schmerzmittel bei verschiedenen Formen einer Arthritis.

Petersilie gehört zu den besten natürlichen Mitteln gegen Ödeme, wirkt harntreibend und hilft, überschüssigen Schleim aus dem Körper zu entfernen. Sie wirkt gegen unangenehmen Mundgeruch, und durch äußerliches Einreiben auf die Haut schafft sie Linderung bei Mückenstichen, Hautausschlägen und Juckreiz.

Quark, fettarm

Magerer Quark ist gut sättigend und liefert zwölf Prozent hochwertiges Eiweiß pro 100 g, fast so viel knochenstärken-

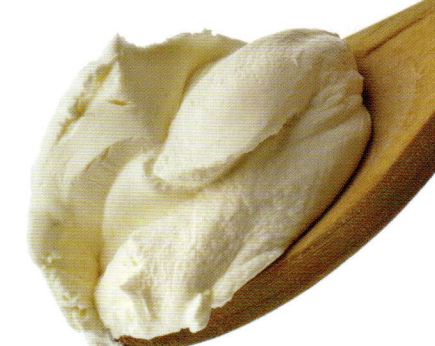

des Kalzium wie Milch und weniger als ein Prozent Fett.

Ich verwende ihn gern statt Butter oder Öl beim Backen oder als Zwischenmahlzeit an Tagen, an denen nicht so viel Zeit zum Kochen bleibt.

> **Beauty-Tipp:**
>
> Einmal pro Woche mache ich eine Quarkmaske. Einfach den Quark großzügig auf Gesicht und Hals verteilen und 20 Minuten einwirken lassen. Die Maske wirkt wahre Wunder. Man kann einen Esslöffel Honig – für gestresste Haut – oder ein Stück pürierte Gurke – bei Hautunreinheiten – beifügen.

Quinoa

Quinoa, das uralte Pseudogetreide aus den südamerikanischen Anden, war in unserer modernen Welt lange Zeit fast vergessen und feiert gerade eine Art Revival auf den Tellern. Man hat erkannt, dass die Urgetreidesorten noch nicht so überzüchtet sind wie zum Beispiel Weizen.

Dies ist aber nicht der einzige Grund, öfter einmal Quinoa auf den Tisch zu bringen. Neben braunem Reis, Hirse, Amarant und Buchweizen gehört sie in eine Kategorie, die ich liebevoll »schön machende Kohlenhydrate« nenne. Sie enthält sehr viel mehr pflanzliches Eiweiß, Vitamine, Mineralstoffe, essenzielle Aminosäuren und Antioxidantien als zum Beispiel Weizen, und die sind wichtig für den Muskelaufbau und einen straffen Körper.

Im Speziellen ist Quinoa reich an der essenziellen Aminosäure Lysin, die für das Wachstum und die Reparatur von Geweben benötigt wird. Und sie enthält besonders viel Magnesium, das wir zur Entspannung von Blutgefäßen und Muskeln benötigen. Zu guter Letzt sorgt Quinoa mit einem hohen Anteil an Ballaststoffen dafür, den Verdauungstrakt sauber zu halten und Giftstoffe gut auszuscheiden – auch das ist sehr wichtig für einen jugendlichen und straffen Körper.

Rapsöl, nativ

Rapsöl ist sehr gesund und kann vielseitig eingesetzt werden. Es enthält einfach ungesättigte Fettsäuren (senken den Cholesterinspiegel!), Omega-3- und Omega-6-Fettsäuren. Es schmeckt nicht so intensiv wie zum Beispiel Olivenöl, wodurch es sich bestens als Alltagsöl eignet. Dank des hohen Rauchpunktes kann man damit auch sehr gut anbraten.

Rosenkohl

Die »kleinen grünen Bällchen«, wie sie mein Sohn so gerne nennt, sind wahre Wunderkugeln! Denn um richtig entgiften zu können, benötigt unser Körper Schwefel. Und Rosenkohl ist voller schwefelhaltiger Nährstoffe. Zink und Vitamin C im Rosenkohl stärken nicht nur die Abwehr, sondern sorgen auch für eine heile Haut, gesundes Haar und straffes Bindegewebe.

Rote Bete

Die herrliche Farbe verdankt die roten Bete dem Betacyanin. Dieses Pigment regt die Leber an und wird durch die Blutkörperchen aufgenommen. Das erhöht die Sauerstoffanreicherung des Blutes um bis zu 400 Prozent.

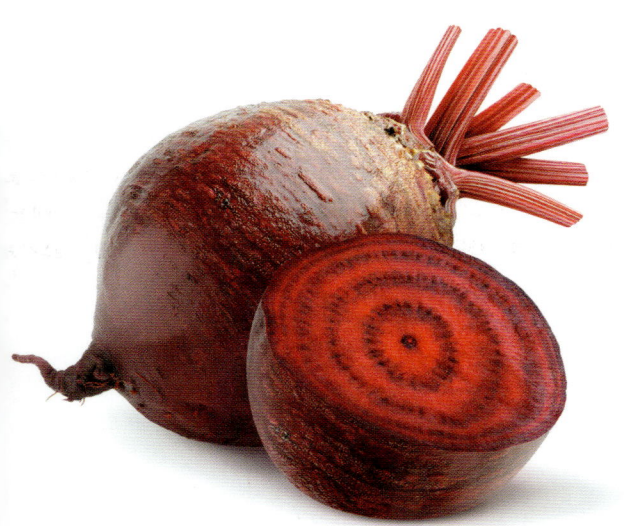

Der hohe Eisengehalt in den Knollen wirkt stark blutreinigend und -neubildend, und frisches reines Blut kann Nährstoffe viel besser aufnehmen!

Rote Bete sind zudem eine natürliche »Darmputzkolonne« und besitzen die Fähigkeit, Toxine und Ablagerungen auch aus den feinsten Blutgefäßen, wie zum Beispiel denen der Augen, herauszuziehen. Regelmäßiger Genuss wird Ihnen strahlende, leuchtende und klare Augen bescheren.

Zudem sind Rote Bete reich an Vitamin A und C, an Pflanzenfasern, Mineralstoffen und Spurenelementen wie Kalzium, Eisen und Magnesium, außerdem an Folsäure, die wesentlich ist für Zellwachstum und Heilung.

Wenn Sie generell an Übersäuerung leiden, sollten Sie zu Rote Bete greifen. Sie wirken stark basenbildend und stecken voller Antioxidantien.

S

Stevia

Das Allzweck-Süßungsmittel Stevia wird aus dem Süßkraut, einer Korbblütlerpflanze, gewonnen und in Granulat-, Tropfen- oder Pulverform angeboten. Stevia kommt in Paraguay und Brasilien vor und wird dort seit Jahrhunderten als Zuckerersatz verwendet. Inzwischen ist sie auch bei uns zugelassen, und man bekommt sie leicht in Bioläden und Reformhäusern. Die Steviaprodukte enthalten praktisch keine Kalorien und werden deshalb immer beliebter. Der Geschmack variiert je nach Marke und kann einem am Anfang etwas bitter vorkommen. Allerdings gewöhnt man sich daran. Es lohnt sich also, etwas herumzuprobieren, bis man seinen Lieblingsanbieter gefunden hat.

Süßkartoffeln

Ihre Haut wirkt matt und blass? Greifen Sie zu Süßkartoffeln! Sie enthalten eine magische, hautverschönernde Kombination aus Vitamin A und C, die zusammen zellschädigende freie Radikale ausschalten. Süßkartoffeln schmecken dazu noch köstlich und lassen sich in unzähligen Varianten zubereiten. Die Batate, wie sich die Süßkartoffel auch nennt, schmeckt aufgrund ihres Zuckergehalts leicht süßlich.

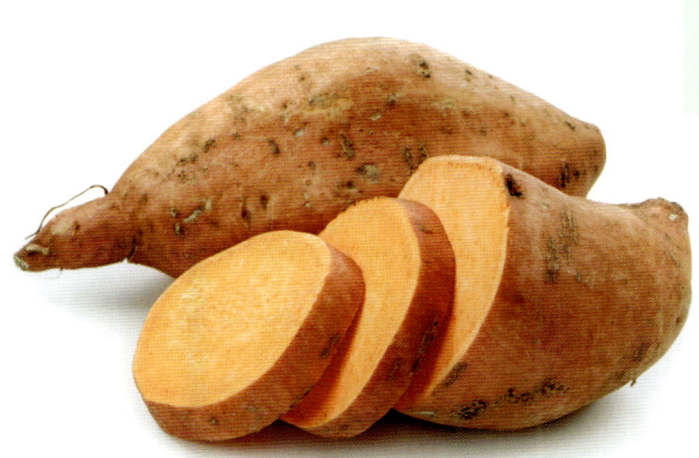

Das orangefarbene Fruchtfleisch zeigt den hohen Gehalt an Betacarotin, das der Körper in Vitamin A umwandelt.

Kein anderes fettarmes Nahrungsmittel liefert so viel fettlösliches Vitamin E: 100 g Süßkartoffel decken ein Drittel des Tagesbedarfs. Es schützt die Zellen und verhindert, dass Fettsäuren und andere fettlösliche Vitamine in unserem Körper zu schnell altern.

Das reichlich in der Süßkartoffel vorhandene Kalium regelt den Flüssigkeitshaushalt und ist zudem für die Regulierung des Säure-Basen-Gleichgewichts im Körper verantwortlich

Süßkartoffeln sind leicht verdaulich und helfen, den Blutzuckerspiegel stabil zu halten, da sie im Vergleich zu anderen stärkehaltigen Wurzelgemüsen relativ zuckerarm sind.

Tipp:

Greifen Sie immer zu den am intensivsten orange gefärbten Süßkartoffeln, denn dies deutet auf den höchsten Carotingehalt hin!

7

Tahini

Tahini (auch als Tahina oder Tahin bekannt) ist eine Paste aus fein gemahlenen Sesamkörnern, die bei uns in Europa eher unbekannt ist. In der orientalischen Küche hingegen findet Tahini sehr häufig Verwendung, dort kommt es an diverse Saucen, an Hummus und an das längst auch bei uns bekannte Falafel. Tahini gibt es mittlerweile in vielen gut sortierten Supermärkten zu kaufen, und vor allem die Reformhäuser und Naturkostläden haben es eigentlich immer im Sortiment.

Wie seine Ausgangssubstanz Sesam ist Tahini sehr gesund, enthält es doch viel Kalzium, Vitamin B1 und B6, Eisen und Magnesium. Tahini eignet sich zum Verfeinern von sowohl süßen als auch salzigen Gerichten. Wenn man das Tahini einer Soße zugibt, kann man es noch mit Zitronensaft, etwas Salz und Knoblauch würzen und abschmecken.

> **Tipp:**
> Verfeinern Sie Ihren Keksteig mit einem großen Löffel Tahini!

Tamari

Tamari besteht aus fermentierten Sojabohnen und fiel ursprünglich als eine Art Nebenprodukt bei der Herstellung von Miso-Paste an. Durch den langen Fermentationsprozess werden viele der potenziell allergieauslösenden Eiweiße in den Sojabohnen in einzelne Aminosäuren aufgespalten. Original Tamari besteht nur aus Sojabohnen, Wasser und Meersalz und ist im Vergleich zu herkömmlicher Sojasauce natriumärmer und glutenfrei.

> **Tipp:**
> Ich benutze es wie den gesunden Bruder des Brühwürfels, es rundet viele Speisen und Saucen geschmacklich sehr schön ab.

Vanille

Die echte Vanille (nicht das synthetisch hergestellte Vanillin!) zeichnet sich durch ihr einzigartiges und wohlschmeckendes Aroma sowie einen ganz besonderen Duft aus. Daher erfreut sie sich in vielen Küchen großer Beliebtheit und wird für die Zubereitung der verschiedensten Süßspeisen eingesetzt. Dass die echte Vanille jedoch auch noch Heilwirkungen aufweist, ist den meisten Menschen nicht bekannt. Dabei besitzt sie entzündungshemmende und sogar vor Krebs schützende Wirkstoffe und wurde deshalb bereits im 18. Jahrhundert als Heilpflanze verwendet. Die kleinen schwarzen Pünktchen, die wir als Mark aus der Schote kratzen, sind übrigens Abertausende von Orchideen-Samen!

> **Tipp:**
> Sollten Sie nach einer günstigeren Alternative für die recht teuren Vanilleschoten suchen, so schauen Sie im Biomarkt oder bei einem gut sortierten Gewürzhändler nach dem gemahlenen Pulver der Vanilleschoten um. Das benutze ich auch und habe damit sehr gute Erfahrungen gemacht.

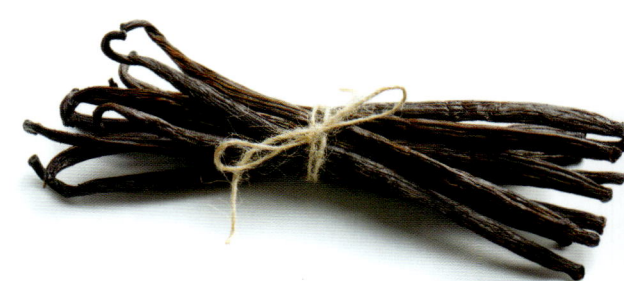

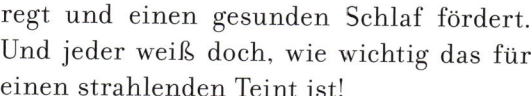

Walnüsse

Walnüsse sind für ihren hohen Gehalt an Omega-3-Fettsäuren bekannt, ein wichtiger Anti-Aging-Faktor für die Schönheit. Omega-Fettsäuren sind essenzielle Fettsäuren, die mit der Nahrung aufgenommen werden müssen, da der Körper sie nicht selbst produzieren kann. Sie halten die Zellmembranen elastisch und durchlässig und erleichtern so der einzelnen Zelle den Nährstoff- und Feuchtigkeitstransport, der zum Beispiel Trockenheitsfältchen vorbeugt.

Walnüsse sind reich an Vitamin E, das die Haut vor Umwelteinflüssen schützt, Eiweiß, Ballaststoffen, mehreren B-Vitaminen, Magnesium, Kalzium und Kalium. Außerdem enthalten sie Melatonin, ein Hormon, das antioxidative Prozesse im Körper anregt und einen gesunden Schlaf fördert. Und jeder weiß doch, wie wichtig das für einen strahlenden Teint ist!

> **Tipp:**
>
> Essen Sie eine kleine Handvoll Walnüsse kurz vor der abendlichen Badroutine.

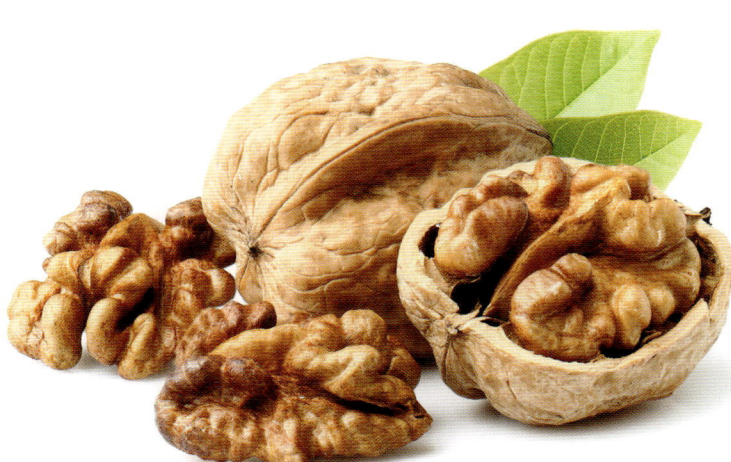

Weißkohl

Dieses faszinierende Gemüse ist ein gutes Beispiel für die These, dass Lebensmittel, die unserer Jugendlichkeit dienen, weder sehr exotisch noch besonders teuer sein müssen. Weißkohl enthält das magische Dreigespann an Vitaminen A, C und E. Er weist sogar mehr Vitamin C auf als die gleiche Gewichtsmenge an Orangen! Jetzt wird man sich vielleicht fragen, ob das Vitamin C nicht verloren geht, da Kohl ja mitunter recht lange gekocht wird. Das stimmt bei den meisten Gemüsen. Beim Kohl aber bleibt dank spezieller Koenzyme das Vitamin C auch erhalten, wenn man ihn einige Zeit kocht. Man kann also im Winter mit dem regelmäßigen Essen von Kohlgerichten die Abwehrkräfte gegen Erkältungen stärken. Der Vitamin-C-Anteil macht Kohl auch stark gegen Stress. Zudem enthält er viel Magnesium, Eisen, Chrom und Mangan und wirkt entgiftend, schmerzlindernd, harntreibend, abführend, verdauungsfördernd sowie entzündungshemmend.

Mit seinem sehr hohen Ballaststoffgehalt trägt Weißkohl zum vermehrten Abtransport von lästigen Abfallstoffen bei, die unseren Verdauungstrakt regelrecht verstopfen und die sich übrigens in Form unschöner Falten in unserem Gesicht widerspiegeln können! Greifen Sie also ruhig wieder öfter zu Sauerkraut, Kohlsuppe und Coleslaw!

X

Xylit → Birkenzucker S. 47

Z

Ziegenkäse/ Ziegenmilchprodukte

Kuhmilchunverträglichkeit ist eine der häufigsten Ursachen für allergische Störungen wie Ekzeme, Atemwegserkrankungen und Verdauungsprobleme. Eine wertvolle Alternative zur Kuhmilch ist Ziegenmilch bzw. Käse und Joghurt aus Ziegenmilch. Die Körperenzyme der Ziege ähneln denen des Menschen viel mehr als die der Kuh, deshalb können wir Ziegenprodukte deutlich besser verdauen. Der Gehalt an schwerverdaulichem Kasein in Ziegenmilch ist sehr niedrig. Auch sorgt die besondere Struktur der Aminosäuren in dieser Milch für eine gute Verdaubarkeit. Auffallend ist zudem der hohe Gehalt an Vitaminen und Mineralstoffen; dieser liegt bei den Vitaminen A, D und bei der Vitamin B-Reihe um ein Vielfaches höher als bei der Kuhmilch.

Zimt

Wenn ich mich so umhöre, scheiden sich an Zimt die Geister; manche lieben ihn, andere mögen ihn gar nicht. Falls Sie zur zweiten Gruppe gehören, habe ich hier ein paar Argumente, die Sie dennoch zum Zimt-Freund machen könnten:

Zimt scheint die Insulinwirkung an den Zellen zu verbessern und so die Blutzuckerregulation zu optimieren. Außerdem senkt Zimt die Blutfettwerte deutlich. Es regt den Kreislauf an und schützt die Blutgefäße. Schon 1 g pro Tag, das ist nicht mal ein halber Teelöffel, soll helfen.

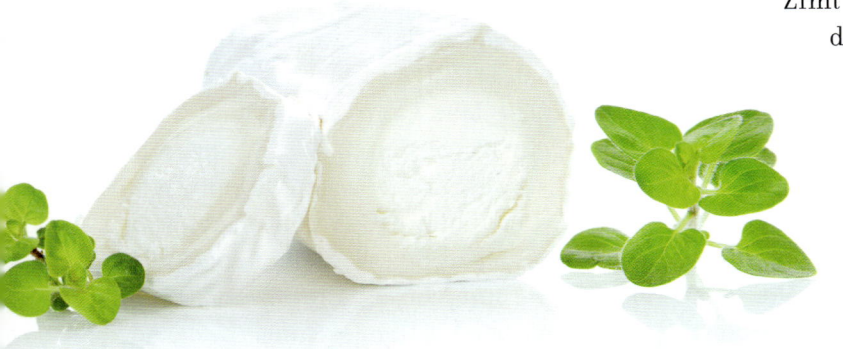

Zitrone

Um es mal vorwegzunehmen: Ich bin total verrückt nach Zitronen und träufle mir ihren Saft nahezu überall drauf! Mir schmeckt diese säuerliche Note in Kombination mit anderen Geschmacksrichtungen einfach richtig gut! Erst viel später hat mir

> **Tipp:**
>
> Um sich allmorgendlich einen kräftigen Entgiftungsschub zu geben, trinken Sie auf nüchternen Magen ein Glas heißes Wasser mit dem Saft einer halben Zitrone. Ich sage Ihnen, das kann richtig etwas!

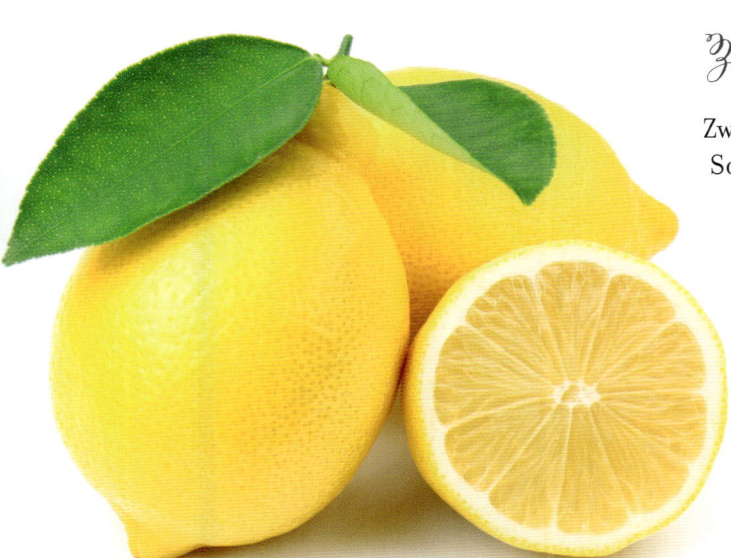

ein Ernährungsberater gesagt, welch gesundheits- und schönheitsfördernde Bestandteile die Zitrone hat. Neben viel wasserlöslichem Vitamin C, das schnell über den Darm in die Blutbahn gelangt und freie Radikale und Giftstoffe bekämpft und unsere Haut zum Leuchten bringt, wirken die gelben Früchte auch verdauungsfördernd, indem sie die Bildung von Gallenflüssigkeit in der Leber unterstützen.

Obwohl er ja eigentlich »sauer« schmeckt, wirkt Zitronensaft im Körper basenbildend.

Zwiebel

Zwiebeln sind ein wenig gewürdigtes Schönheitsmittel, was eigentlich wirklich schade ist! Sowohl roh als auch gekocht haben sie antiseptische Eigenschaften und reinigen Leber und Haut. Sie können die Effekte schädlicher Bakterien im Körper neutralisieren, und die in ihnen enthaltenen Schwefelverbindungen wirken Schleimbildungen in den Nebenhöhlen und im Darm entgegen. Zwiebeln sind auch wahre Herzschützer: Ihre schwefelhaltigen Verbindungen Ajoen und Allicin hemmen die Verklumpung von Blutplättchen und beugen so der Bildung von Blutgerinnseln vor. Das Blut wird »dünner«, die gesamte Durchblutung verbessert sich.

Zucker

Im Moment kursieren Artikel mit der Aussage, Zucker wirke im Körper wie Kokain. Eine starke, durchaus schockierende Aussage! Doch schaut man sich die Auswirkungen von raffinierten Zuckerarten wie Saccharose, Laktose, braunem Zucker, Melasse und sogar Fruchtsaftkonzentraten an, merkt man schnell, dass Zucker zu den wohl problematischsten Lebensmitteln überhaupt gehört. Zucker macht süchtig. Je mehr Sie davon essen, desto mehr Zucker wird Ihr Körper verlangen. Um es ganz deutlich zu machen: Zucker ruiniert Ihre Schönheit! Denn er richtet nicht nur innen Schäden an, sondern er begünstigt Zellschäden durch freie Radikale, und das lässt Sie buchstäblich alt aussehen. Zudem begünstigt er extreme Energieschwankungen, Heißhungerattacken und negative Emotionen. Wenn das mal nicht nach Droge klingt!

Seitdem ich selber so gut wie keinen Industriezucker mehr zu mir nehme, habe ich festgestellt, dass ich plötzlich für viele meiner Speisen kaum noch Süßungsmittel brauchte. Ich war förmlich entwöhnt, und mein Geschmacksempfinden arbeitete wieder wie von der Natur vorgesehen. Wenn ich jetzt auf Reisen oder bei Freunden doch mal einen »normal« gesüßten Kuchen, ein Eis oder ein Dessert koste, ist dieses für mich fast ungenießbar süß, und ich mag es kaum essen!

So machen es die Promis

Sicher kennen Sie das: Mit den Freundinnen tauscht man sich gerne über die neuesten Beauty-Trends aus. Ich frage zum Beispiel immer Kelly Rutherford oder Jette Joop nach ihren aktuellen Tipps. Beide Frauen strahlen eine natürliche Schönheit aus. Dadurch, dass sie in der Öffentlichkeit stehen, kennen sie schon von Berufs wegen die kleinen Kniffe, die uns noch schöner machen. Diese möchte ich Ihnen natürlich nicht vorenthalten. Auf den nächsten Seiten habe ich die beiden eigens für dieses Buchprojekt interviewt.

Interview mit Kelly Rutherford

Kelly, Du bist eine erfolgreiche Schauspielerin. Was ist Dein Schönheitsgeheimnis?

» Ich versuche die Balance zu halten zwischen gesundem Essen, genügend Bewegung und erholsamem Schlaf. Das klappt natürlich nicht immer, aber man darf nicht zu hart zu sich selbst sein, denn auch negative Gedanken und Schuldgefühle beeinflussen unser Wohlbefinden.

Dein Lieblingsessen ist?

» Griechischer Salat!

Was tust Du gegen Stress?

» Ich esse Obst und Gemüse in Kombination mit gutem Eiweiß wie Fisch und Geflügel. Und ich ernähre mich meistens glutenfrei – es sei denn ich bin in Frankreich, da kann ich nicht widerstehen! Und ich meditiere.

Dein aktueller Lieblingstrend ist?

» Ich liebe Äpfel und grüne Smoothies. Ich arbeite daran, völlig vegan zu leben. Ich bewege mich langsam in diese Richtung weil es mir einfach guttut!

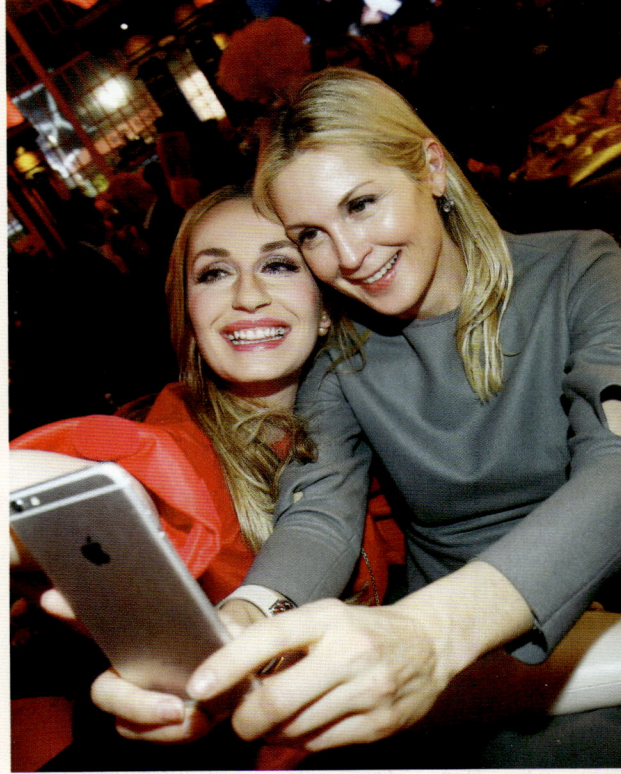

Was sind Deine liebsten Sünden?

» Pommes und Eiscreme!

Nach einer langen Partynacht hilft was am besten?

» Viel Wasser trinken und viel Vitamin C zu sich nehmen. Auch ein grüner Smoothie und viel Ruhe helfen.

Du könntest niemals leben ohne ...?

» Meinen Cappuccino!

Was ist Dein Trick, um schnell Gewicht zu verlieren?

» Da esse ich am besten komplett glutenfrei.

Dein Lieblings-Superfood ist?

» Ananas und Papaya sind meine persönlichen Superfoods. Und das Wasser einer frischen Kokosnuss – am besten direkt vom Baum. Das Kokosnusswasser versorgt uns mit genügend Flüssigkeit. Das ist so wichtig. Denn wir altern tatsächlich früher, wenn wir zu wenig Flüssigkeit zu uns nehmen. Deswegen liebe ich Obst und Gemüse so sehr.

Interview mit Jette Joop

Du siehst super aus, Jette! Was ist Deine Formel für Fitness und gutes Aussehen?

» Meine persönliche Formel für Fitness und gutes Aussehen besteht im Wesentlichen aus Yoga und Personal Training. Ich mache asiatische Koordinationsübungen oder gehe auch einfach nur joggen.

Gibt es Rituale?

» Eines meiner Rituale ist, jeden Morgen frisch gepressten Saft zu trinken, den ich mit meinem Kind selbst zubereite.

Oder ein Rezept, das Dir immer hilft?

» Mein persönliches Lebensrezept ist es, das Leben nach Möglichkeit immer mit Humor zu nehmen.

Was ist Dein Tipp an stressigen Tagen, an denen man nicht zum Essen kommt – was tun, um eine Heißhungerattacke zu verhindern?

» Kleine Sünden, wie Gummibärchen und Schokolade in Maßen, helfen, Heißhungerattacken zu vermeiden.

Machst Du Food-Trends mit oder bleibst Du Deinen Stammrezepten treu?

» Food-Trends probiere ich gerne aus. Neues ist immer interessant.

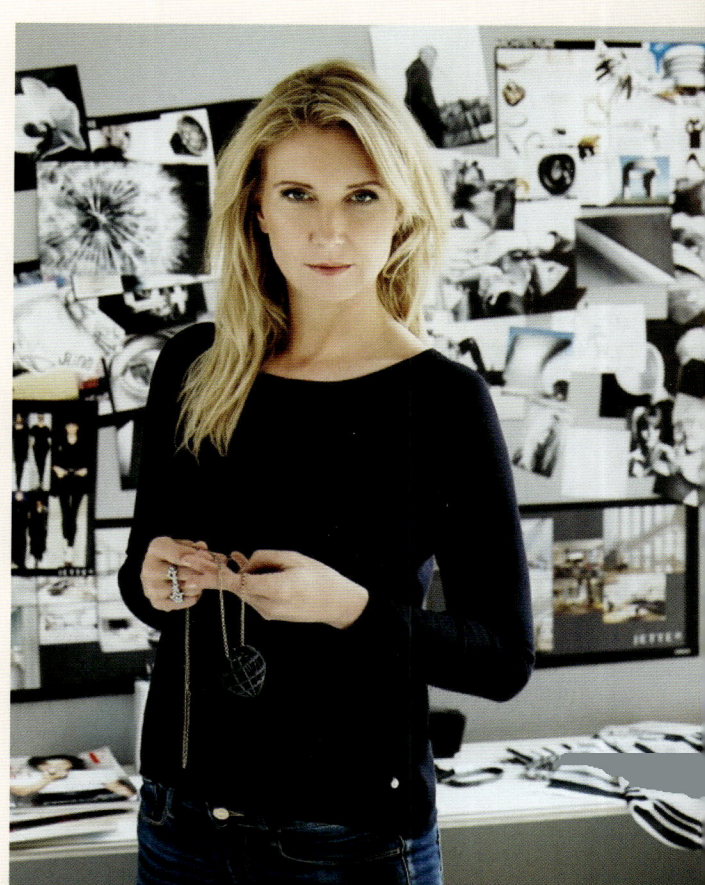

Thema Beauty: Auf welches Pflegeprodukt könntest Du niemals verzichten?

» Als eher natürlicher Typ gehe ich auch ungeschminkt aus dem Haus. Wichtige Pflegeprodukte, die ich nicht missen möchte, sind ein guter Duft und meine Bodylotion für ein angenehm seidiges Hautgefühl nach der Morgendusche. Der erste Eindruck geht besonders über den Geruchssinn.

Wenn mal gar nichts geht und Du trotzdem zu einem Termin musst – was ist Dein Schminkgeheimnis?

» Wenn nichts mehr geht, greife ich zu einem Hauch Rouge und einem leicht getönten Lippenstift. So zaubere ich ein Strahlen in mein Gesicht und fühle mich sofort wirklich besser.

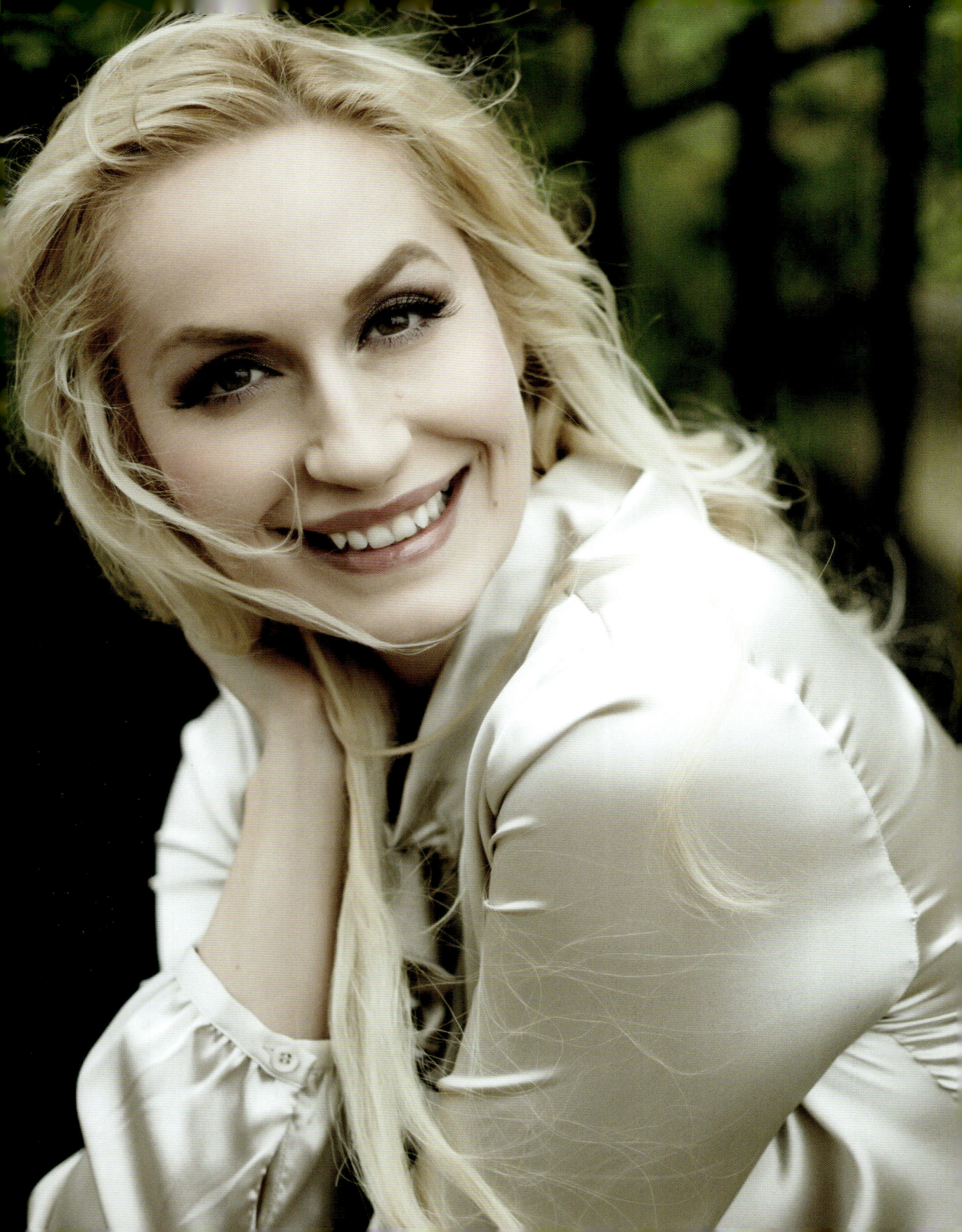

Du bist, was Du isst

Den ersten Schritt in Richtung gesunde und bewusste Ernährung haben Sie bereits gemacht, indem Sie sich dieses Buch gekauft haben. Sicher haben Sie schon den Ratgeberteil gelesen oder zumindest darin herumgeschmökert. Nun kommen die Rezepte.

Die folgenden 43 Gerichte sind speziell für dieses Buch entstanden. Ich habe dafür viel ausprobiert und in unserer Küche herumgewerkelt. Familie, Freunde und Bekannte durften die jeweils neuesten Ergebnisse verkosten. Erst wenn alle grünes Licht gaben, wurden die Speisen tatsächlich auch ins Buch aufgenommen. Immer wieder sind auch Dinge schiefgelaufen, haben entweder nicht geschmeckt oder hatten nicht die gewünschte Konsistenz. Well, that's life!

Es waren schöne Stunden des Kochens, des Backens und vor allem des Genießens! Ich mache das wirklich gerne: Gemüse schnippeln oder einen Teig kneten, das entspannt mich irgendwie. Eine ebenso wunderbare Erfahrung ist es jetzt für mich, meine Werke in diesem Buch zu sehen, gedruckt und gebunden. Ich bin sehr stolz darauf, und es ist mir eine Herzensangelegenheit, Ihnen meine ganz persönlichen Lieblingsgerichte und Tipps zu offenbaren.

Das Thema gesunde Ernährung beschäftigt mich schon sehr lange, weil mich die Zusammenhänge zwischen Ernährung, Leistungsfähigkeit und gutem Aussehen schon von Berufs wegen interessieren. Für jeden, der – wie ich - in der Modebranche arbeitet, sind gutes Aussehen, aber auch körperliche Fitness ein Muss. Das Buchprojekt entwickelte sich aus meiner Food-Kolumne, die ich über ein Jahr für das Magazin Monaco de Luxe schrieb. Und diese war entstanden, als die Magazinredaktion mich gebeten hatte, für sie die neuesten Food-Trends in Deutschland genauer unter die Lupe zu nehmen.

Viele der Rezepte in den vorhandenen Büchern und Blogs fand ich zu fade oder oftmals eher für »Hardcore-Gesundheitsapostel« geeignet. Ich aber wollte Speisen für Leute vorstellen, denen es eigentlich so ging wie mir: die gerne alles essen, auch mal Fast Food, im Restaurant oder bei Einladungen, die nicht zwanghaft darüber nachdenken wollen, ob genau das jetzt auch wirklich gut für sie ist – die aber trotzdem den gesunden roten Faden im Leben verfolgen wollen. Das kann ich besser, dachte ich, und fing an, meine eigenen Rezepte zu entwickeln und zu veröffentlichen. Diese fanden dann so viel Anklang, dass der Verlag Komplett-Media auf mich zukam und mir dieses Buchprojekt anbot.

Es geht mir im Wesentlichen um die eine Rückkehr zum eigenen gesunden Körperbewusstsein und zu der Fähigkeit, Genuss zu verspüren. Ich glaube nämlich, dass wir gerade dabei sind, genau das zu verlernen. Wir spüren weder, wann wir satt sind, noch, was der eigene Körper gerade braucht. Natürlich wissen wir diffus, was wir eigentlich tun sollten. Wir zwingen uns dann eine Weile zu schlickiggrünen Smoothies, zuckerfreien Krümelkeksen oder faden Ökogerichten und essen Chiasamen, und zwar, weil es gerade trendy ist – und nicht, weil es uns schmeckt. Oder wir mampfen klammheimlich Burger, Pommes und Co., während das schlechte Gewissen uns schon im Nacken sitzt. Beidem gemeinsam ist: Der wahre Genuss fehlt.

Wir genießen den Burger, wenn wir ihn uns gönnen, zum Beispiel nicht, sondern essen ihn klammheimlich und fühlen uns danach womöglich noch schuldig. Dieser Einschub wäre u.U. an dieser Stelle entbehrlich, momentan reden wir ja eher vom gesunden Essen, zu dem wir uns zwingen. DUnd das verursacht Druck und negativen Stress.

Meine Philosophie (am eigenen Leib erprobt) ist: Essen kann noch so gesund sein – wenn es uns nicht schmeckt und wirklich befriedigt, dann hat es auch keine gesundheitsfördernde Wirkung.

Vielleicht haben Sie bereits durch mein Beauty-Alphabet bzw. den Wissen-to-go-Teil geblättert und den einen oder anderen Geistesblitz gehabt. Ich bin zwar keine gelernte Köchin und auch (noch) keine Ernährungsberaterin, aber ich habe als Frau, Mutter, Model, Unternehmerin, Mode-Expertin, Moderatorin und, und, und … gut 20 Jahre Erfahrung in Sachen Ernährung – und zwar in jeder Lebenslage. Ganz genau wie Sie! Denn muss nicht jede(r) von uns viele Rollen spielen auf der großen Bühne des Lebens?

Nun möchte ich Sie, liebe Leserin, lieber Leser, inspirieren, in Ihrer Küche kreativ zu werden und wieder ganz bewusst zu essen. Genuss und gesunde Ernährung liegen nämlich näher beieinander, als man glaubt! Ich möchte Sie inspirieren, auch einmal über den Tellerrand des Bekannten zu schauen und vielleicht etwas ganz Neues und Ungewohntes zu probieren. Für sich selbst, für die Familie oder für Freunde. Sie können doch mal einen veganen Kuchen backen, auch ohne gleich komplett umzuschwenken. Die Vielfalt ist das Spannende!

Einige Rezepte werden Sie vielleicht nur einmal probieren, wieder andere womöglich jede Woche. Vielleicht werden Sie hier und da noch etwas ergänzen und variieren und damit Ihre ganz eigene Note hineinbringen? Ganz sicher jedoch werden Sie bereichert sein mit neuen Ideen, und genau darum geht es mir. Inspirieren anstatt belehren – das ist mein Motto!

Nun hoffe ich also, dass Ihnen meine Gerichte guttun, Sie beflügeln, selbst kreativ zu werden, und vor allem: dass sie Ihnen gut schmecken!

Denken Sie dran: Du BIST, was Du ISST.

Ihre Elna-Margret zu Bentheim

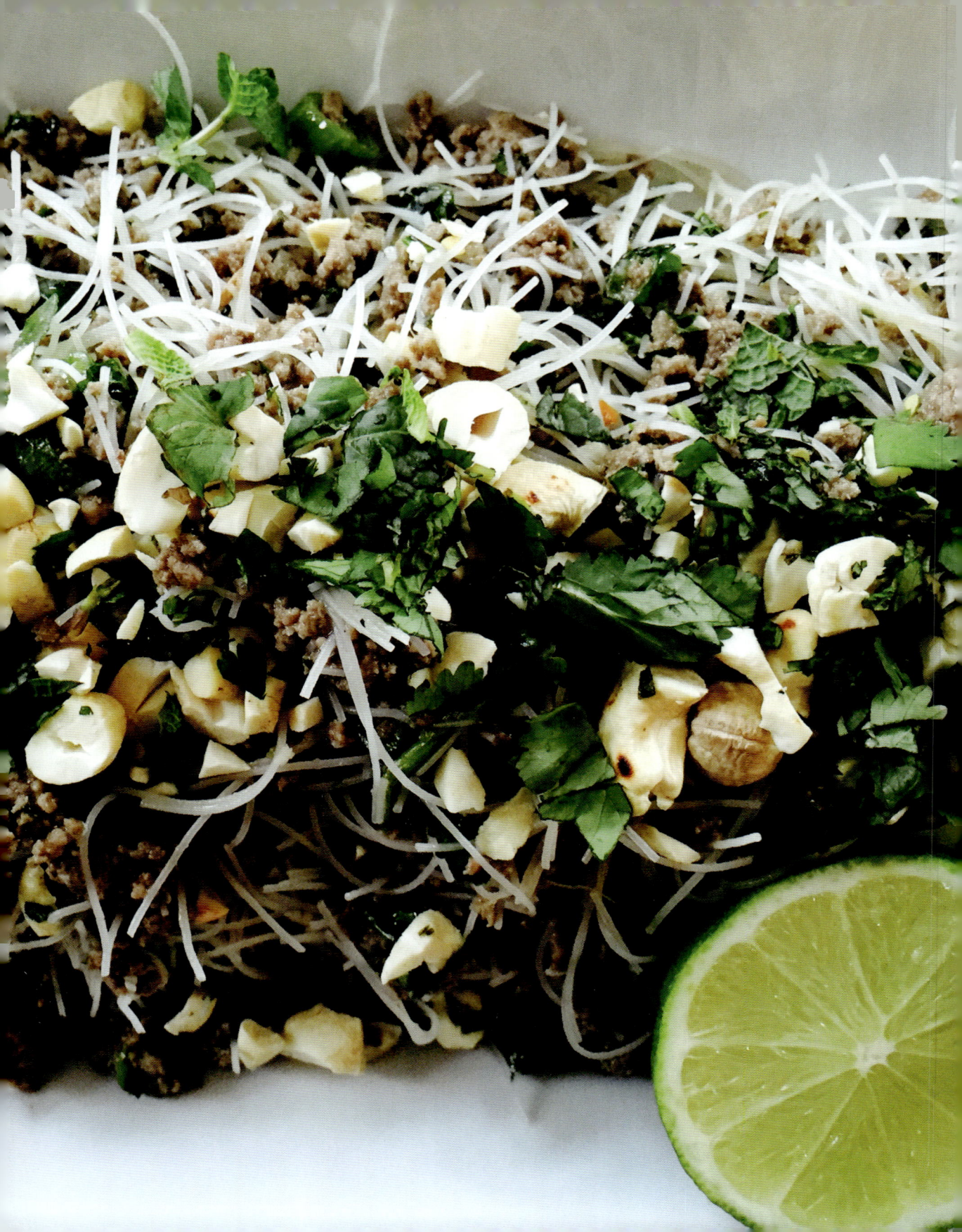

Die Rezepte

Lecker, vielseitig, frisch und wahre Schönheits- und Wohlfühlhelfer für jeden Tag – das sind meine Anti-Aging-Rezepte: Fast alle sind schnell und unkompliziert zubereitet, prima für Gäste, den Familienalltag oder zum Mitnehmen fürs Büro oder die Reise ...

Grundlegende Infos zu den in den Zutatenlisten grün eingefärbten speziellen Anti-Aging-Zutaten sind in Elnas Beauty-Alphabet ab Seite 38 zu finden.

Und nun: GUTEN APPETIT!

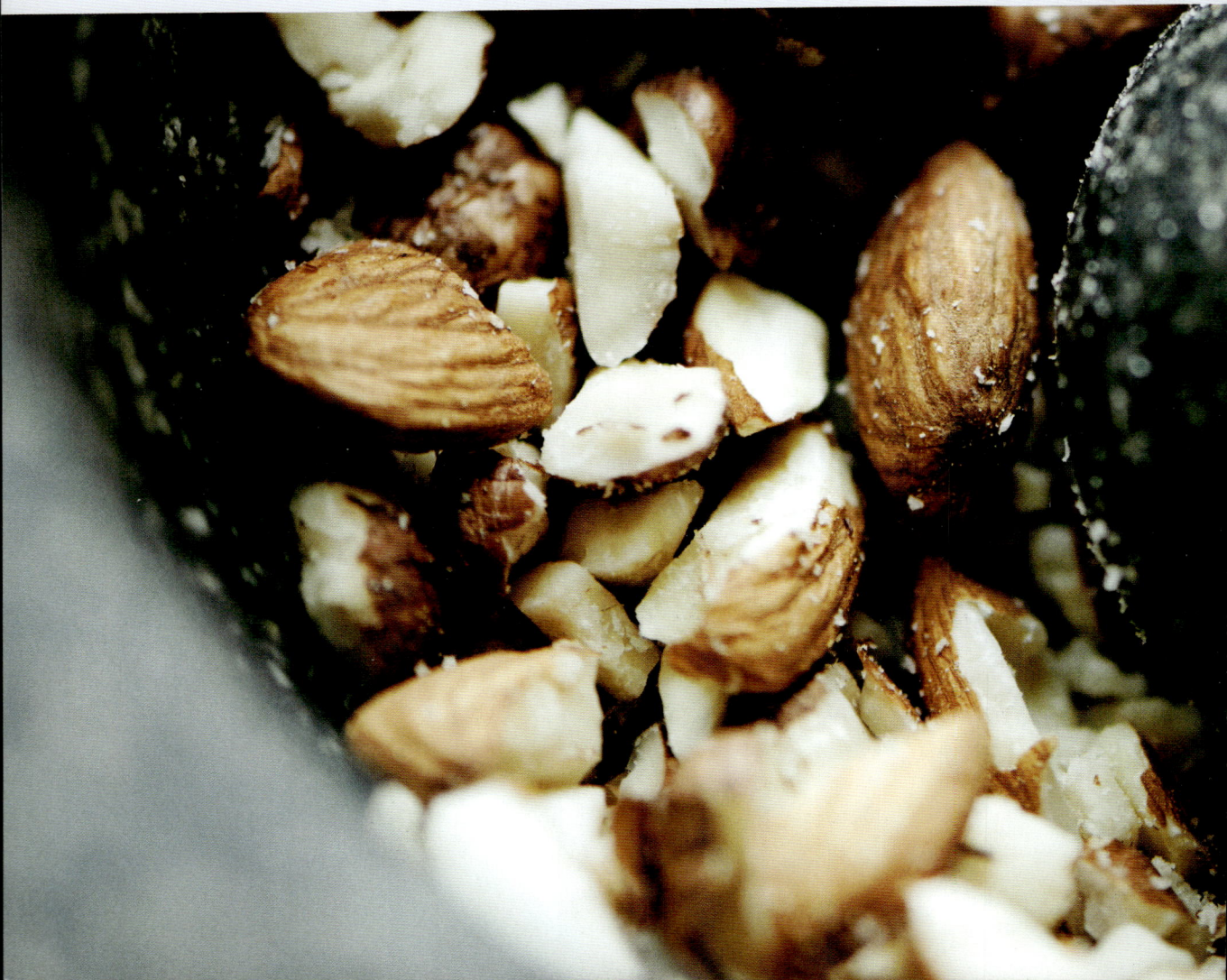

FRÜHSTÜCK

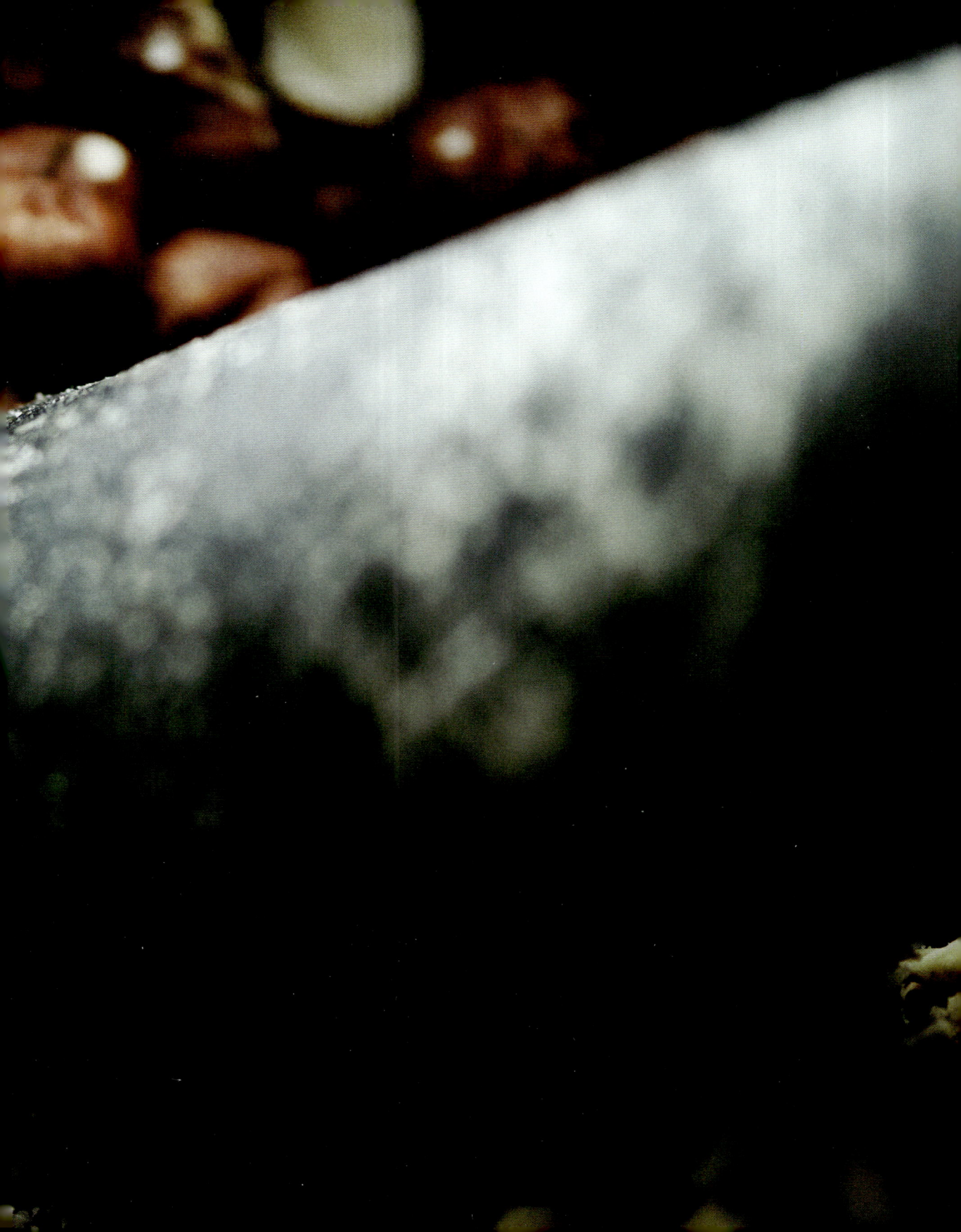

AÇAI NICECREAM BOWL

Zutaten für 2 Portionen

- 1/2 gefrorene Banane
- 1 Nektarine
- 1 Handvoll gefrorene Kirschen
- 1 Handvoll Blaubeeren
- 1/2 TL Vanille
- 2 Datteln
- 1 TL Kokosöl
- 1 TL Açaipulver

Zubereitung

1. Geben Sie alle Zutaten in einen Mixer oder in eine Küchenmaschine.
2. Pürieren Sie sie ca. 1–2 Minuten, bis sich eine schöne Creme gebildet hat.
3. Mit frischen Beeren garnieren und genießen!

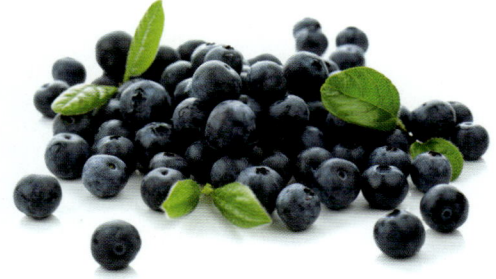

Tipp

Ursache für die cremige Beschaffenheit ist das gefrorene Obst. Lassen Sie also keine Früchte mehr schlecht werden. Einfach schälen, schnippeln und portionsweise einfrieren.

Die lila Beere aus Brasilien gilt im Moment als die Antioxidantien-Quelle unter den Beeren. Ich liebe diesen cremigen Frühstücksbrei vor allem an heißen Sommertagen, weil er fast die Konsistenz von Speiseeis hat und mich herrlich fit und wach für den Tag macht. Das Püree lässt sich auch wunderbar mit ins Büro nehmen. Einfach in ein Marmeladenglas abfüllen und ab damit in die Handtasche!

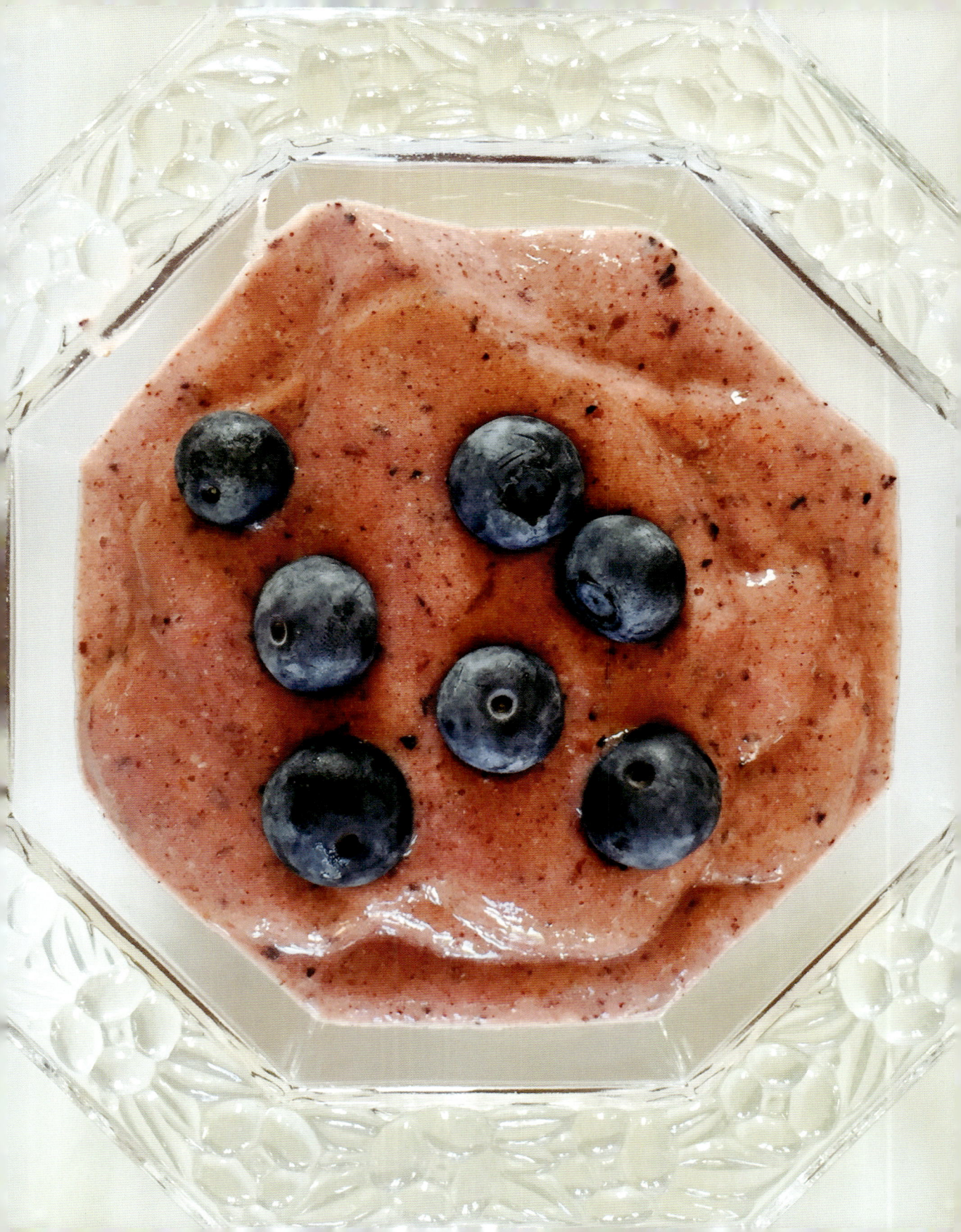

AVOCADO-BOATS

Zutaten für 2 Portionen

- 2 reife Avocados
- 4 kleine Bio-Eier
- etwa 20 Basilikumblättchen
- 20 Mandeln
- 2 EL Zitronensaft
- 1 EL Olivenöl
- Meersalz & Pfeffer
- 50 g Manchego-Käse oder Parmesan (nach Belieben)

Das perfekte Frühstück für einen gemütlichen Sonntagmorgen, um Ihren Liebsten eine köstliche und gesunde Freude zu machen. Mmmm – so kann der Tag beginnen.

Die Avocado zeigt in diesem Rezept noch mal ein ganz neues Gesicht, kennt man sie doch eher in kalten Speisen. Die Kombination mit den Eiern, dem phänomenalen Mandel-Basilikum-Topping und der cremigen warmen Avocado ist für mich eine wahre Geschmacksexplosion und schenkt Energie für einen erfolgreichen Tag.

Zubereitung

1. Heizen Sie Ihren Ofen auf 175 Grad vor. Halbieren und entkernen Sie die Avocados und formen Sie mit einem Löffel eine etwas größere Mulde, damit anschließend mehr Ei hineinpasst.

2. Legen Sie die Avocadohälften auf ein Backblech und achten Sie darauf, dass sie gerade liegen, sonst wird Ihnen nachher das rohe Ei verlaufen. Falls die Avocados von ihrer Beschaffenheit her zu uneben sind, können Sie sie zum Beispiel in trockene Linsen auf Ihrem Blech betten.

3. Schlagen Sie die Eier einzeln und vorsichtig in ein Glas. Das Eigelb darf dabei nicht platzen. Füllen Sie mit einem Löffel jeweils ein Ei in eine der Avocado-Hälften.

4. Verarbeiten Sie Basilikum, Salz und Mandeln in einem Mörser oder Mixer zu einer Masse und schmecken Sie das Gemisch anschließend mit Öl, Zitrone und Pfeffer ab. Nun können Sie optional den Käse unterrühren.

5. Streichen Sie nun das Topping mit einem kleinen Löffel über die Eier und den Rand der Avocado und lassen Sie das Ganze 15–20 Minuten garen.

6. Bringen Sie Ihre Avocado-Boats mit einem Glas frisch gepressten Saft an das Bett des/der Liebsten. Bon appétit!

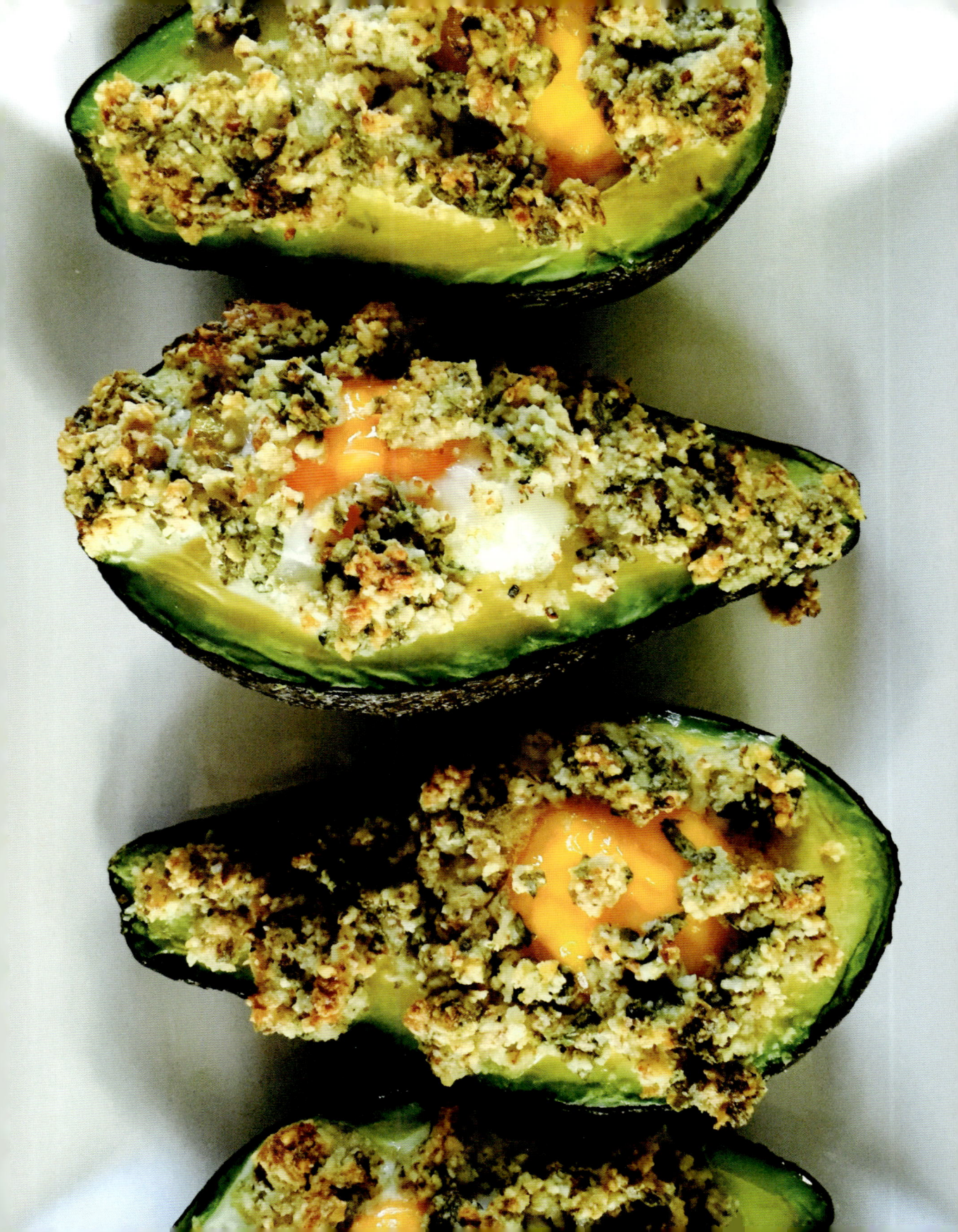

BLUEBERRY PORRIDGE COOKIES

Zutaten für 12 große, saftige Kekse

- 1 Tasse glutenfreie Haferflocken
- 1/2 Tasse Birkenzucker
- 1 Tasse griechischer Joghurt
- 2 Eiweiß
- 1 TL Vanille
- 1 TL Zimt
- 1 TL Backpulver
- 1 Prise Himalaja-Salz
- Abrieb von einer ganzen unbehandelten Zitrone
- 1 Tasse Blaubeeren
- 2 EL Flohsamenpulver

Zubereitung

1. Heizen Sie Ihren Backofen auf 180 Grad vor.

2. Mahlen Sie die Haferflocken in Ihrem Mixer, bis sie eine mehlartige, aber noch kernige Konsistenz haben. Füllen Sie das Hafermehl in eine Teigschüssel und geben Sie alle trockenen Zutaten dazu. Anschließend gut vermischen.

3. Den Teig zunächst abschmecken. Ich arbeite ja immer mit einem Minimum an Süße. Wenn es Ihnen noch nicht süß genug ist, einfach etwas Birkenzucker beimischen – aber bitte nicht zuviel! Die Teigmasse nun portionsweise mit einem Esslöffel auf ein mit Backpapier ausgelegtes Blech setzen und circa 10 Minuten backen. Fertig!

Ich muss gestehen, dass ich eigentlich kein großer Fan von Porridge bin. Dafür esse ich umso lieber Kekse aller Art, vor allem zum Frühstück! Da Porridge aber nun mal gesund ist und mir gerade an stressigen Tagen die nötige Nervenkraft verleiht, kam mir die Idee, aus einer Art Porridge einen Teig für Kekse zu kreieren. Die Verbindung von leichter Fruchtsäure und saftigem Haferteig ist einmalig lecker. Und nicht nur ich war überzeugt – meine Familie war binnen kürzester Zeit süchtig danach.

Die Kekse sind übrigens extrem schnell zubereitet und eignen sich auch perfekt als Snack für unterwegs. Frisch schmecken sie natürlich am besten – also schnell aufessen!

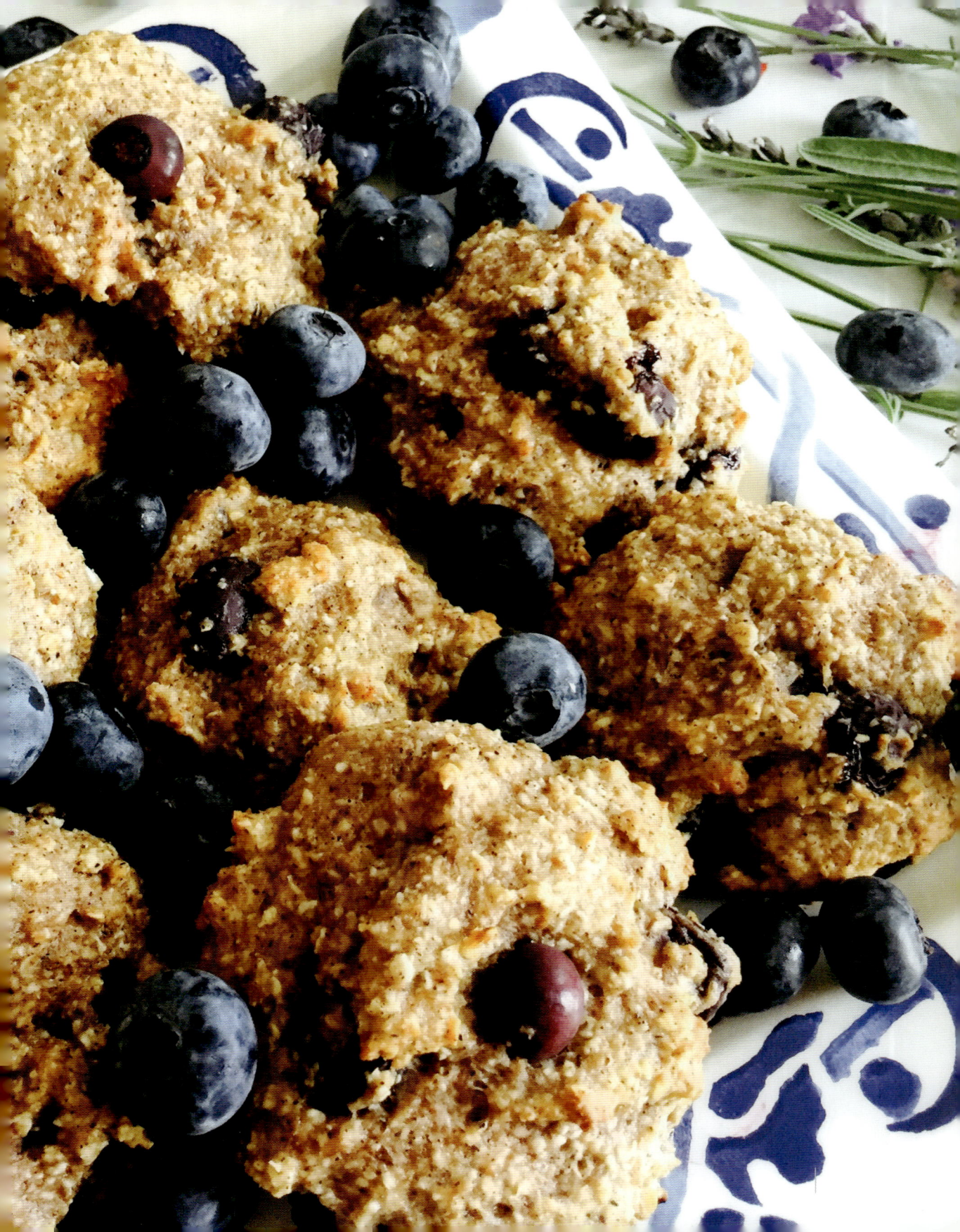

HOMEMADE GRANOLA

Zutaten für ein großes Vorratsglas

- 150 g Haferflocken Ihrer Wahl
- 65 g Hirse- oder Quinoaflocken
- 50 g Kokosflocken
- 100 g Rosinen, grob gehackt
- 100 g Zartbitterschokolade mit hohem Kakaoanteil, in kleine Stücke gehackt
- 50 g Erdnussbutter
- 50 g Kokosöl
- 60 g Ahornsirup
- 1 Prise Salz
- 1 TL Zimt
- 1 TL Vanille

Zubereitung

1. Backofen auf 170 Grad vorheizen. Nun eine flache Backform/Auflaufform (ca. 15 x 25 cm) mit Backpapier auskleiden.

2. Alle trockenen Zutaten in eine Schüssel geben und verrühren.

3. Nun Erdnussbutter, Kokosöl und Ahornsirup in einer zweiten, kleineren Schüssel vermixen, bis sich alles gut verbunden hat.

4. Die feuchten Zutaten über die Trockenmischung geben und mithilfe einer Gabel gut unterheben.

5. Die Masse nun in die Form geben und ca. 20 Minuten goldbraun backen. Herausnehmen und komplett abkühlen lassen.

6. Dann in grobe Stücke brechen und in einem luftdichten Vorratsglas aufbewahren oder sofort genießen! Schmeckt auch köstlich zu Desserts oder über Obstsalat.

Ich muss oft morgens schnell irgendwohin, einen Flieger oder den Zug kriegen. An solchen Tagen brauche ich ein Frühstück, das lange vorhält, weil ich nicht weiß, wann ich das nächste Mal zum Essen komme. Mein selbst gemachtes Granola ist dafür bestens geeignet. Ich esse es mit Milch oder streue es auf meinen griechischen Joghurt. So habe ich eine gute Basis, die mich leistungsfähig und satt hält und mich vor den typischen Heißhungerattacken schützt.

Gekaufte Fertigmüslis sind oft zu fett oder viel zu süß oder schmecken schlicht öde. Probieren Sie dieses Rezept aus und spielen Sie ein bisschen damit – je nach eigener Vorliebe können Sie die Rosinen weglassen und/oder gehackte Nüsse hinzugeben. Es ist spielend leicht hergestellt und hält sich einige Wochen.

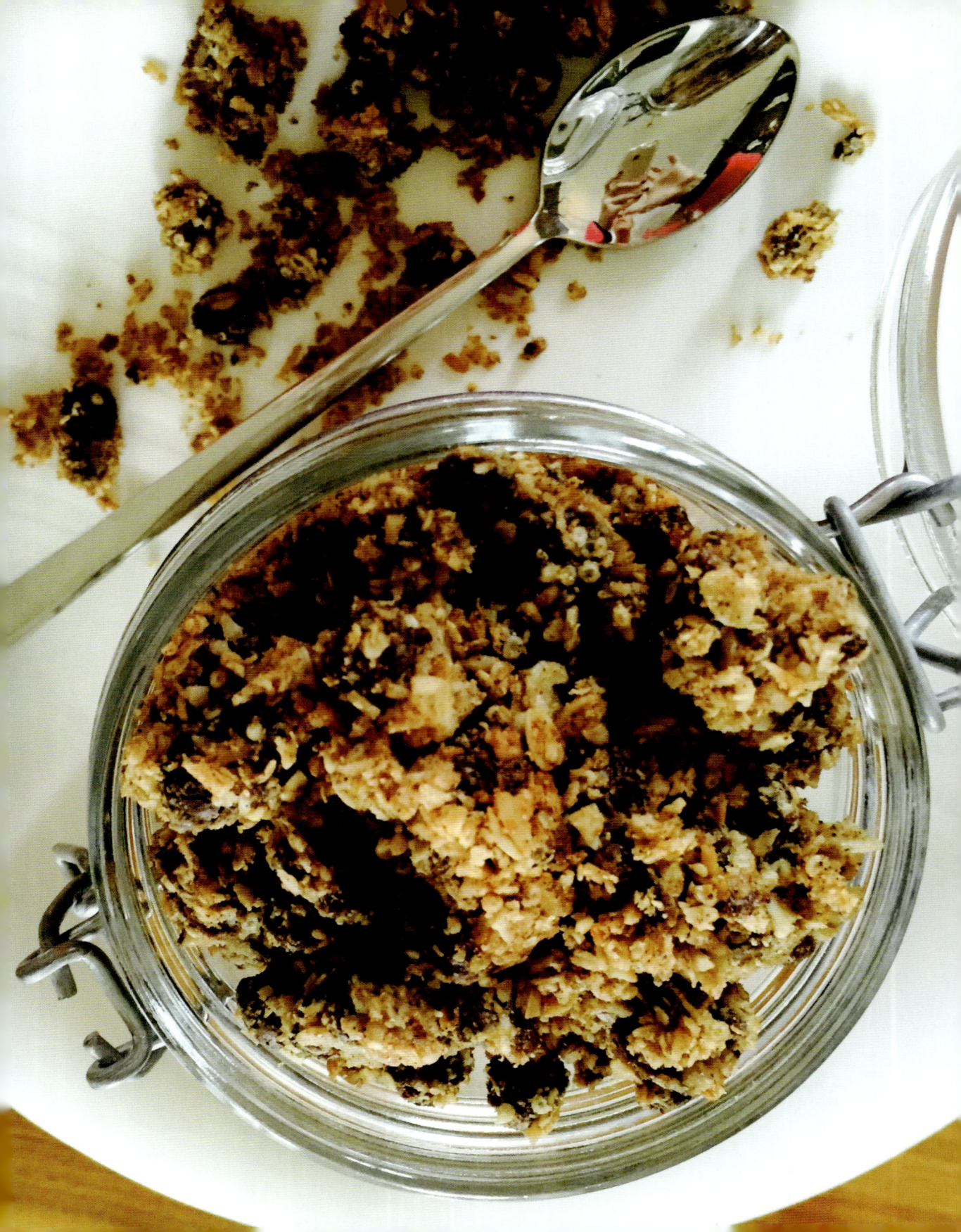

PALEO NUT WONDER

Zutaten für 2 Portionen

- ½ Tasse Mandeln
- ½ Tasse Haselnüsse
- 1 Banane
- Saft von 3 Orangen
- ½ Tasse Kokosflocken
- 1 EL Chiasamen
- ½ TL Kardamom, gemahlen
- ½ TL Ingwer, gemahlen
- ½ TL Zimt
- Mark von 1 Vanilleschote
- 1 Prise Muskatnuss
- 1 Prise Salz
- 1–3 EL Ahornsirup
- 2 Hände voll gemischte Beeren

Zubereitung

1. Nüsse und Mandeln im Mixer zerkleinern, die Banane hinzugeben und weiter mixen, bis sich alles zu einer cremigen Masse verbindet.

2. Geben Sie dann die restlichen Zutaten bis auf die Beeren hinzu und vermengen Sie alles zu einem homogenen Brei.

3. Diesen nun in einem kleinen Topf bei kleiner Temperatur erhitzen und regelmäßig umrühren, damit nichts anbrennt. Wenn der Brei eindickt, ist er fertig.

4. Servieren Sie den noch warmen Brei in zwei Schalen, träufeln Sie etwas Honig oder Ahornsirup darüber und garnieren Sie dieses prächtige Frühstück mit dem saisonalen Beerenangebot.

Dieser Frühstücksbrei gehört zu meinen absoluten Favoriten am Morgen. Er steckt voller guter Zutaten, sättigt lange und ist schnell gemacht.

Kann warm und kalt genossen werden.

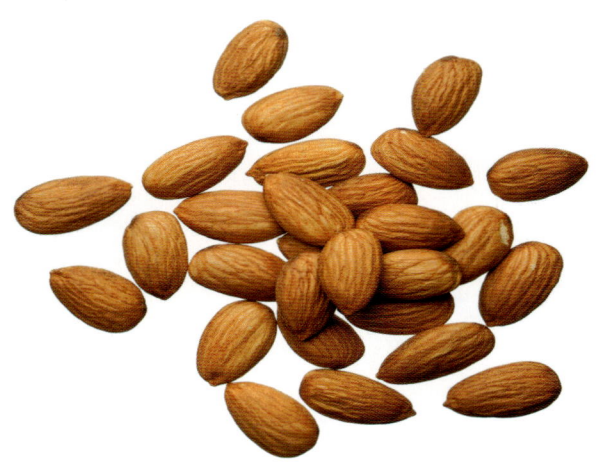

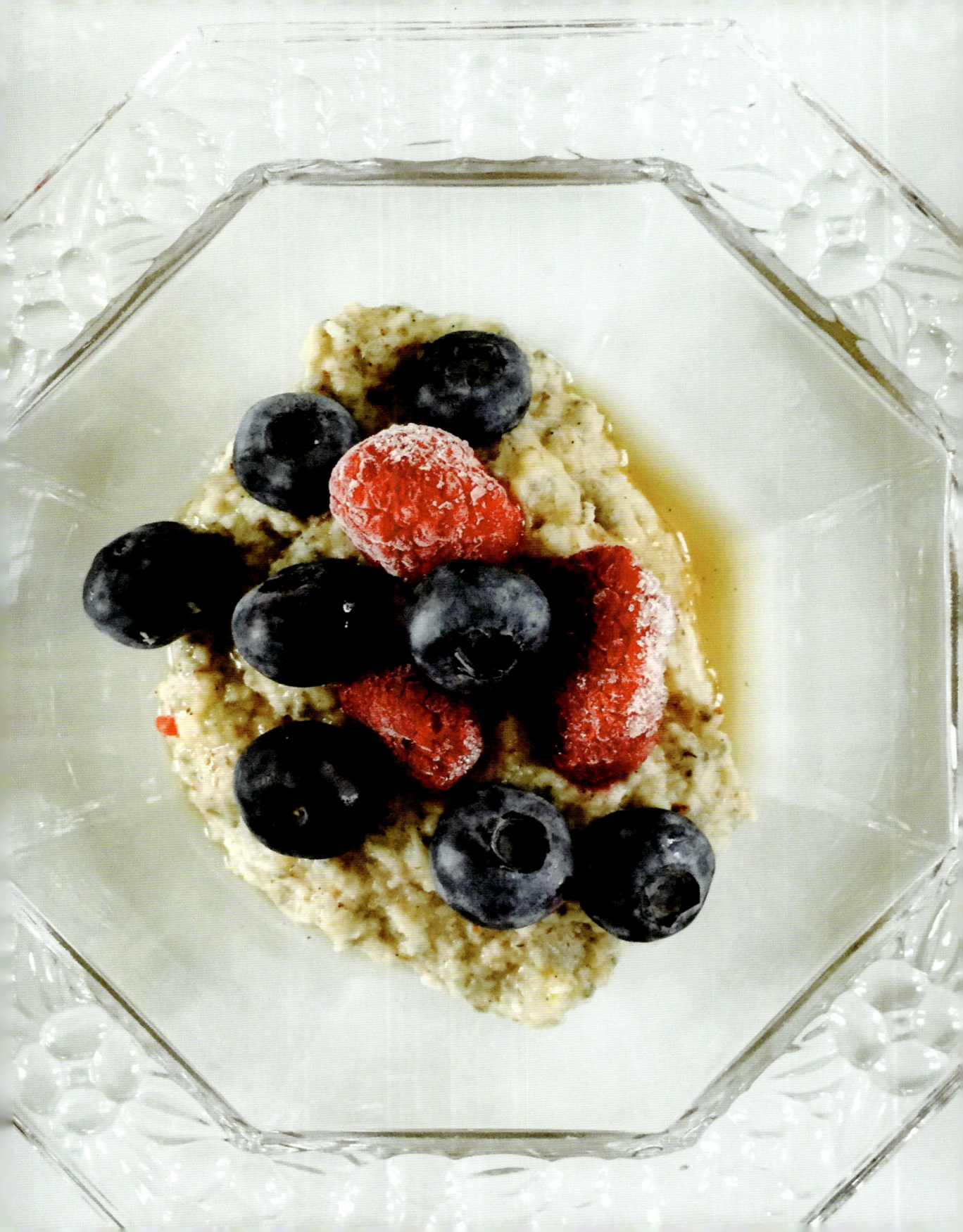

SAFTIGER ORANGEN-FRÜHSTÜCKSKUCHEN

Für eine Kastenform

- 1 1/2 Tassen Mehl
- 2 EL Flohsamenpulver
- 2 TL Backpulver
- 1 Tasse Kokosblütenzucker
- Zesten von 1 Bio-Orange
- Fruchtfleisch der Orange (in kleine Stücke geschnitten)
- 1/4 Tasse Öl
- 1/4 Tasse Apfelmark oder -mus
- 2 Eier
- Mark von 1 Vanilleschote
- 100 g Joghurt (ich habe griechischen benutzt)

Glasur:

- Saft von 1 Orange
- 1 Prise Vanillepulver
- 2–3 EL Ahornsirup

Zubereitung

1. Ofen auf 180 Grad vorheizen.

2. Mischen Sie zunächst Mehl, Flohsamenpulver und Backpulver miteinander.

3. In einer größeren Schüssel den Zucker, die Vanille, das Öl und die Eier schaumig rühren. Orangenzesten und Apfelmus dazugeben.

4. Nun nach und nach die Mehlmischung unter Rühren einrieseln lassen. Zuletzt den Joghurt mit den Orangenstückchen dazugeben.

5. In eine gefettete Kastenform geben und ca. 35 Minuten backen. Stäbchenprobe machen, der Kuchen soll schön saftig sein.

6. In der Zwischenzeit stellen Sie die Glasur her. Dazu einfach alle Zutaten miteinander aufkochen. Wenn alles etwas eingedickt ist, beiseitestellen.

7. Den fertig gebackenen Kuchen ca. 10 Minuten in der Form ruhen lassen, dann stürzen.

8. Mit einem Spieß alle 3 cm Löcher in den Kuchen stechen und die Glasur großzügig draufpinseln. Bon appetit!

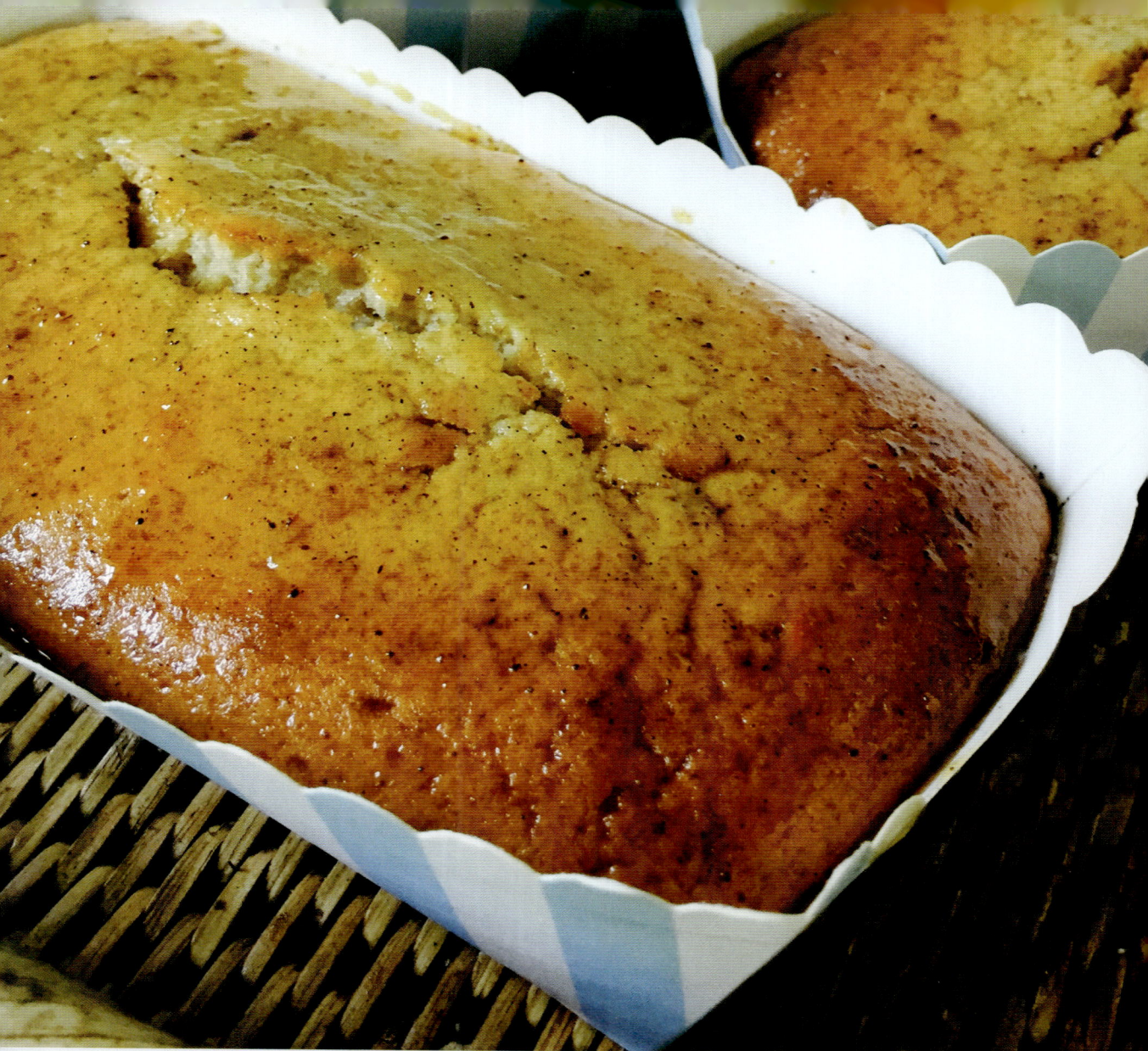

Ich weiß nicht, wie es Ihnen geht, aber ich liiieeebe Kuchen zum Frühstück! Gerade morgens brauche ich etwas Süßes. Und Kuchen kann man super vorbereiten und hat dann gleich etwas im Bauch – gerade wenn nicht viel Zeit bleibt. Dieser Kuchen gibt Ihnen einen köstlichen kraftvollen Kick für den Tag, sättigt lange, lässt sich wunderbar am Vorabend zubereiten, weil Orangen und Joghurt den Kuchen schön saftig halten.

Auch wenn Sie gerne ihr Essen für den nächsten Tag im Büro vorbereiten, werden Sie mit diesem Kuchen eine tolle Essensabwechslung auch für anstrengende Bürotage finden. Am besten, Sie nehmen gleich den ganzen Kuchen mit und machen den Kollegen eine Freude! Die Frage ist dann nur, ob noch ein Stück für Sie selbst übrig bleibt ...?!

THREE BERRY BOWL

Zutaten für 1 große Portion

- 1 Handvoll Himbeeren
- 1 Handvoll Blaubeeren
- 1 Handvoll Brombeeren
- 1 gefrorene Banane
- 1 TL Vanillepulver
- 1 TL Açaipulver
- 2 Datteln
- 3 EL Kokosmilch
- 3 EL Kokosjoghurt (selbst gemacht → s. rechts)

Topping

- Abrieb von einer halben gefrorenen Zitrone
- Kokosraspeln
- Chiasamen

Tipp:

Ich habe immer eine ganze (BIO)-Zitrone im Tiefkühlfach. Diesen Tipp habe ich erst kürzlich von einem Sternekoch bekommen. Die Zitrone ändert im gefrorenen Zustand ihre Zellstruktur, und man kann die ganze Frucht über die Speisen reiben, das auch das Weiße unter der Schale nicht mehr bitter schmeckt. Probieren Sie es unbedingt aus! Das gibt der Three Berry Bowl das Extra an Geschmack.

Zubereitung

1. Geben Sie alle Zutaten in einen Mixer und vermengen Sie das Ganze, bis eine homogene, cremige Masse entsteht.

2. Garnieren Sie das Püree anschließend mit Kokosraspeln, Beeren, Chiasamen und Zitronenabrieb. Voilà!

Vorbereitung Kokosjoghurt

Die Herstellung dieses köstlichen Joghurts ist wirklich kinderleicht. Sie brauchen dazu zwei Dosen natürliche Kokosmilch und einen Beutel Bio-Joghurt-Fermentpulver. Schauen Sie beim Einkauf genau auf das Etikett – bitte keine fettreduzierten Produkte kaufen. Kokosöl ist gutes Fett!! Außerdem sollen keine Zusatzstoffe enthalten sein. Rühren Sie das Joghurtpulver in die Kokosmilch und geben Sie das Gemisch anschließend in ein Bügel- oder Einmachglas. Das Ganze bei Zimmertemperatur drei Tage stehen lassen, eher warm als zu kalt halten! Dabei das Glas einmal täglich gut durchschütteln.

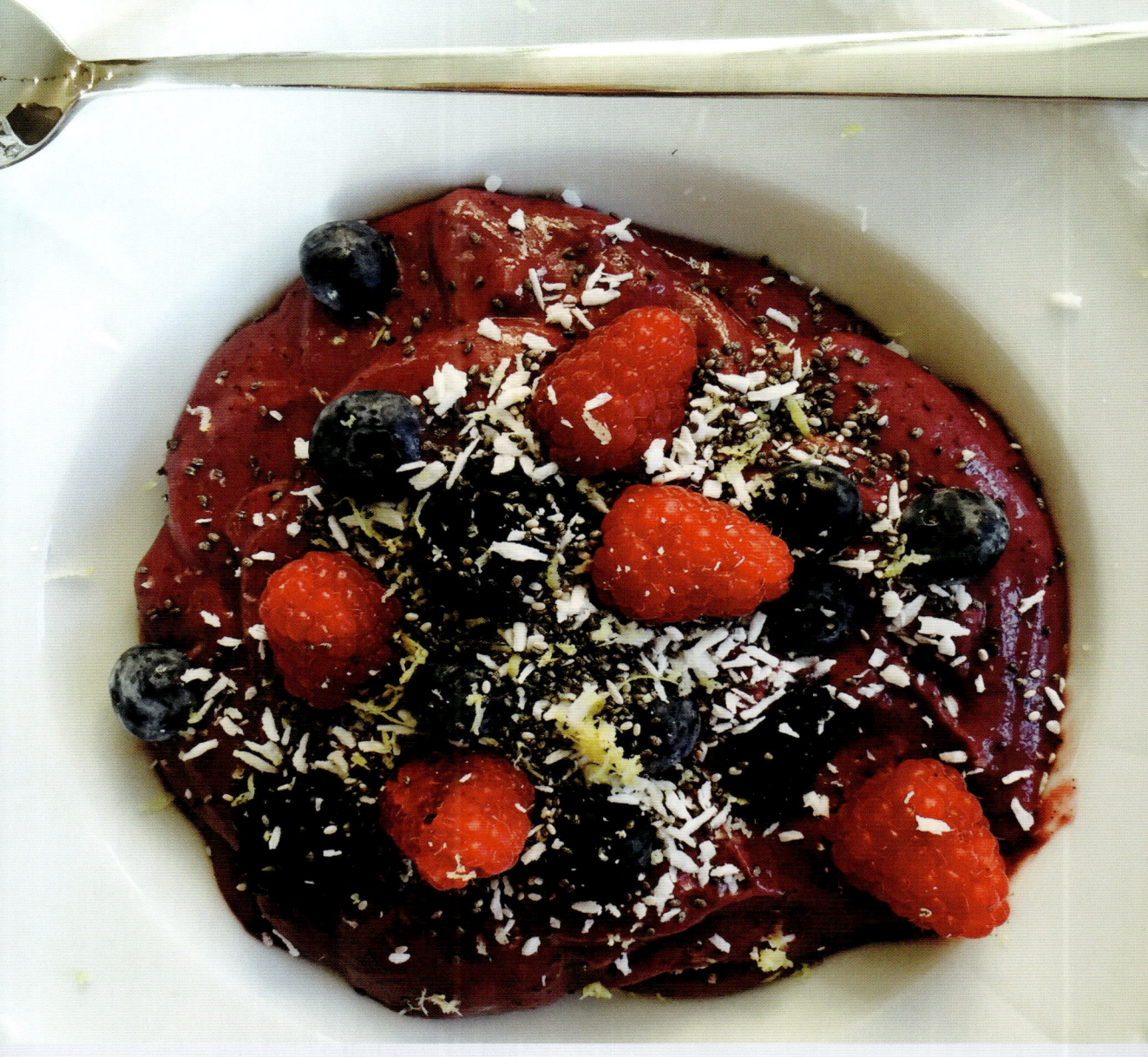

Der violette Kickstarter in den Tag! Die Antioxidantien in den Beeren und im Açaipulver schnappen sich die freien Radikale im Körper und machen ihnen förmlich Beine. Der selbst gemachte Kokosjoghurt mit seinen probiotischen Kulturen wirkt wie ein extra Reinigungskommando und trägt so zur Darmgesundheit bei. Gesunder Darm, gesunder Mensch – so einfach ist das!

Sollten Sie keinen Kokosjoghurt auf die Schnelle zubereiten können, so können Sie auch Naturjoghurt für dieses Rezept nehmen, es wird genauso köstlich schmecken – trotz des tierischen Eiweißes. Aber die Philosophie hinter diesem Rezept ist: einmal am Tag komplett pflanzlich zu essen. Der Körper bedankt sich, indem er sich um die »Schönheitsreparaturen« kümmert, anstatt mit der Verdauung beschäftigt zu sein.

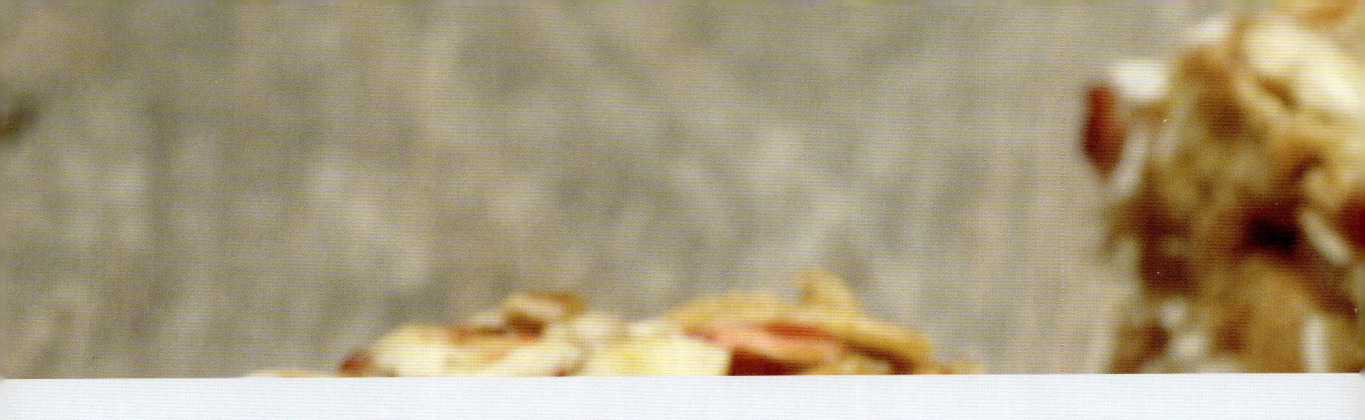

SNACKS

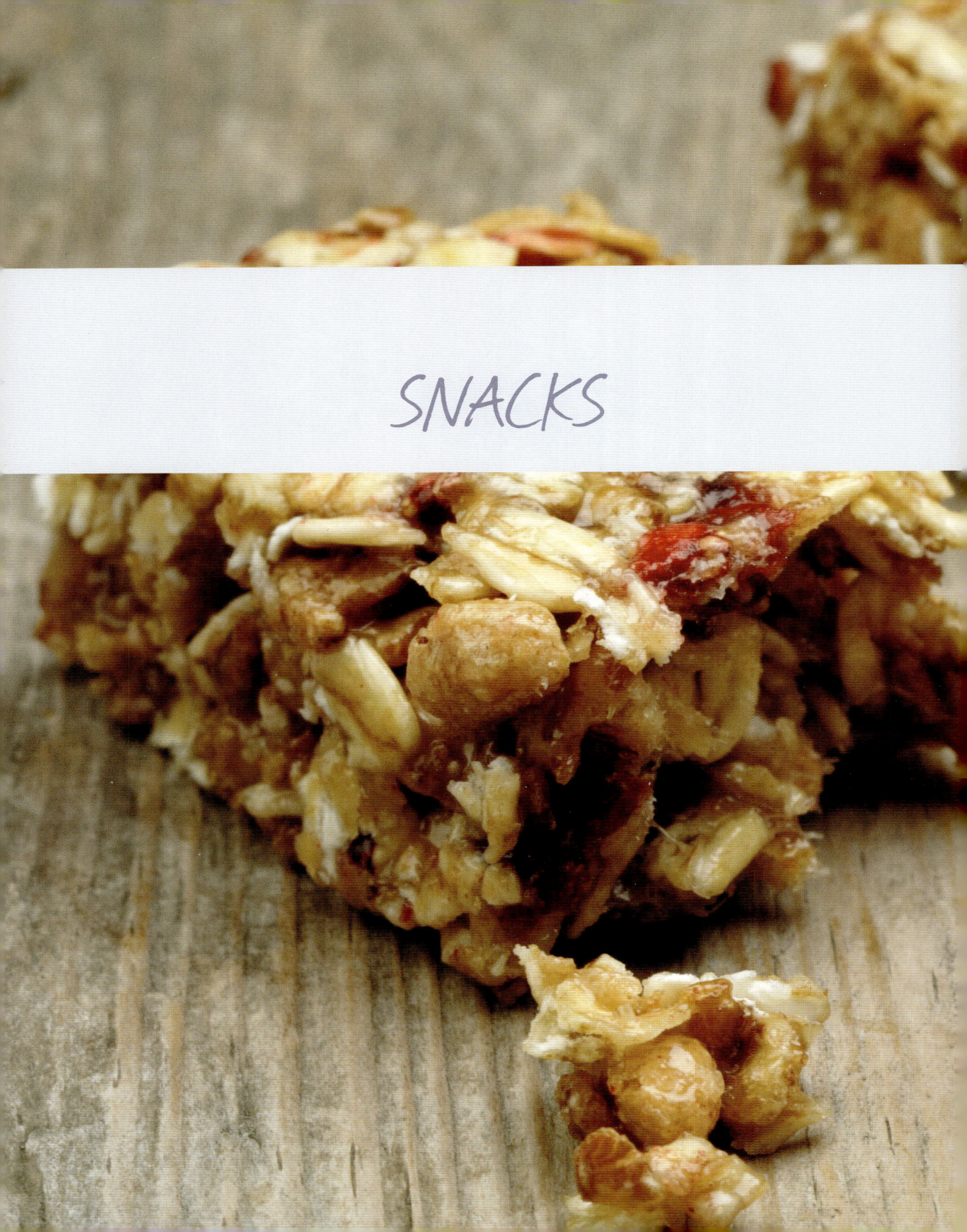

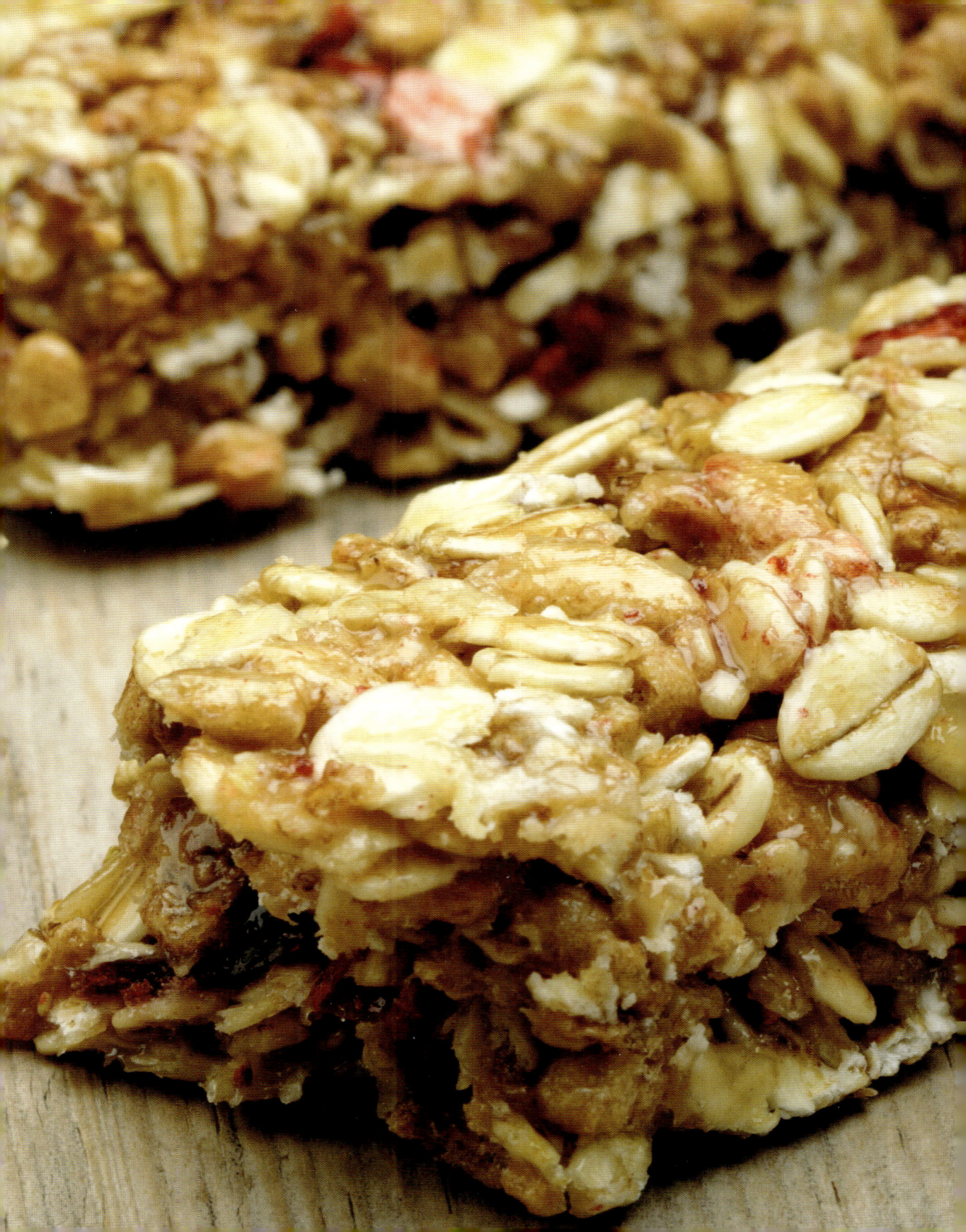

AVOCADOBROT L.A.-STYLE

Zutaten für 2 Brotscheiben

- 2 Scheiben Roggenbrot
- 1 Avocado
- 1 Knoblauchzehe
- Saft von 1/2 Zitrone
- Himalaja-Salz
- Frühlingszwiebel
- 1–2 TL Chiasamen

Zubereitung

1. Toasten Sie die Brotscheiben schön knusprig an.

2. Avocado halbieren, das Fruchtfleisch herauskratzen und in eine Schüssel geben. Zitronensaft und Salz dazugeben und mithilfe einer Gabel alles grob zerdrücken und mischen.

3. Den Knoblauch schälen und die Zehe ein paar Mal auf dem krossen, noch warmen Brot hin und her reiben, sodass ihr Saft austreten kann.

4. Nun die Avocadomasse großzügig auf beiden Scheiben verteilen und mit der in Röllchen geschnittenen Frühlingszwiebel garnieren.

5. Nun nur noch mit den Chiasamen bestreuen und genießen!

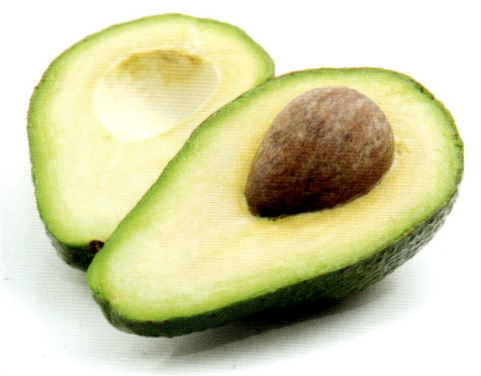

Einfaches kann so köstlich sein! Dieses Brot habe ich in L.A. lieben gelernt. Es ist für mich das perfekte späte Frühstück ... oder Lunch ... oder Dinner ...!

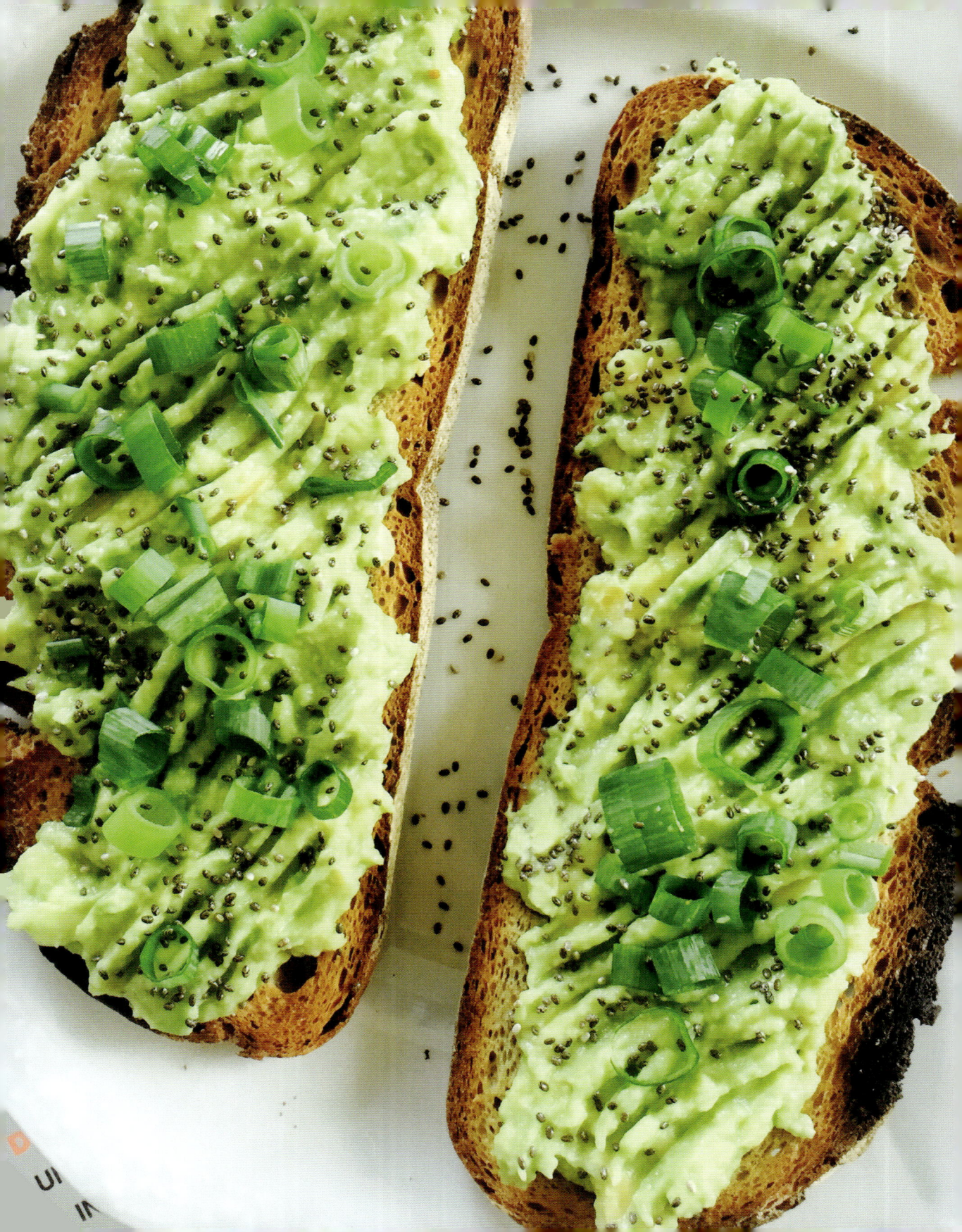

ERDNUSSBUTTER-CHUNKS

Zutaten für ca. 11 dicke, saftige Cookies

- 4 EL natürliche Erdnussbutter (lesen Sie unbedingt die Inhaltsangaben!)
- 50 g Kokosblütenzucker
- 1 TL Vanille
- 2 Eier
- 1/2 Tasse Haferflocken
- 50 g Zartbitterschokolade, grob gehackt
- 1 TL Natron
- 1 Prise Salz

Zubereitung

1. Alles außer der Schokolade miteinander verrühren.

2. Dann die Schokostückchen vorsichtig unterheben.

3. Formen Sie per Hand oder mit einem Eisportionierer (so mache ich es!) Kugeln aus dem Teig, geben Sie diese auf ein mit Backpapier ausgelegtes Blech und drücken die Teigkugeln per Hand flach. Die Kekse dürfen ruhig rustikal aussehen!

4. Bei 180 Grad für ca. 12 Minuten backen – und fertig!

Diese unglaublichen Cookies wollte ich unbedingt in mein Buch integrieren, denn sie sollen zeigen, wie schnell man eine absolut cleane und hochwertige Köstlichkeit zaubern kann. Und zwar mit wenigen Zutaten und Handgriffen. Also wenn Sie das nächste Mal im Supermarkt vor dem Süßigkeitenregal stehen, überlegen Sie doch mal, ob Sie nicht zu Hause etwas selbst kreieren. Selbst gemacht ist immer besser als gekauft!

Fangen Sie an, Ihre eigenen Produkte zu genießen – denn es ist allemal besser, zu genießen und zu bereuen, als zu bereuen, dass man nie genossen hat!

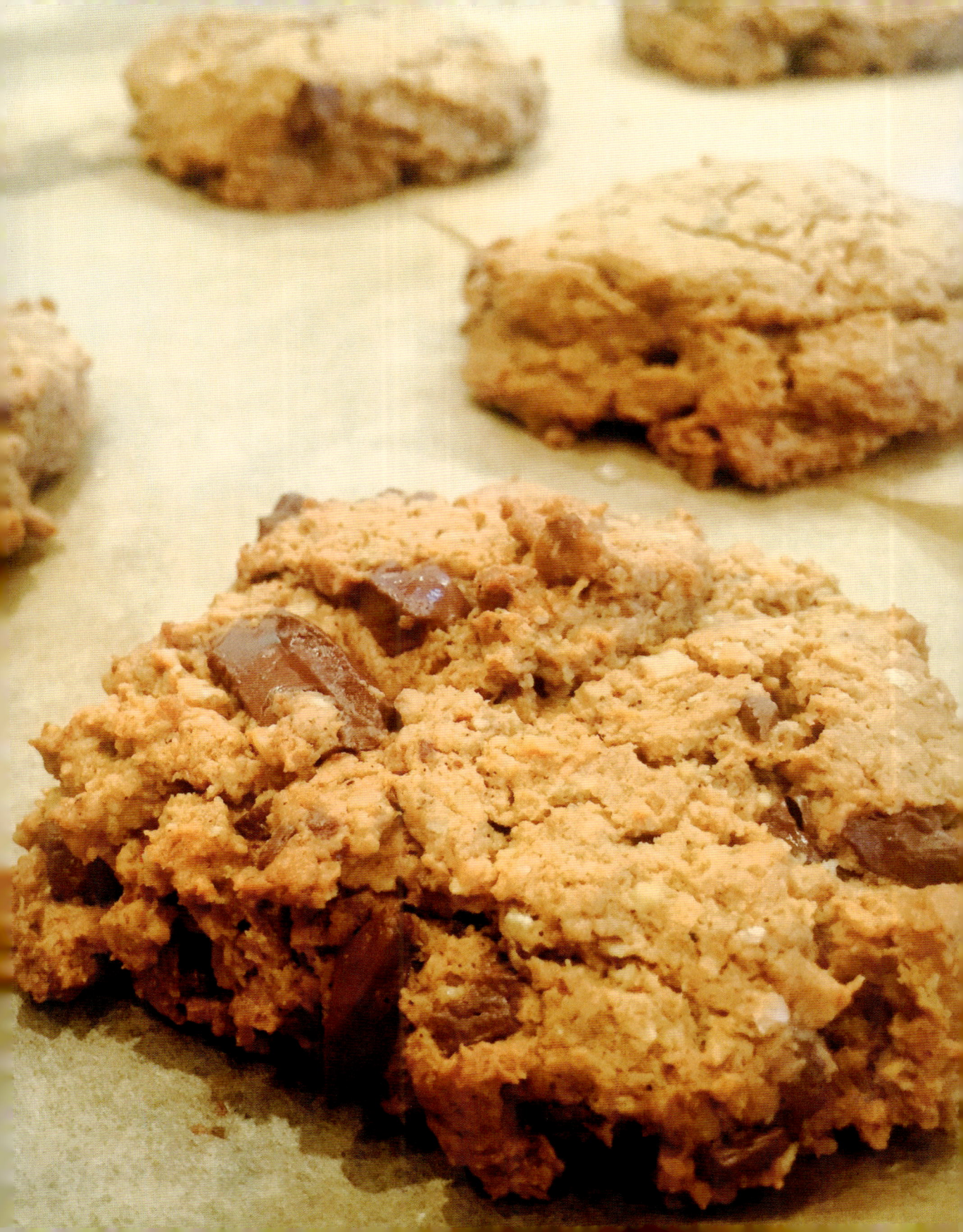

HIRSEAUFSTRICH

Zutaten für eine mittlere Schale

- 100 g Butter, weich
- 60 g Hirse, gekocht und abgekühlt
- 3 EL Tomatenmark
- 1 kleine Zwiebel
- 1 Knoblauchzehe
- 1 kleiner Bund Petersilie
- 1–2 Chilischoten (optional)
- Himalaja-Salz

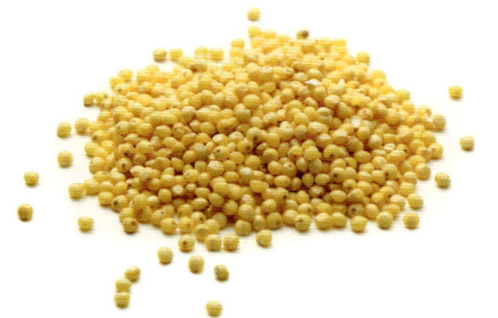

Zubereitung

1. Die Hirse mit etwas Salz al dente kochen, abgießen und beiseitestellen.

2. Butter mit dem Tomatenmark mischen, dazu eignet sich am besten eine Gabel. Die Zwiebel sehr fein würfeln, die Knoblauchzehe sehr fein reiben und beides zur Buttermischung geben.

3. Die Petersilie hacken und ebenfalls einrühren.

4. Zum Schluss die abgekühlte Hirse einrühren, bis alles schön homogen ist.

5. Mit Salz und Chili abschmecken und servieren!

Hirse, das lange vergessene Getreide! Dabei ist es ein kleines »Schönheitswunder«. Es ist sehr reich an Silizium, Eisen und Magnesium und wirkt daher besonders positiv auf Haut, Haare und Nägel. Die Extraportion Eisen fördert zudem die Blutbildung.

Ich habe die Hirse hier zu einem wirklich köstlichen Aufstrich verarbeitet, der leicht und schnell zubereitet ist. Er schmeckt besonders gut zu frischem Brot oder zu Pell- oder Ofenkartoffeln, ist aber auch ein perfekter Partner zu rohem Gemüse wie Karotten oder Gurken.

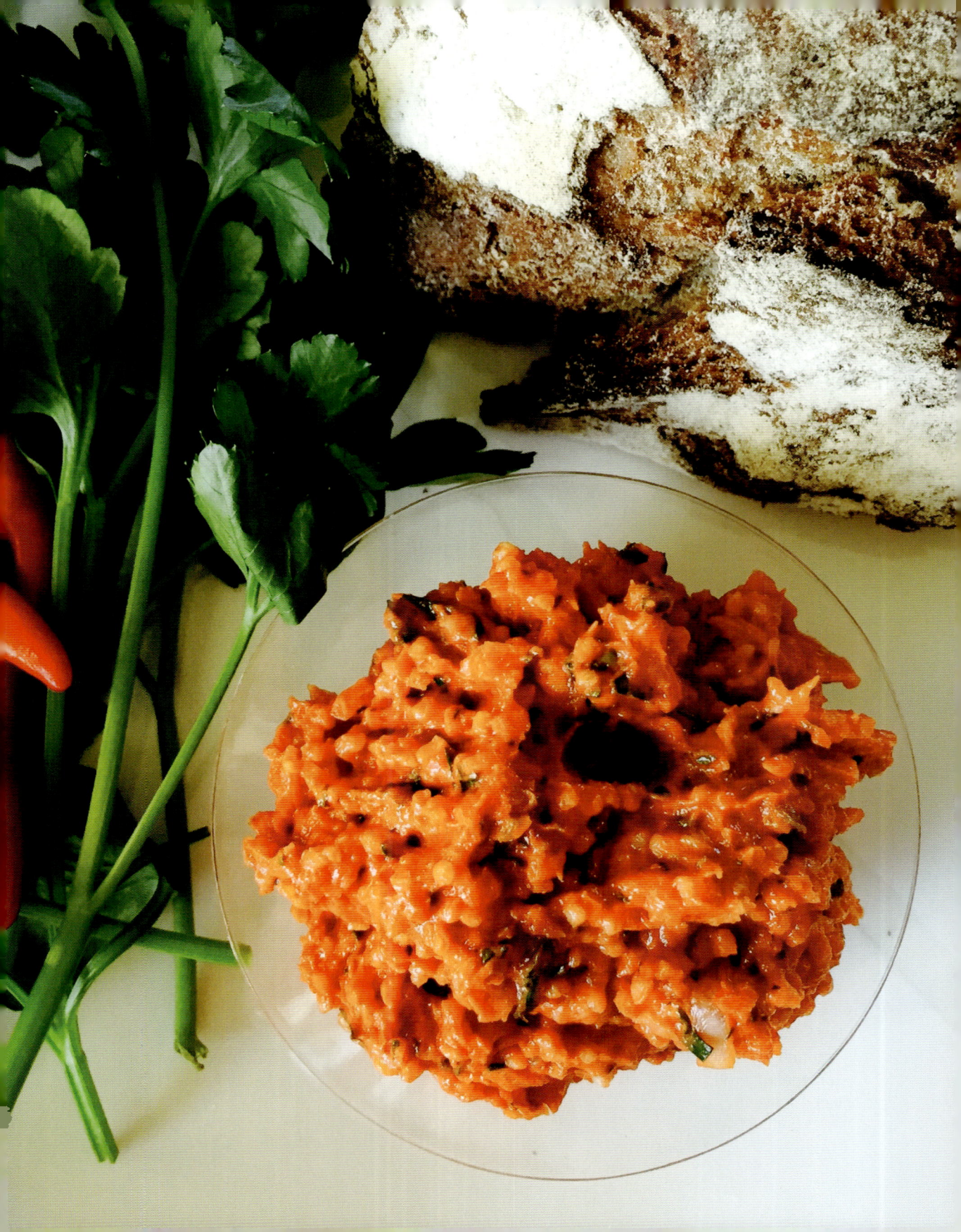

NO BAKE POWER BARS

Zutaten für ca. 20 Stück

- 1 1/2 Tassen zarte Haferflocken
- 1 Tasse Datteln, entsteint, für 10 Minuten in warmem Wasser eingeweicht
- 1 Tasse Mandeln
- 2 EL Honig
- 2 EL Mandelmus
- 2 EL Erdnussbutter
- 1 TL gemahlene Vanille
- 1/2 TL Himalaja-Salz
- 1 EL Chiasamen

Zubereitung

1. Ofen auf 200 Grad vorheizen. Mandeln und Haferflocken in separaten Gefäßen für ca. 10–13 Minuten im Ofen rösten. Immer mal wieder wenden.

2. Die abgegossenen Datteln im Mixer oder in der Küchenmaschine zu Brei zerkleinern. Zusammen mit dem Salz, den Chiasamen und der Vanille in eine separate Schüssel geben.

3. Honig, Erdnussbutter und Mandelmus in einem kleinen Topf auf mittlerer Flamme erwärmen und gut miteinander verrühren.

4. Die Mandeln grob hacken. Nun Mandeln, die noch warmen Haferflocken und das Nussmus-Honig-Gemisch mit in die große Schüssel geben und alles gut miteinander verrühren.

5. Eine flache Form (ca. 20 x 30 cm) mit Backpapier auskleiden und die Masse hineinfüllen.

6. Schön gleichmäßig flach drücken – das geht am besten mit nassen Händen!

7. Nun mindestens eine Stunde im Kühlschrank setzen lassen. Dann herausnehmen und in Riegel schneiden. Im Kühlschrank lagern. Yumm!

Wenn man viel unterwegs ist, keine Zeit zum ausgiebigen Frühstück hat oder den Kindern mal etwas anderes mit in die Schule geben möchte, sind diese Babys hier perfekt. Sie stecken voller Power-Zutaten, die den Körper sowohl nähren als ihm auch guttun. Man kann sie also ohne Schuldgefühle genießen. Vor allem aber haben Sie sie selbst hergestellt – Sie wissen also, was drin ist. Meiden Sie jegliche Fertignahrung, Ihr Körper wird es Ihnen danken!

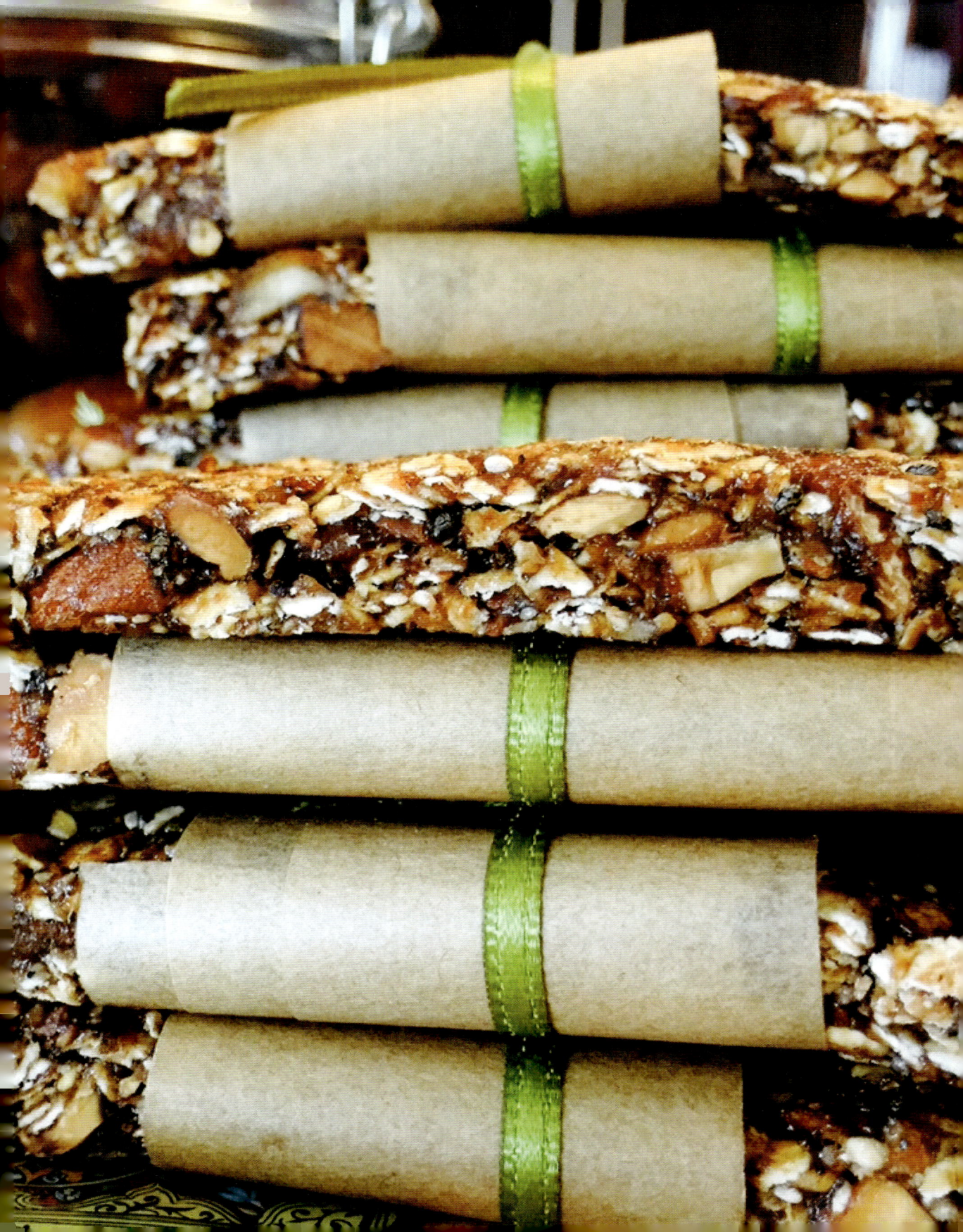

PIKANTE BUCHWEIZEN-MUFFINS

Zutaten für 12 Muffins oder eine Kastenform

- 2 Eier
- 150 g Buchweizenmehl
- 4 EL Pfeilwurzelmehl (es ist optional, aber es gibt glutenfreien Rezepten mehr Bindung)
- 1 TL Natron
- 1–2 TL Himalaja-Salz
- Saft von 1/2 Zitrone
- 2 Zwiebeln
- 1–2 EL Ahornsirup
- 2 kleinere Äpfel, in kleine Stückchen geschnitten – NICHT reiben!
- 2 EL Rosmarin, gehackt
- 1 EL Thymian, gehackt
- 100 g Parmesan, gerieben

Zubereitung

1. Ofen auf 175 Grad vorheizen. Die beiden Mehlsorten mit dem Natron mischen.

2. Zwiebeln in kleine Würfel schneiden, mit Salz und Ahornsirup in einer Pfanne schön karamellisieren lassen. Beiseitestellen.

3. Nun die Eier schaumig rühren. Nach und nach das Mehl mit 3 EL Wasser und dem Zitronensaft dazurühren. Dann vorsichtig die Äpfel, Kräuter und den Käse unterheben, bis sich alles schön verbunden hat. Zuletzt die Zwiebeln dazugeben.

4. Abschmecken. Eventuell durch mehr Salz oder etwas Chili ergänzen.

5. Vorsichtig in die Muffinförmchen löffeln und 20 Minuten backen, bis sie schön goldbraun und appetitlich aussehen. Noch warm oder kalt servieren!

Diese glutenfreien Muffins sind der perfekte Brotersatz für einen gemütlichen Käseabend, sie sind aber auch pur oder als Lunch-Ersatz super lecker. Man kann aus dem Teig auch ein Brot machen, wenn man ihn in einer Kastenform backt. Die süßen Äpfel und die karamellisierten Zwiebeln sind köstliche Begleiter zum herzhaften Parmesan. Probieren Sie ruhig auch mal andere Käsesorten darin aus!

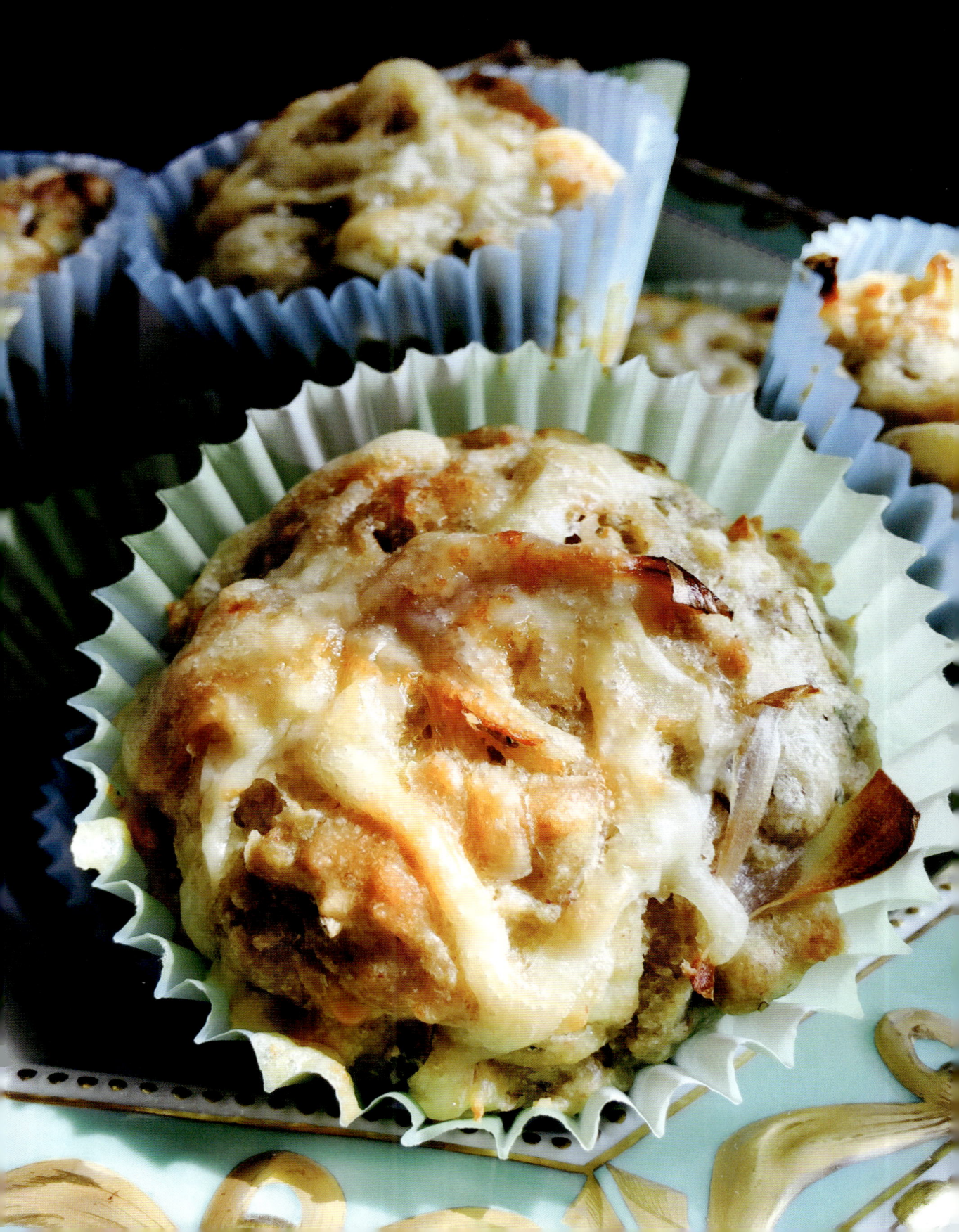

SCHNELLSTES BROT DER WELT

Zutaten für 1 kleines Brot

- 300 g Dinkelmehl
- 100 g Vollkornweizenmehl (bitte immer im Bio-Supermarkt frisch mahlen lassen)
- 50 g Buchweizen (oder Leinsamen)
- 1 EL Natron
- 1 TL Himalaja-Salz
- 1 Prise Kümmel
- 1 Ei
- 300 ml Buttermilch

Zubereitung

1. Den Ofen auf 180 Grad vorheizen. Nun alle trockenen Zutaten miteinander vermischen.

2. Buttermilch mit dem Ei verquirlen und über die Mehlmischung geben. Die Zutaten am besten mit einer Gabel verrühren.

3. Wenn sich alles verbunden hat und der Teig trockener wird, mit den Händen einen Kloß formen und auf ein mit Papier ausgelegtes Backblech setzen.

4. Den Kloß etwas eindrücken und mit einem scharfen Messer ein Kreuz einritzen.

5. 45 Minuten goldbraun backen und genießen. Passt super zu meinen Aufstrichen!

Ein frisches und selbst gebackenes Brot darf in meinem Buch nicht fehlen! Sie werden sich wundern, wie einfach das geht – auch ohne Hefe und Sauerteig! Es hält sich einige Tage frisch – wenn überhaupt so lange etwas übrig bleibt! –, und es schmeckt auch getoastet wunderbar.

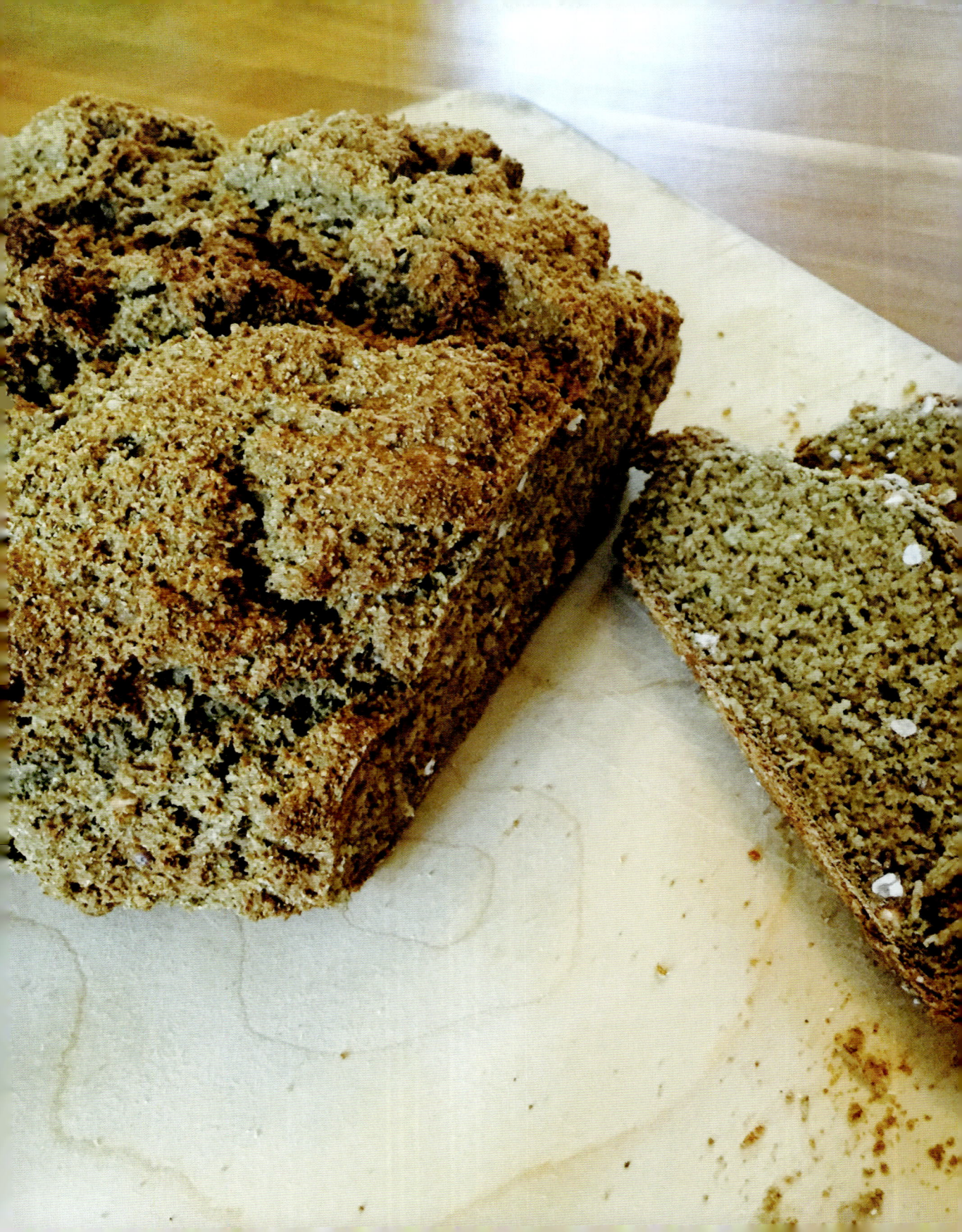

SUPERFOOD-BÄLLCHEN FÜR REISE, BÜRO – ODER BEI PMS!

Für ca. 20 Kugeln in Walnussgröße:

- 100 g Haselnüsse (wer mag, röstet sie vorher)
- 100 g Kokosflocken
- 100 g Datteln, entsteint
- 50 g Rohkakao
- 1 EL Kokosöl
- Miniprise Meersalz (bringt den Schokoladengeschmack mehr hervor)
- 1–3 EL Mandelmilch

Zubereitung

1. Wenn Sie eine Küchenmaschine haben, zerkleinern Sie bitte zuerst die Nüsse. Dann können Sie den Rest der Zutaten einfach dazugeben und die Maschine so lange laufen lassen, bis sich alles verbunden hat.

2. Wenn Sie einen Blender/Mixer benutzen, fangen Sie bitte ebenfalls mit den Nüssen an und geben Sie dann die restlichen Zutaten nach und nach dazu. Hin und wieder mit einem Spatel die Gefäßwände abkratzen, damit sich auch hier alles schön verbindet.

3. Sie sollten nun eine herrlich duftende Masse hergestellt haben. Diese zu walnussgroßen Kugeln formen und zum Ruhen 30 Minuten in den Kühlschrank stellen.

4. Dort sind die Kugeln zwei Wochen haltbar – wenn Sie bis dahin nicht längst weggefuttert sind ...

Da ich viel unterwegs bin, suche ich immer nach einem gesunden Snack für zwischendurch. Bisher leider an den meisten Flughäfen und Bahnhöfen Fehlanzeige! In den USA habe ich dann diese tollen Superfood-Kugeln entdeckt und musste sie sofort nachmachen! Sie sind mit einer guten Küchenmaschine (ich benutze den Magimix) in Windeseile zubereitet, und man kann die kleinen Zauberkugeln super überallhin mitnehmen.

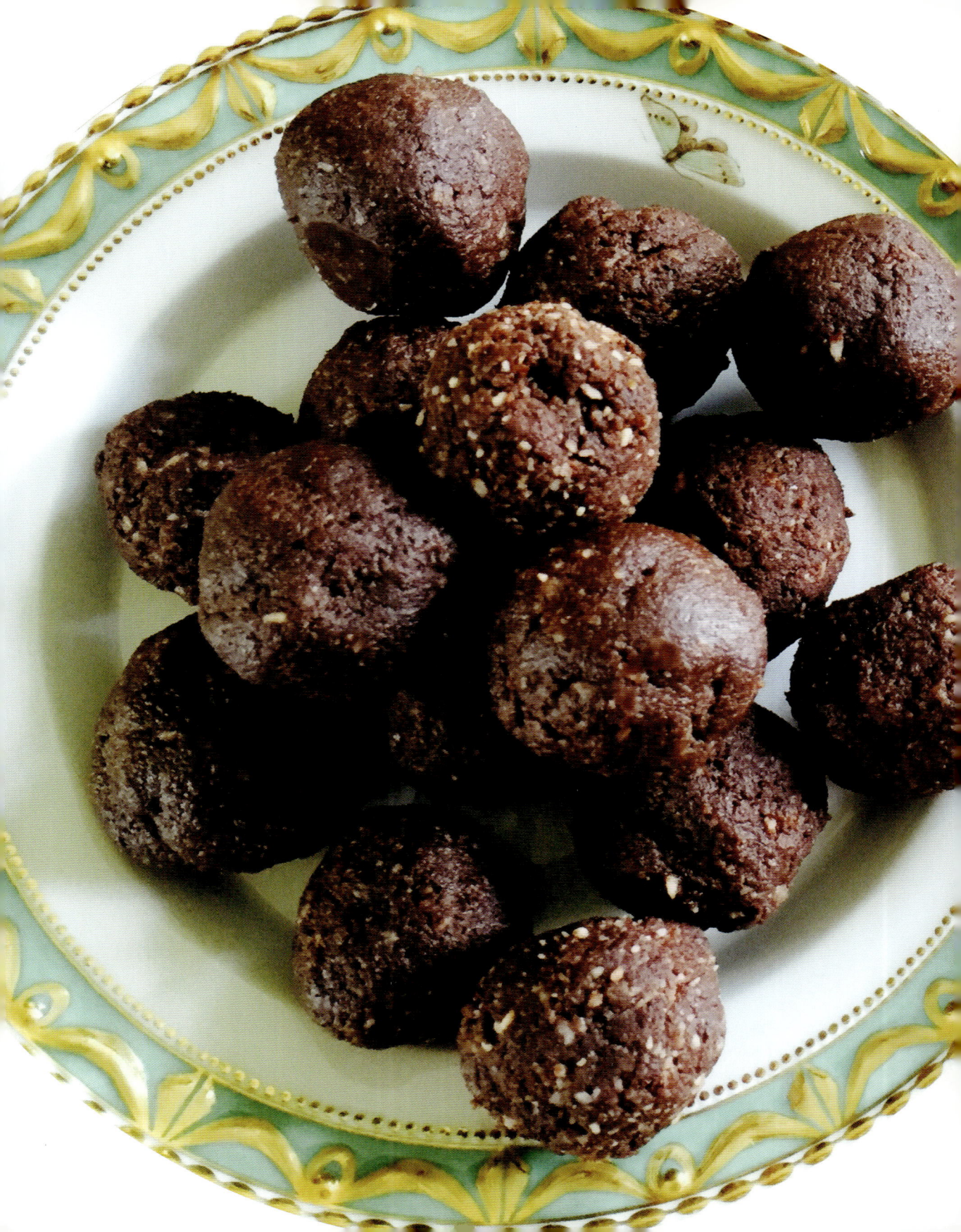

ZIEGENFRISCHKÄSE-KÜRBISKERN-CREME

Zutaten für eine mittelgroße Schale

- 250 g Ziegenfrischkäse
- 3 EL gehackte glatte Petersilie
- 1 Bund Schnittlauch
- 3 EL Kürbiskernöl
- 50 g geröstete, gehackte Kürbiskerne
- 1 TL Cayennepfeffer
- 1 TL Kümmel, gemahlen
- Himalaja-Salz

Zubereitung

1. Zuerst die Kürbiskerne rösten, bis sie goldbraun werden und anfangen zu springen. Zum Abkühlen beiseitestellen.

2. Den Ziegenkäse mit dem Öl, den Gewürzen und den Kräutern glatt rühren.

3. Nun die abgekühlten Kürbiskerne grob hacken und in die Creme geben. Bon appetit!

Diese herrliche Creme, die einfach perfekt zu einem frischen Brot und einem guten Wein passt, ist auch noch total gesund. Ich habe ganz bewusst Ziegenfrischkäse gewählt, da Ziegenmilch wesentlich leichter verdaulich ist, sie stärkt sogar unser Immunsystem, wirkt krebsvorbeugend und kräftigend.

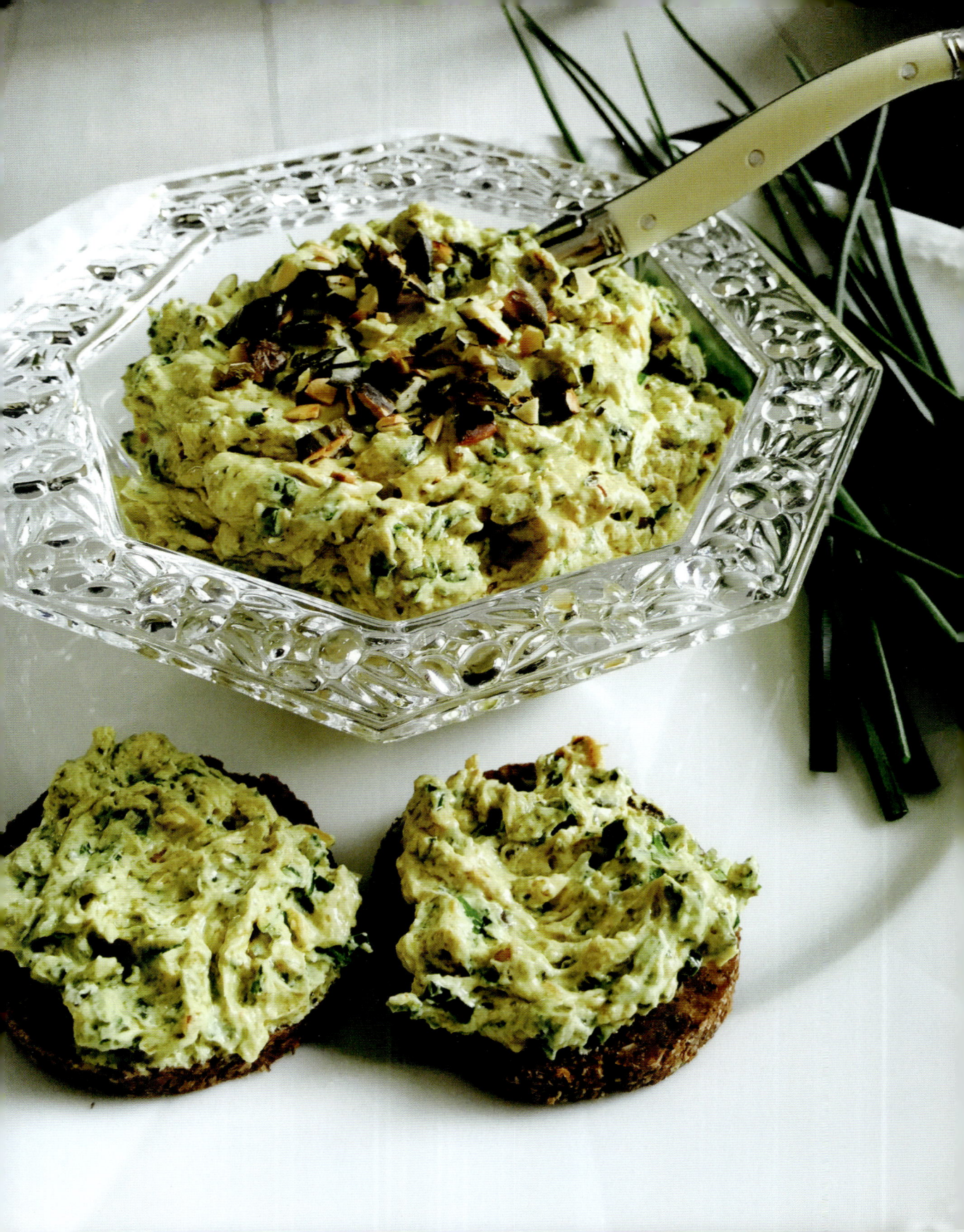

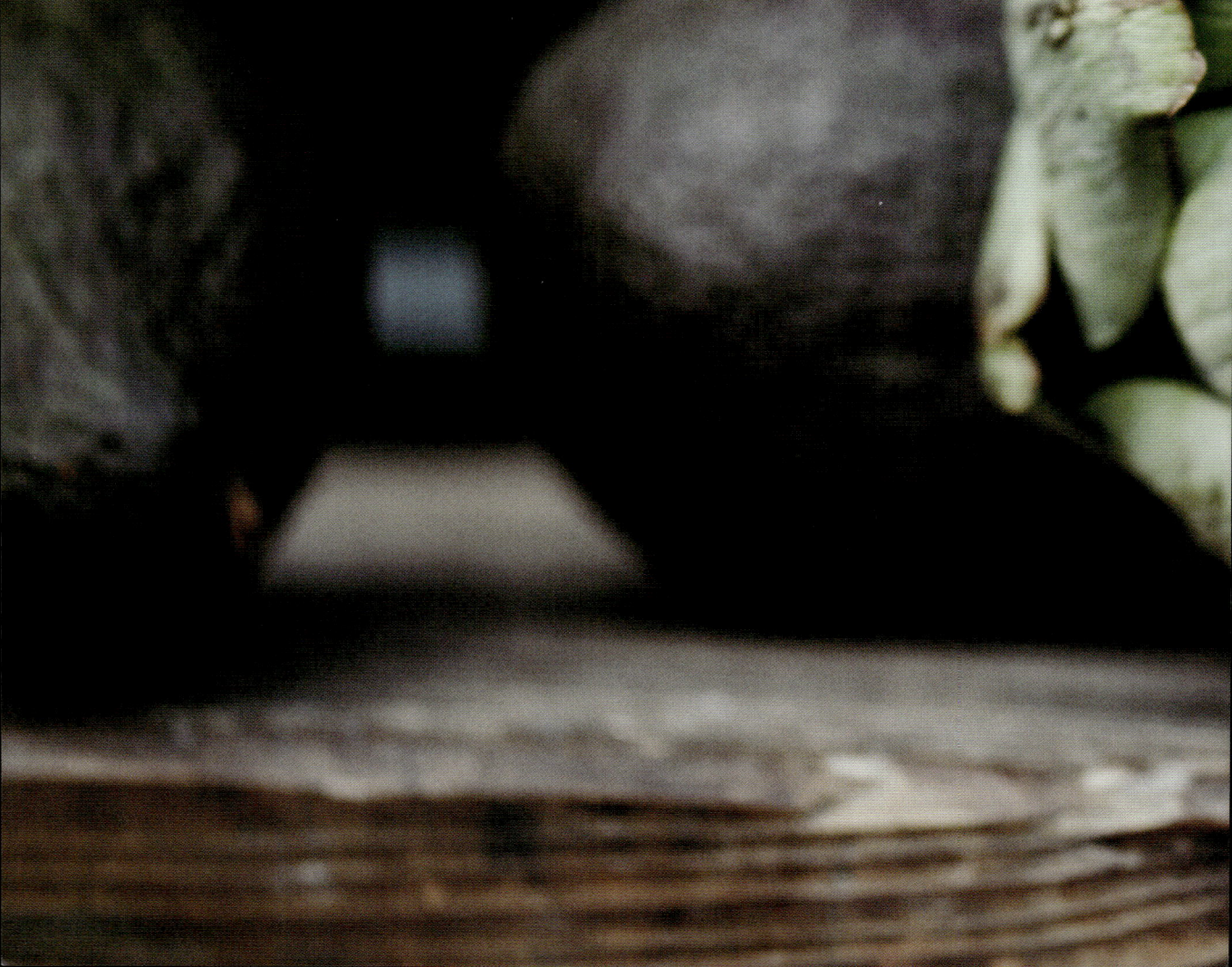

HAUPTGERICHTE

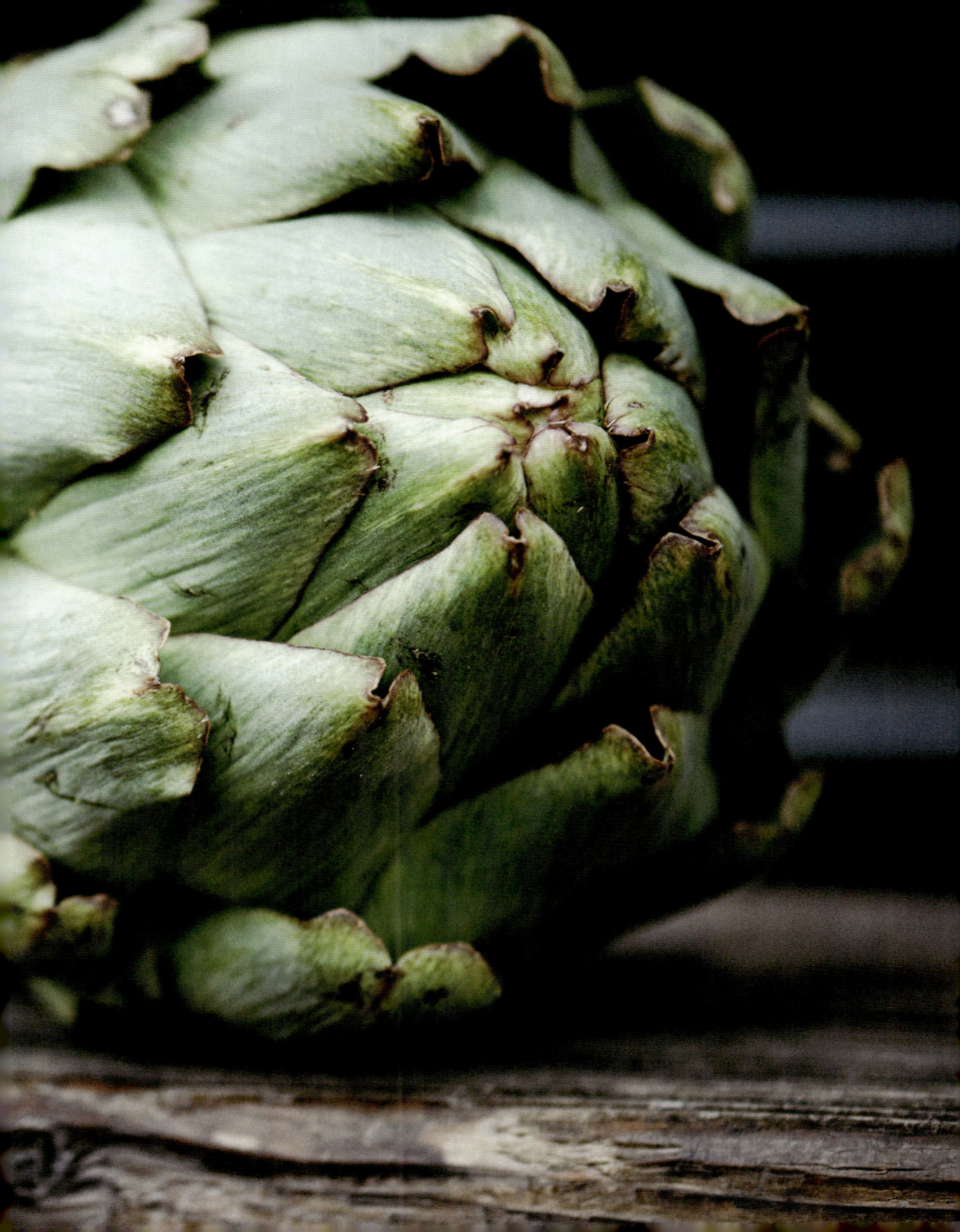

ASIAN SLOW CARB SALAD

Zutaten für 6 Portionen

- 150 g Reisnudeln
- 3 EL Olivenöl
- 800 g Tatar
- 4 TL 5-Gewürze-Pulver
- 3 Knoblauchzehen, gerieben
- 4 EL frisch geriebener Ingwer
- 3 TL Rohrohrzucker
- 2–3 Bund Frühlingszwiebeln (das Grün in Ringe geschnitten)
- Saft von 3 Limetten
- 4 EL Fischsauce
- Chili, getrocknet oder frisch
- 2 Bund Koriander
- 2 Bund Minze
- 2 Handvoll geröstete und dann gehackte Cashewnüsse
- Meersalz
- schwarzer Pfeffer

Zubereitung

1. Die Nudeln in eine große Schüssel geben, mit heißem Wasser übergießen und weich werden lassen. Wasser abgießen und die Nudeln zurück in die Schüssel geben.

2. Einen Wok oder eine große Pfanne erhitzen. Knoblauch und Ingwer im Öl kurz anbraten. Tatar dazugeben und knusprig braun braten. Dabei ständig rühren, bis das Hackfleisch krümelig zerfällt. Das 5-Gewürze-Pulver darübergeben, dann den Zucker hinzufügen und noch weitere 4 Minuten weiterbraten. Rühren nicht vergessen!

3. Das fertige Hack unter die Nudeln mischen. Nun Frühlingszwiebeln, Limettensaft, Fischsauce, Chili, Koriander, Minze und die gerösteten Cashews dazugeben und alles gründlich mischen.

4. Jetzt kann abgeschmeckt werden. Der Salat sollte nicht zu trocken sein, und der Geschmack des Limettensafts darf deutlich herauskommen. Eventuell nachwürzen.

Diesen Salat müssen Sie einfach ausprobieren! Er ist so pikant und frisch, dass man glatt süchtig danach werden könnte. Ich verwende dafür ausschließlich mageres Tatar – am besten vom Metzger Ihres Vertrauens frisch zubereiten lassen. Und natürlich Reisnudeln. Reis enthält beinahe kein Fett, dafür aber viele komplexe Kohlenhydrate. Das sind die, für deren Verarbeitung der Körper Zeit braucht und die darum lange satt machen. Zudem enthalten Reisnudeln kein Gluten, was ebenso das Abnehmen begünstigen soll. Abends zubereitet, ist er der perfekte Lunch im Büro an Tagen, wo man nicht rauskommt – aber lassen Sie sich von den Kollegen nicht alles wegfuttern!

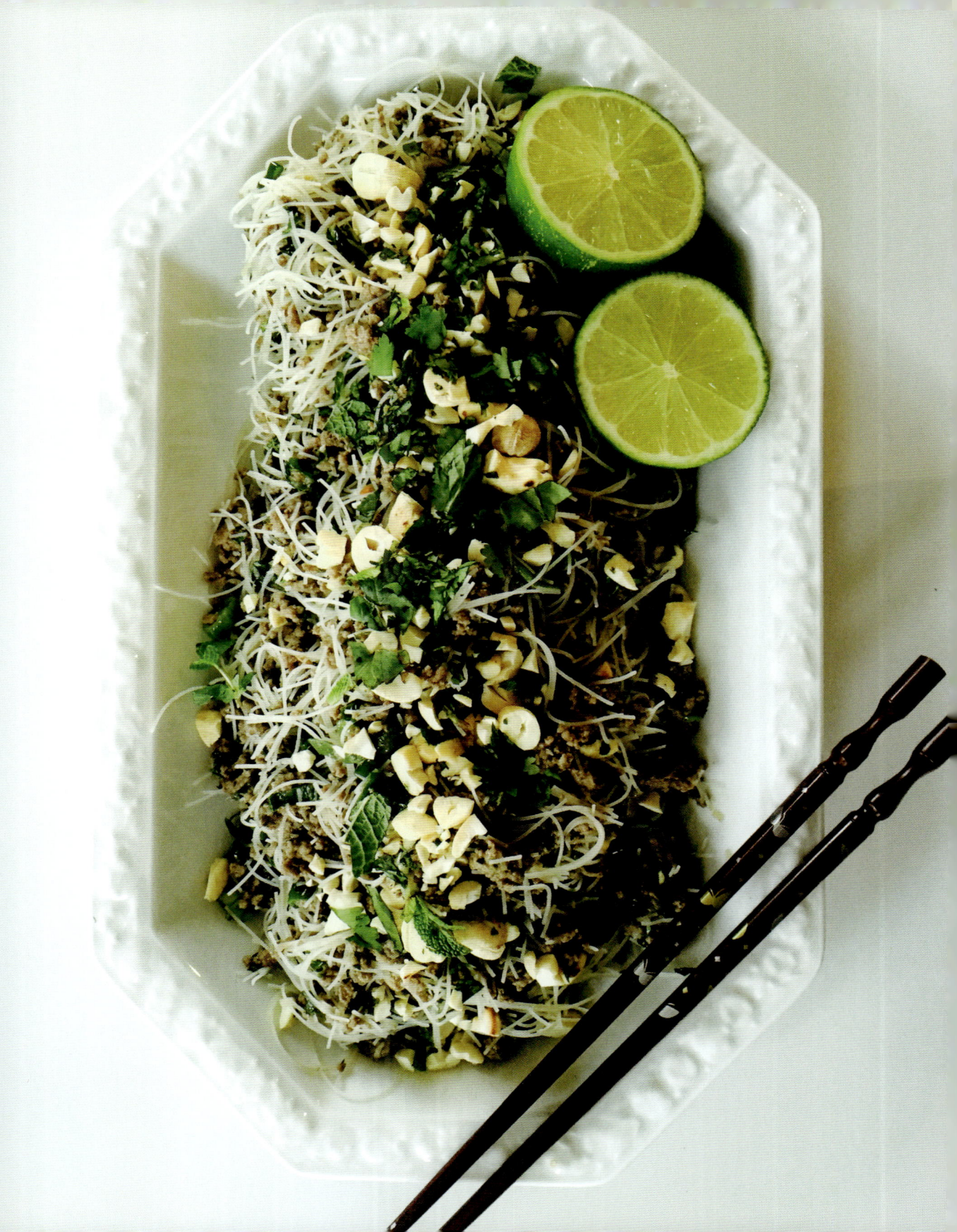

HIMMLISCHES AVOCADO-BASILIKUM-PESTO

Zutaten für 500 g Pasta:

- 1 reife Avocado
- Blätter von 1 Basilikum-Töpfchen
- Saft von 1 Zitrone
- 1 Knoblauchzehe
- 1 Chilischote, getrocknet (optional)
- Himalaja-Salz
- 2–3 EL Pinienkerne, geröstet
- 1 Handvoll Parmesan oder Ziegenhartkäse, fein gerieben
- 3 EL (Nudel-)Wasser

Zubereitung

1. Zuerst die Pinienkerne kurz anrösten. Achtung: brennen sehr schnell an! Dann zum Kühlen beiseitestellen.

2. Nun Avocado, Basilikumblätter, Knoblauch und Zitronensaft in der Küchenmaschine (oder mit einem Zauberstab) kurz zerkleinern.

3. Pinienkerne und Wasser dazugeben, weitermixen, bis die Konsistenz schön gleichmäßig ist.

4. In eine Schüssel geben und mit Salz und der Chilischote abschmecken. Sollte das Pesto zu trocken sein (jede Avocado ist anders), einfach mehr Zitronensaft oder Wasser dazugeben. Zuletzt noch den fein geriebenen Käse einrühren.

5. Sofort servieren oder im Vorratsglas kühl aufbewahren. Hält sich im Kühlschrank weitere drei Tage – falls überhaupt etwas übrig bleibt!

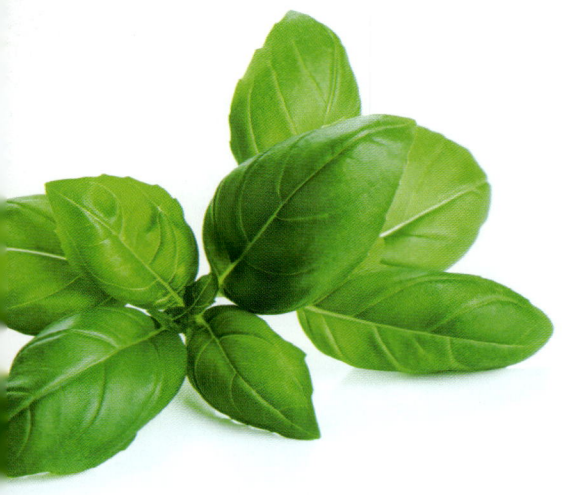

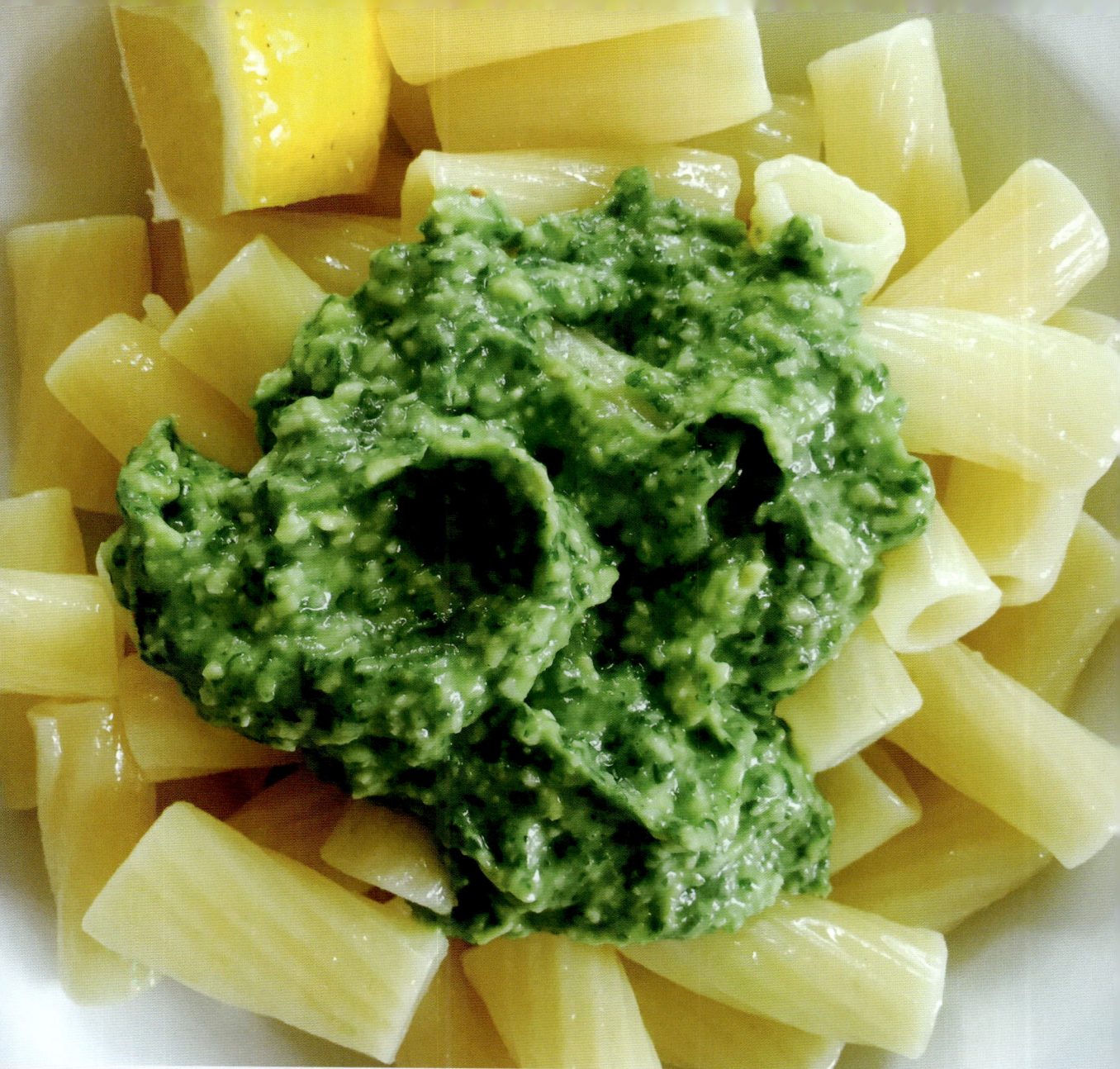

Ich liebe frisches Pesto einfach! Aber in den meisten Restaurants ist es mir immer zu ölig. Ich mag es überhaupt nicht, wenn die Nudeln in Öl schwimmen. Das folgende Rezept ist im Grunde aus der Not heraus entstanden: Als ich mit meiner Familie einmal in unserem Jagdhaus war, hatten wir alle ganz furchtbar Appetit auf frisches Pesto. Nun war nur noch länger abgelaufenes Olivenöl im Haus – typisch Ferienhaus eben. Aber ich hatte frische Avocados eingekauft! So probierte ich mein Glück, und alle waren begeistert. Seitdem machen wir unser Pesto immer so. Es eignet sich übrigens auch als perfekte Nudelsalatsauce: einfach über kalte Pasta geben, ein paar Kirschtomaten und gehobelten Parmesan oder Ziegenhartkäse unterheben – fertig!

IMPRESSIVE SALMON

Zutaten für 4 Portionen

- 1 Lachsseite, am besten Wildlachs oder außerhalb der Saison gute Bio-Qualität, vom Händler gehäutet
- 2 EL Olivenöl
- Saft von 2 Limetten
- 2 Chilischoten
- 1 Knoblauchzehe
- 2–3 cm frischer Ingwer
- 3 EL dunkle Sojasauce
- 2 EL Reisessig
- 1 TL Kreuzkümmel

Zubereitung Lachs

1. Den Lachs waschen und gegebenenfalls von Gräten befreien. In Portionen teilen und auf ein Blech oder in eine große Auflaufform setzen. Für die Marinade einfach alle Zutaten in einen Mixer geben und zu einer sämigen Sauce verarbeiten. Nun den küchenfertigen Lachs damit von allen Seiten bestreichen. Abdecken und mindestens 2 Stunden im Kühlschrank marinieren lassen.

2. Danach in der Marinade für ca. 10 Minuten bei 100 Grad und 100 Prozent Feuchtigkeit im Dampfgarer dämpfen. Wenn Sie keinen Dampfgarer haben, bei 150 Grad Umluft für 15 Minuten im Ofen garen.

Geben Sie's zu – wenn Freunde kommen, will man ja immer ein kleines bisschen mit seinen Kochkünsten brillieren, oder? Niemand möchte volle Teller in die Küche zurücktragen. Aber man will auch einen entspannten Abend haben. Also muss ein Gericht her, was einerseits raffiniert ist, aber zugleich so was von im Schlaf zuzubereiten ist, dass man sich ganz auf seine Gastgeberrolle konzentrieren kann. Ich kenne diese Situationen, denn ich habe oft und viele Gäste zu bewirten, und ich liebe es, wenn man sieht, dass es ihnen schmeckt. Hier ist meine Geheimwaffe:

Impressive Salmon ist mein Name für eine marinierte Lachsseite mit einem himmlisch scharfen Gurken-Weißkohlsalat. Das Gericht ist für einen schönen Lunch oder ein Dinner im Kreise von lieben Freunden gedacht, wirkt durch Chili und Koriander anregend; der Lachs liefert viele Omega-3-Fettsäuren, aber auch Vitamine wie B6 und B12, Niacin und Pantothensäure. Die Ahs und Ohs am Tisch sind vorprogrammiert. Probieren Sie es aus!

Zutaten für den Salat:

- 2 große Salatgurken
- ½ Weißkohl
- ½ Bund Frühlingszwiebeln, in feine Röllchen geschnitten
- 4 EL Reisessig
- 2 Chilischoten, in feine Röllchen geschnitten inkl. Kerne
- 3 EL Sesamöl
- 1 Schuss Agavendicksaft
- 1 Bund Koriander (optional – der Salat schmeckt auch ohne sehr gut)
- 3 EL Sesam
- 4 EL Erdnüsse (wenn möglich ungesalzen)
- Himalaja-Salz

Zubereitung des Salats

1. Heizen Sie den Ofen auf 180 Grad vor. Füllen Sie die Nüsse und den Sesam in ein kleineres ofenfestes Gefäß – rösten Sie die Kerne für ca. 15 Minuten goldbraun. Herausnehmen und zum Abkühlen beiseitestellen.

2. Schälen Sie die Gurken, halbieren Sie sie und schaben Sie mithilfe eines kleinen Löffels die Kerne heraus. Nun in gleichmäßige, etwas dickere Scheiben schneiden. Je sorgsamer Sie sind, desto besser schaut es nachher auf dem Teller aus!

3. Nun den halben Weißkohlkopf in möglichst dünne Streifen schneiden – hier gilt, je dünner, desto edler das Endergebnis. Beides in eine große Schüssel geben.

4. Reisessig, Öl, Agavendicksaft, Chilis und Koriander dazugeben und alles vermischen. Kräftig mit Salz abschmecken (Kohl und Gurke ziehen sehr viel Wasser, sodass man mehr Salz brauchen wird als sonst).

5. Zuletzt die Erdnüsse hacken und mit dem Sesam über den Salat geben.

6. Bis zum Verzehr kühl stellen und vor dem Servieren nochmals probieren, ob der Salzgehalt noch stimmt. Sie können auch mit einem guten Schuss Sojasauce nachwürzen. Der Salat sollte zudem eine merkbare Schärfe haben – das ergänzt sich nachher sehr gut mit dem cremigen Lachs. Mit einer halben Limette pro Teller servieren.

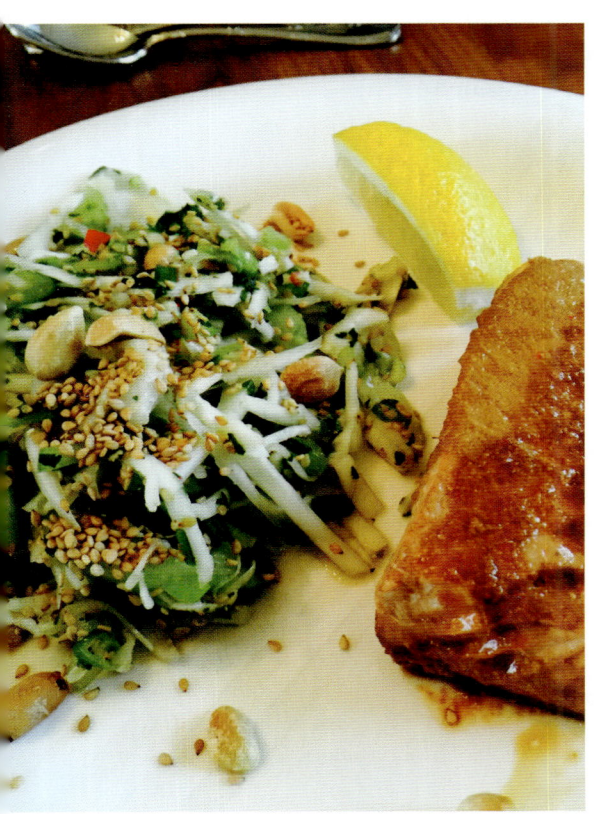

LIBANESISCHER FREEKEH-SALAT

Zutaten für 4 Portionen

- 1 Tasse Freekeh
- 1/2 Tasse Pistazien oder Mandeln
- 3 cm frischer Ingwer, gerieben
- Saft von 1–2 Zitronen
- 1 1/2 TL Zitronenzesten
- 1–2 EL Olivenöl
- 1/2 Tasse Rosinen
- 1–2 Handvoll Babyspinat, grob gehackt
- Salz
- 1–2 Chilischoten
- Minze, Koriander und Petersilie, grob gehackt
- 1 Handvoll Frühlingszwiebeln, in Röllchen geschnitten
- 1/2 TL Honig
- etwas Zimt (optional)

Zubereitung

1. Das Freekeh in ein Sieb geben und abwaschen. Mit der doppelten Wassermenge ca. 12 Minuten kochen. Es sollte al dente sein.

2. In der Zwischenzeit den Ofen auf 200 Grad erhitzen und die Nüsse 8 Minuten darin rösten. Danach erkalten lassen und grob hacken.

3. Die Kräuter hacken und in eine Schüssel geben. Babyspinat, Zwiebeln, Ingwer und Rosinen dazumischen.

4. Nun das Freekeh abseihen und am besten auf einem Backblech oder großen Teller abkühlen lassen. Geben Sie es erst zu den restlichen Zutaten, wenn es wirklich kalt ist, sonst fällt der Spinat zusammen!

5. Wenn alles vermischt ist, Olivenöl, Zitronensaft und Zesten dazugeben. Mit Salz und Chilischoten abschmecken. Am Schluss die grob gehackten Nüsse und – wer mag – eine Prise Zimt unterrühren.

Freekeh (gesprochen »Friiekee«) müssen Sie sich merken! Ein neuer Star in der Körnergruppe. Freekeh ist jung und noch grün geernteter und dann gerösteter Weizen. Er enthält mehr Proteine und doppelt so viele Ballaststoffe wie Quinoa und ist damit ein richtiges »Superkorn«, denn es sättigt sehr lange und hält unseren Blutzuckerspiegel konstant. Der Geschmack ist nussig und leicht rauchig. Man bekommt es in gut sortierten Bioläden oder online.

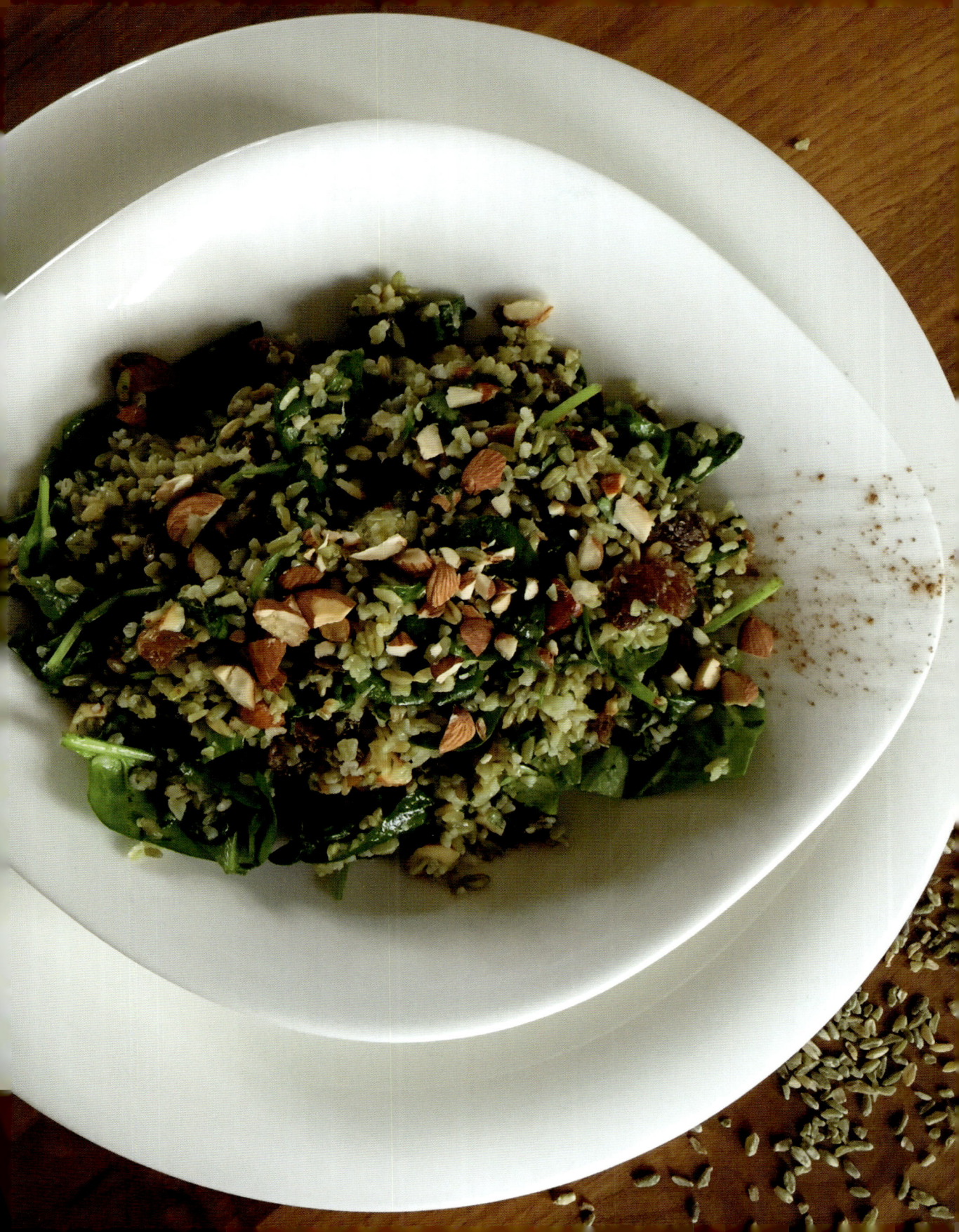

LINSENSALAT MIT ZIEGENKÄSE UND DATTELN

Zutaten für 6 Portionen

- 1 Tasse Linsen
- 50 g geröstete Mandeln, grob gehackt
- 2 Rispen Kirschtomaten
- das Grün von 4 Frühlingszwiebeln
- 1 rote Chilischote
- Saft von 1 Zitrone
- 5 normale Datteln, in kleine Stücke geschnitten
- 1/2 Ziegenrolle, in Stücke gezupft, plus noch mehr zur Deko (Feta geht auch prima)
- 70 g Rucola
- 2 EL Olivenöl
- Himalaja-Salz

Ein schneller Salat mit Raffinesse an herbstlichen Tagen. Linsen sind voller Magnesium und Zink, was sie zu kleinen Anit-Stress-Bomben macht. Das Zusammenspiel der Dattelsüße mit dem nussigen Aroma der Linsen und dem pikant cremigen Ziegenkäse gepaart mit dem pfeffrigen Senföl in den Rucolablättern macht das Ganze zu einem runden Geschmackserlebnis.

Zubereitung

1. Bringen Sie die Linsen mit reichlich Wasser bedeckt zum Kochen und lassen Sie sie köcheln, bis sie al dente sind. Abschrecken und beiseitestellen.

2. Olivenöl, Chili, Salz und Zitronensaft in einer großen Schüssel zu einem Dressing anrühren. Frühlingszwiebeln und Tomaten hineinschnippeln.

3. Nun die vollständig abgekühlten Linsen dazugeben und alles gut miteinander vermischen.

4. Gehackte Mandeln und Datteln unterheben und zuletzt den Ziegenkäse hinzufügen.

5. Damit er nicht zu schnell zusammenfällt, richten Sie den Rucola am Boden Ihrer Servierschüssel an und geben dann den Linsensalat darauf.

6. Dekorieren Sie noch ein paar Mandeln und einige Ziegenkäsestückchen darauf und erfreuen Sie Ihre hungrigen Gäste damit!

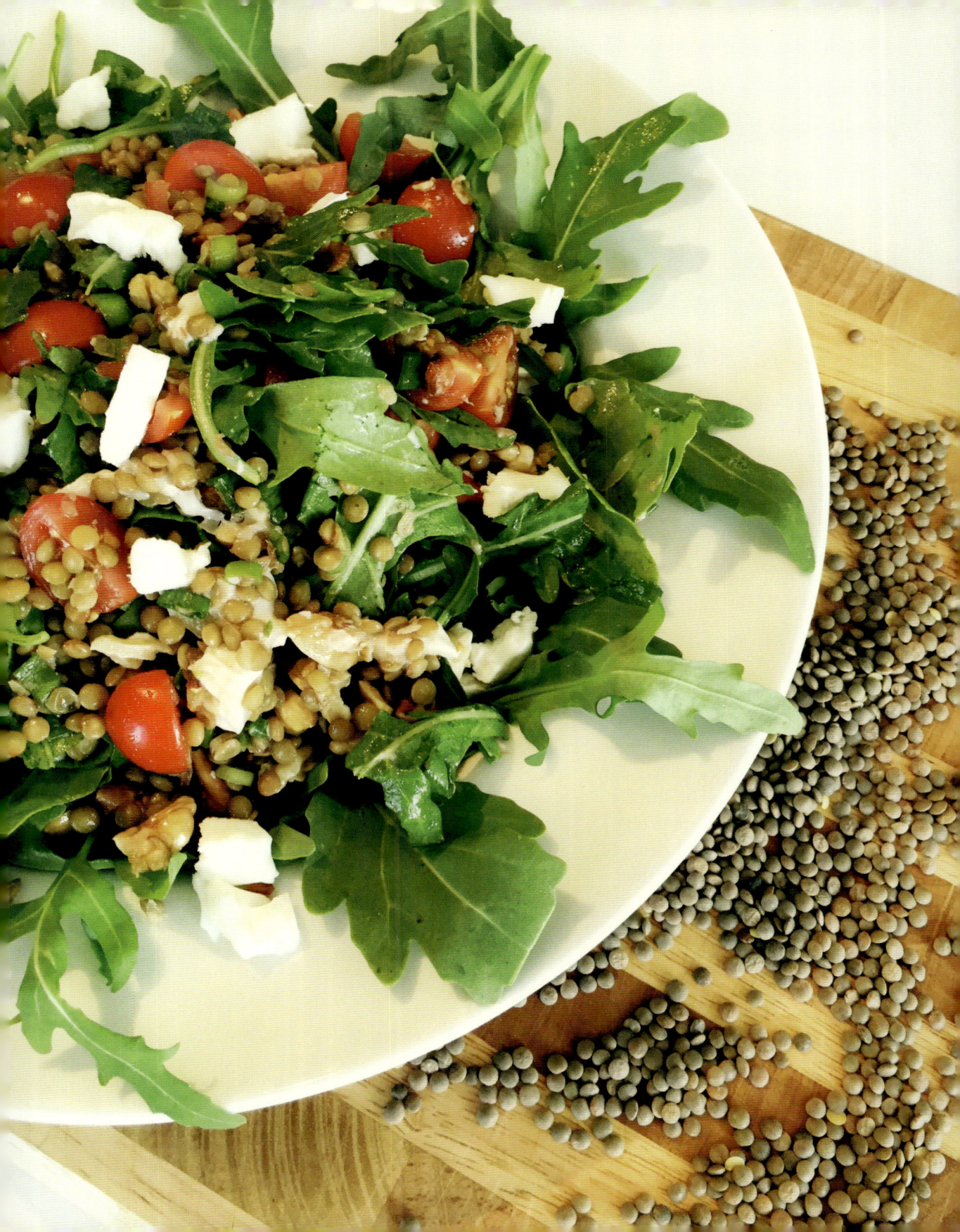

PASTA ARRABIATA ELNA-STYLE

Zutaten für 3-4 Portionen

- 500 g (Vollkorn-)Rigatoni
- 750 g Tomaten Passata
- 1 rote Zwiebel
- 2 Knoblauchzehen
- 1–2 Chilischoten, getrocknet
- 1 daumengroßes Stück Ingwer, fein gehackt
- Schale und Saft von einer Zitrone
- Salz
- 1 EL Olivenöl

Zubereitung

1. Die Pasta nach Packungsanweisung zubereiten.

2. Zwiebel fein würfeln, Knoblauch sehr fein hacken.

3. Den Ingwer schälen (geht mit einem Löffel sehr gut) und fein reiben oder hacken.

4. Öl in eine heiße Pfanne geben und die Zwiebelwürfel bei mittlerer Hitze glasig dünsten. Knoblauch kurz unterrühren, anschließend mit Passata ablöschen. Ingwer unterrühren und bei geringer Hitze 3 Minuten köcheln lassen. Zitronenzesten und Saft unter die Sauce heben und ca. 5 Minuten weiter garen lassen. Mit Salz abschmecken.

5. Spaghetti unter die Sauce geben und schnell mit Parmesan oder Ziegenhartkäse servieren – diese Pasta wartet auf niemanden!

Tipp 1

Diese leichte Sauce ist auch perfekt zum Abnehmen geeignet – dann die Hälfte der Nudeln durch Zucchini-Spaghetti ersetzen – diese sind einfach mit dem Spiralschneider herzustellen. Blanchieren Sie sie, indem Sie sie in den letzten 3 Minuten mit ins Nudelwasser geben.

Tipp 2

Kochen Sie die doppelte Menge und frieren Sie sie portionsweise ein – so hat man immer etwas davon griffbereit. Sie funktioniert übrigens auch als Marinara für Pizza!

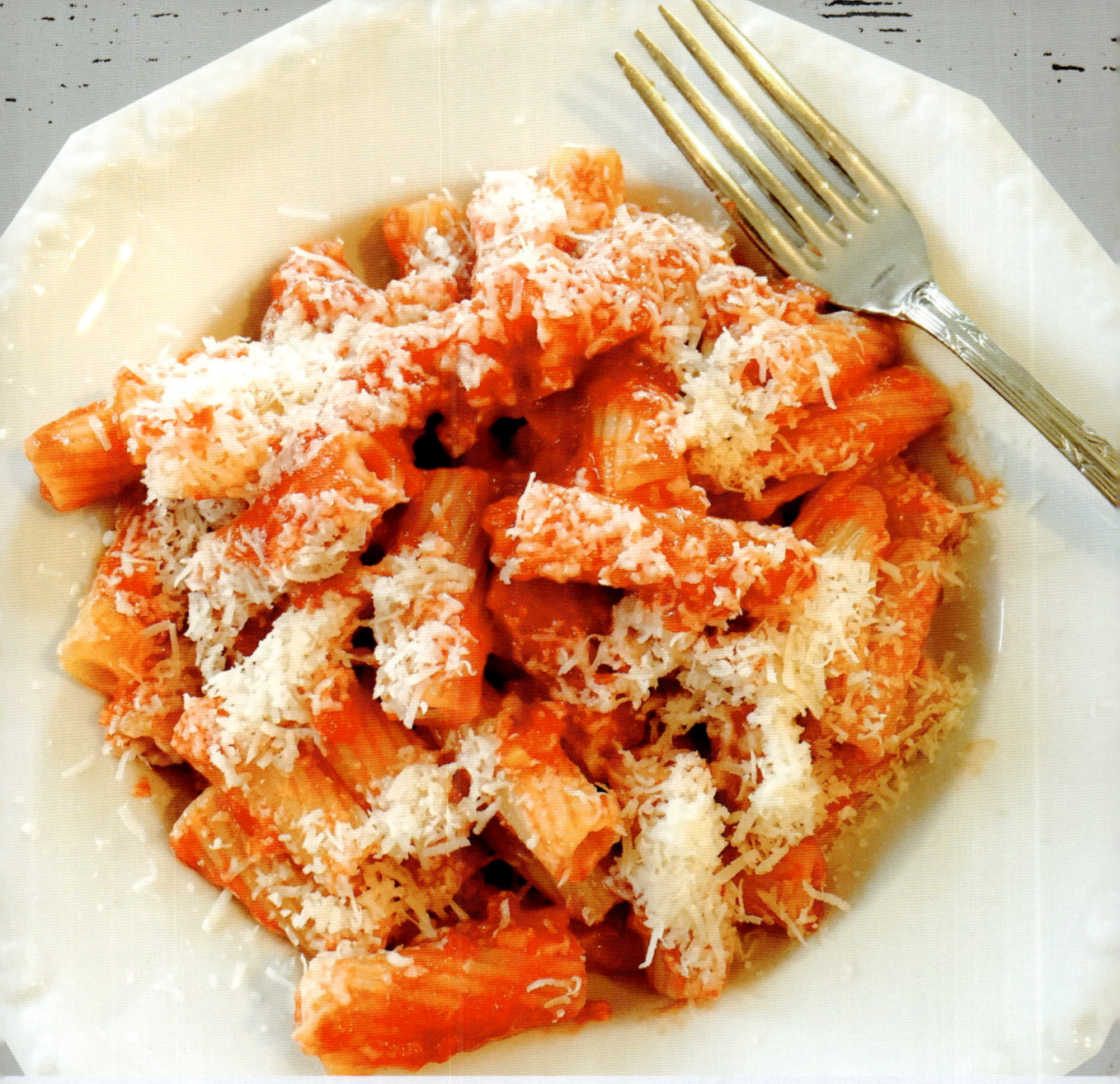

Sie ist mit wenigen Handgriffen gemacht und perfekt geeignet, wenn man sich schon etwas kränklich und abgeschlafft fühlt. Die Geheimwaffen sind hier Ingwer (vertreibt nachweislich Erkältungsviren), Chili (antioxidativ, entzündungshemmend), Knoblauch (schützt vor freien Radikalen) und Zitrone (Vitamin C).

Wahrscheinlich wären Sie nie darauf gekommen, Ingwer in Ihre Tomatensauce zu geben, aber ich rate Ihnen dringend dazu, es zu probieren – schmeckt raffiniert und einfach köstlich.

SALAT VOM GERÖSTETEN BLUMENKOHL

Zutaten für 4 Portionen

- 600 g Blumenkohl, in kleine Röschen zerteilt
- 5 EL Olivenöl
- 1 Stängel Staudensellerie (ca. 70 g), in dünne Stückchen geschnitten
- 30 g Haselnüsse
- 1 Bund Blattpetersilie, von den Stielen gezupft, grob gehackt
- 70 g Granatapfelkerne
- 1/2 TL Zimt, gemahlen
- 1/3 TL Piment, gemahlen
- 1 EL Sherryessig
- 2 TL Ahornsirup
- Salz
- schwarzer Pfeffer, frisch gemahlen

Zubereitung

1. Ofen auf 220 Grad vorheizen. Die Blumenkohlröschen mit 3 EL Olivenöl, ½ TL Salz und schwarzem Pfeffer vermischen. In einer feuerfesten Form ausbreiten und im Ofen für 25–35 Minuten rösten, bis sie goldbraun sind. Zwischendurch immer mal wenden.

2. Blumenkohl in eine Schüssel geben und leicht abkühlen lassen.

3. Ofentemperatur auf 170 Grad herunterschalten, und die Haselnüsse für 15 Minuten mit Backpapier zugedeckt backen. Herausnehmen, etwas abkühlen lassen und grob hacken.

   Dann alle Zutaten miteinander vermischen und mit Salz und Pfeffer abschmecken. Bei Zimmertemperatur servieren.

Tipp

Quälen Sie sich nicht beim Entkernen der Frucht. Das Schälen eines Granatapfels ist keine gute Idee – an die wertvollen Kerne kommen Sie leichter mit diesem einfachen Trick: Schneiden Sie den Granatapfel in der Mitte quer durch. Halten Sie eine der Hälften über eine Schüssel und schlagen Sie dann mit einem Löffel fest von außen auf die Frucht – die Kerne lösen sich und fallen in die Schüssel. Leichter geht es nicht!

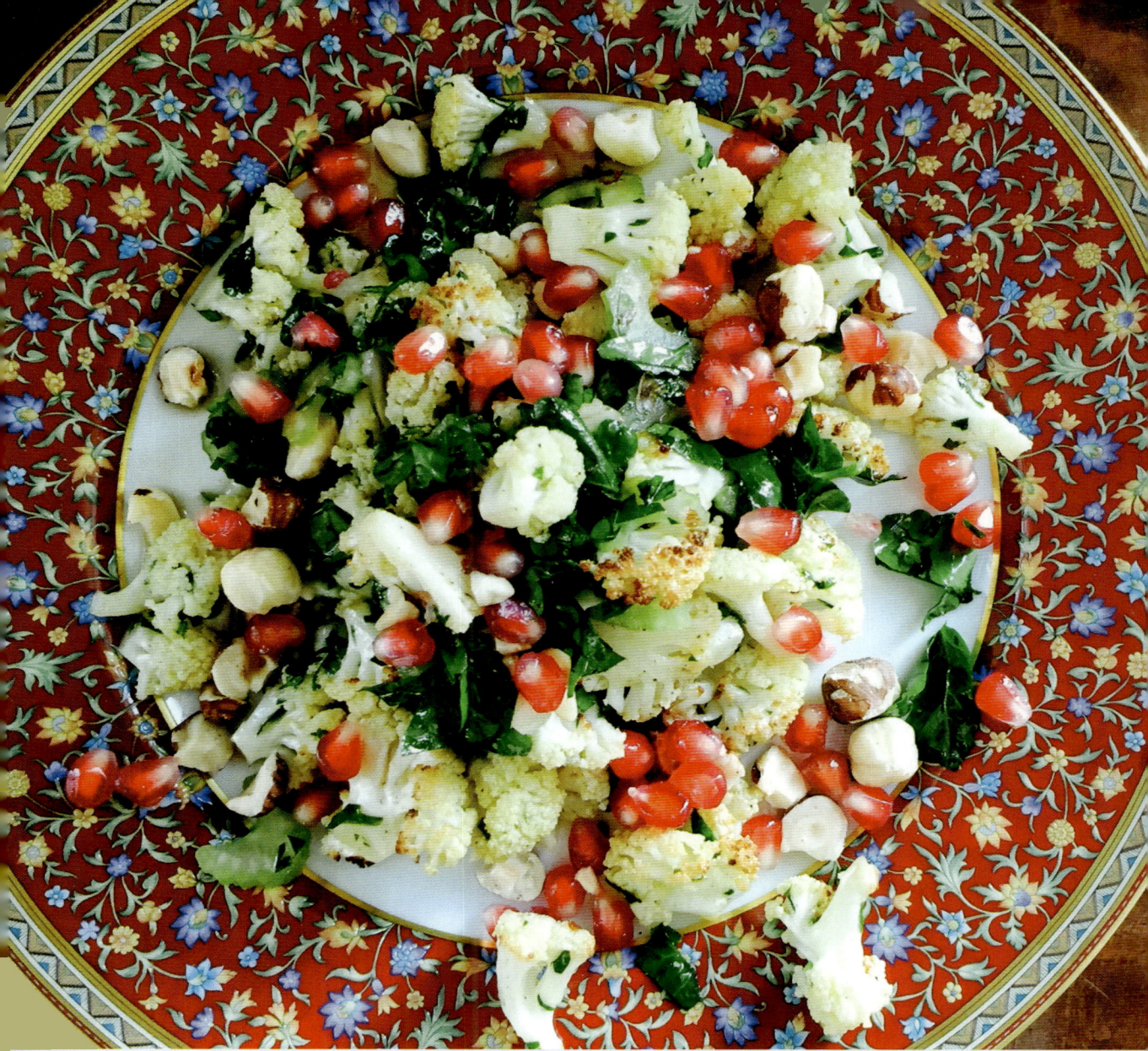

Bei uns zu Hause veranstalten wir gerne Kochabende mit Freunden. Jeder bringt die Zutaten für das Gericht, das er oder sie an dem Abend zaubern möchte, selber mit, und dann sucht sich jeder ein Eckchen und fängt an zu werkeln. An solch einem Abend habe ich diesen Salat zum ersten Mal gegessen und war direkt hin und weg! Dieses tolle Rezept ist aus dem israelischen Kochbuch »Jerusalem« von Yotam Ottolenghi und Sami Tamimi, das letztens auch auf Deutsch erschienen ist und das ich sehr mag, wie alle Ottolenghi-Bücher. Sie werden verzaubert sein von dem würzigen Blumenkohlgeschmack, den knackigen Nüssen, von dem leicht bittersüßen Dressing und der frischen Note von Staudensellerie und Granatapfel. Passt wirklich perfekt zu würzig mariniertem Fleisch vom Grill oder als Beilage zu gedämpftem Fisch oder Garnelen.

SPINAT-FETA-KUCHEN

Zutaten für 8 Portionen:

Tortenboden
- 65 g Vollkorn-Weizenmehl
- 45 g gemahlene Mandeln
- 2 EL Maisstärke
- ½ TL Himalaja-Salz
- 3 EL Kokosöl
- 3 EL eiskaltes Wasser

Spinat-Feta-Füllung
- 3 Bio-Eier
- 150 g hochwertiger Fetakäse
- 1 EL frischer Oregano, gehackt
- 1/2 Chilischote
- 1 Prise geriebene Muskatnuss
- 1 EL Olivenöl
- 1 rote Zwiebel, fein gehackt
- 1 Knoblauchzehe
- 150 g frischer Spinat
- Salz
- Zitronensaft
- 1 Handvoll Parmesan

Zubereitung

1. Ofen auf 180 Grad vorheizen. Weizen-, Mandelmehl und Maisstärke mit dem Salz in einer Schüssel verrühren. Kokosöl und eiskaltes Wasser dazugeben.

2. Mit den Händen gut vermengen, bis sich alles zu einem Teig verbindet. Zu einer Kugel formen und 30 Minuten kalt stellen.

3. Dann den Teig gleichmäßig in eine Tortenform von ca. 22 cm Durchmesser ausrollen. Überstehenden Teig am Rand abschneiden. Den Boden mit einer Gabel mehrfach einstechen, um unerwünschte Blasenbildung zu vermeiden. 10 Minuten vorbacken. Danach den Ofen auf 170 Grad herunterdrehen.

4. Die Eier in einer Rührschüssel 30 Sekunden schaumig schlagen. Chili, Muskatnuss und je eine Prise Salz und Pfeffer dazugeben. Den Feta hineinbröseln und zur Seite stellen.

5. Das Olivenöl in einer Pfanne erhitzen. Zwiebeln und Knoblauch darin glasig dünsten

6. Die Hälfte des Spinats mit einer Prise Salz dazugeben und vorsichtig rühren, bis er weich ist. Ebenso mit der zweiten Hälfte des Spinats verfahren. Saft von 1/2–1 Zitrone darüberträufeln und den frischen Oregano einrühren. Vom Herd nehmen und in die Eimasse einrühren.

7. Die Füllung gleichmäßig auf dem vorgebackenen Boden verteilen, Parmesan darüberstreuen und ca. 30 Minuten backen, bis die Füllung fest und der Kuchen goldbraun ist.

8. Etwas auskühlen lassen und dann servieren! Bon appetit!

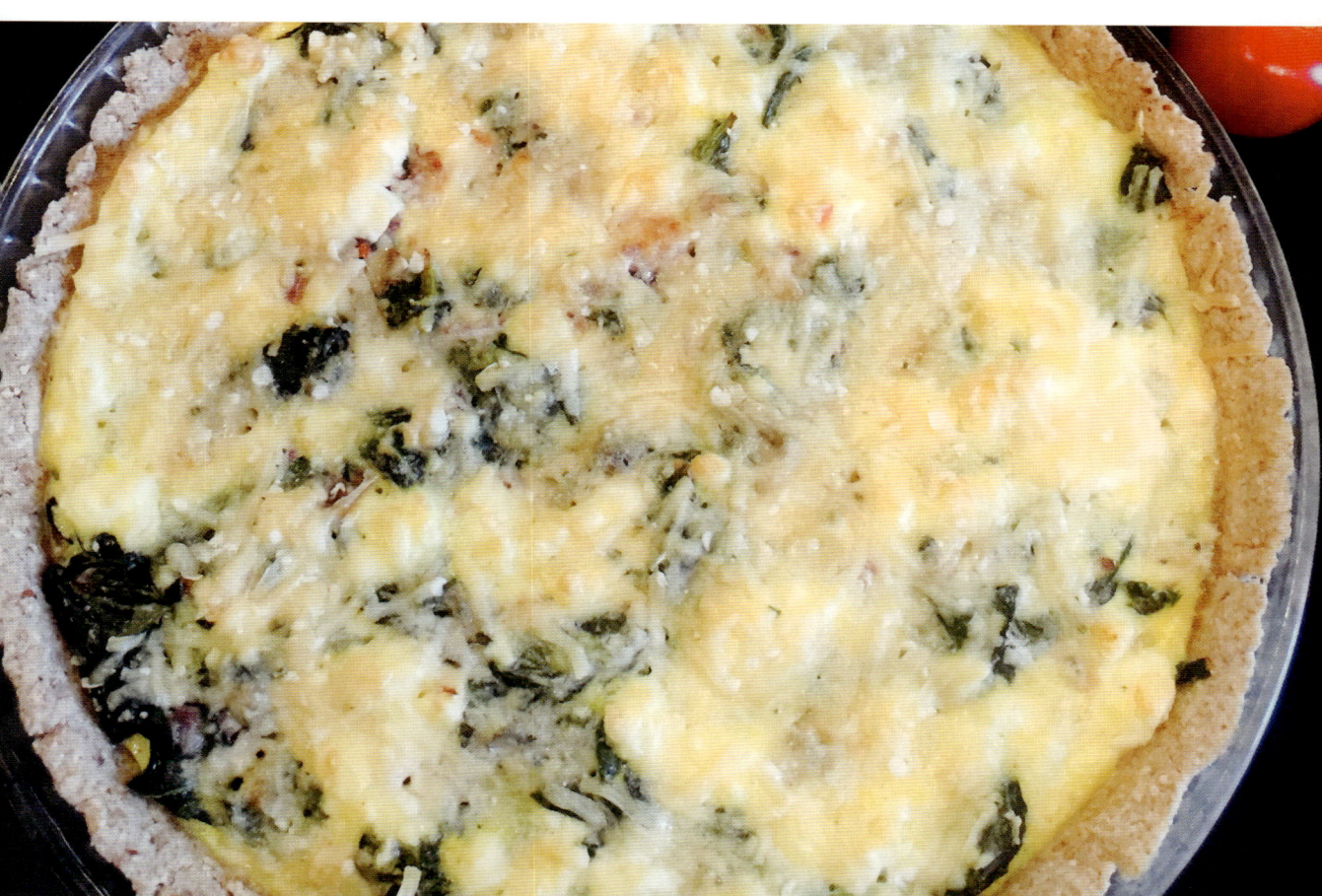

Eine tolle Balance zu all den süßen Sachen ist dieser Spinat-Feta-Kuchen. Inspiriert hat mich dazu das türkische Börek. Aber anstelle des traditionellen Blätterteigs habe ich mir etwas weniger Schweres für den Tortenboden überlegt, der aus frischem Weizen- und Mandelmehl besteht. Das macht das Gericht besser verträglich. Dieser Kuchen ist das perfekte Mitbringsel zu einem geselligen Abend, denn man kann ihn warm und kalt genießen. Reichen Sie dazu einen frischen Tomatensalat als knackigen Gegensatz zur Vollmundigkeit des Kuchens.

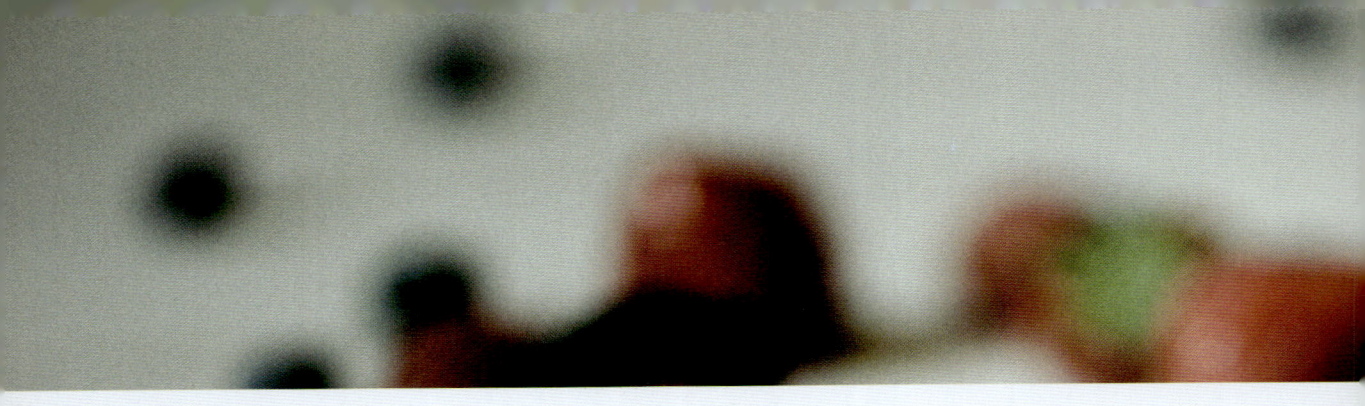

DESSERTS

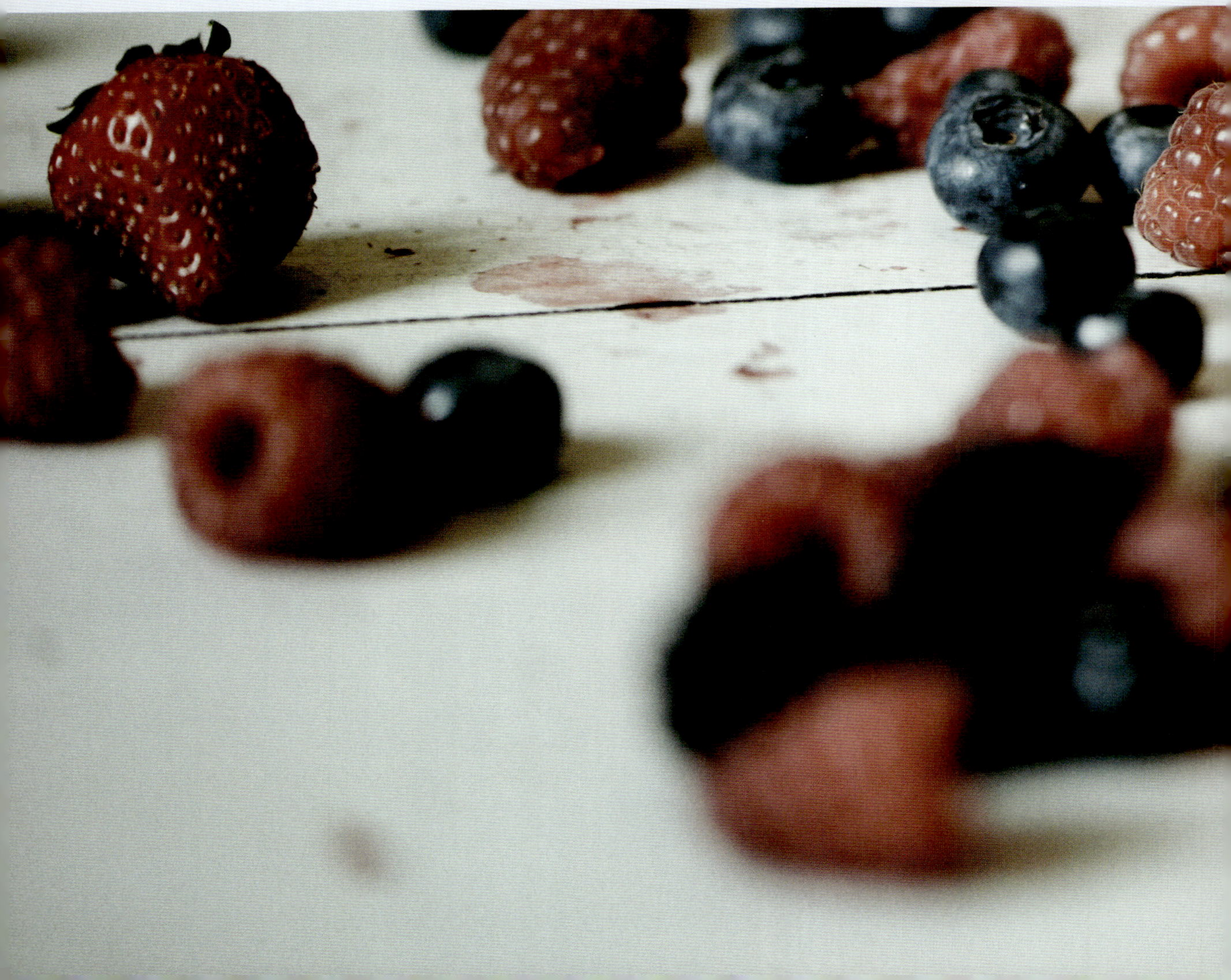

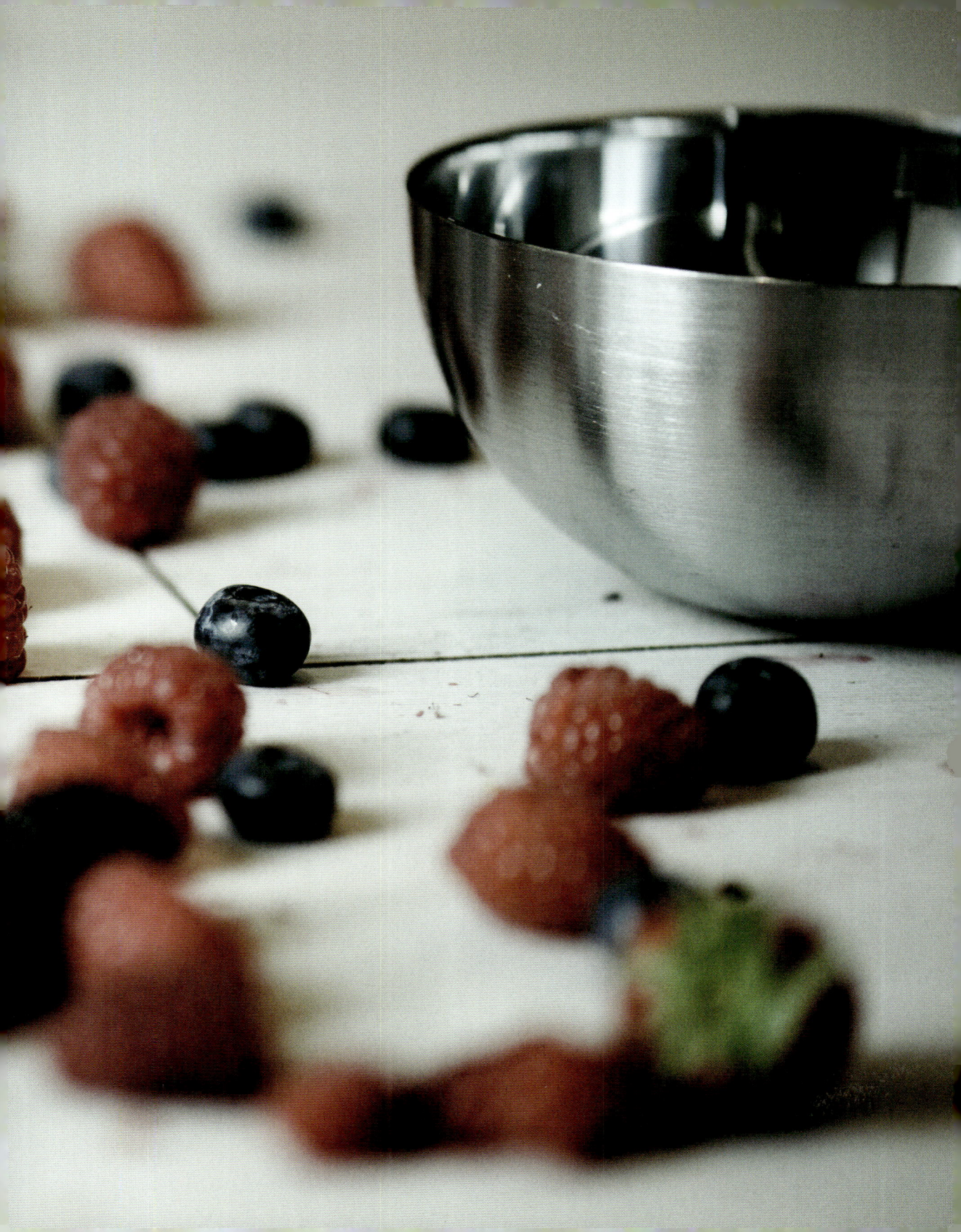

CHOCOLATE SEDUCTION

Zutaten für 10 Tartelett-Förmchen oder eine Tarteform 23 cm Ø

- 150 ml gutes Olivenöl, plus etwas für die Form
- 70 g hochwertiges Rohkakaopulver
- 150 ml heißes Wasser
- Mark von 2 Vanilleschoten
- 150 g gemahlene Mandeln
- 1 TL Natron
- 1 Prise Salz
- 10 Medjool-Datteln, entkernt
- 3 Eier
- Agavendicksaft oder Birkenzucker

Zum Verzieren

- Zartbitterschokolade und Beeren

> Manchmal braucht man Schokoladenkuchen, noch warm, mit weichem Teigkern ... Diese Verführung kennen wir alle. Nun, ich habe hier die entschärfte Version davon. Entschärft aber nur für unseren Körper, nicht für die Geschmacksknospen! Verführen Sie doch mal auf gesunde Weise!

Zubereitung

1. Ofen auf 170 Grad vorheizen. Mischen Sie in einer Schüssel die gemahlenen Mandeln, das Natron und das Salz.

2. Geben Sie nun das Kakaopulver, die Datteln, das Vanillemark und das heiße Wasser in Ihren Mixer oder in die Küchenmaschine und verarbeiten Sie das alles zu einer dicken homogenen Masse. Sollte sie zu fest werden, können Sie noch einen Schuss Wasser hinzufügen.

3. Nun rühren Sie die Eier mit dem Olivenöl schaumig und geben nach und nach die Mandelmischung hinzu. Zu guter Letzt noch die cremige Schoko-Dattelmasse dazumischen und abschmecken. Wenn Ihnen der Teig noch nicht süß genug ist, mit Agavendicksaft oder etwas Birkenzucker abschmecken.

4. Füllen Sie den Teig in die Form/Förmchen und backen Sie ihn für 30 Minuten bzw. 15 Minuten.

5. Während der Backzeit die Zartbitterschokolade schmelzen und die noch warmen Kuchen nach Belieben damit verzieren. Am schönsten sehen gemischte Beeren dazu aus!

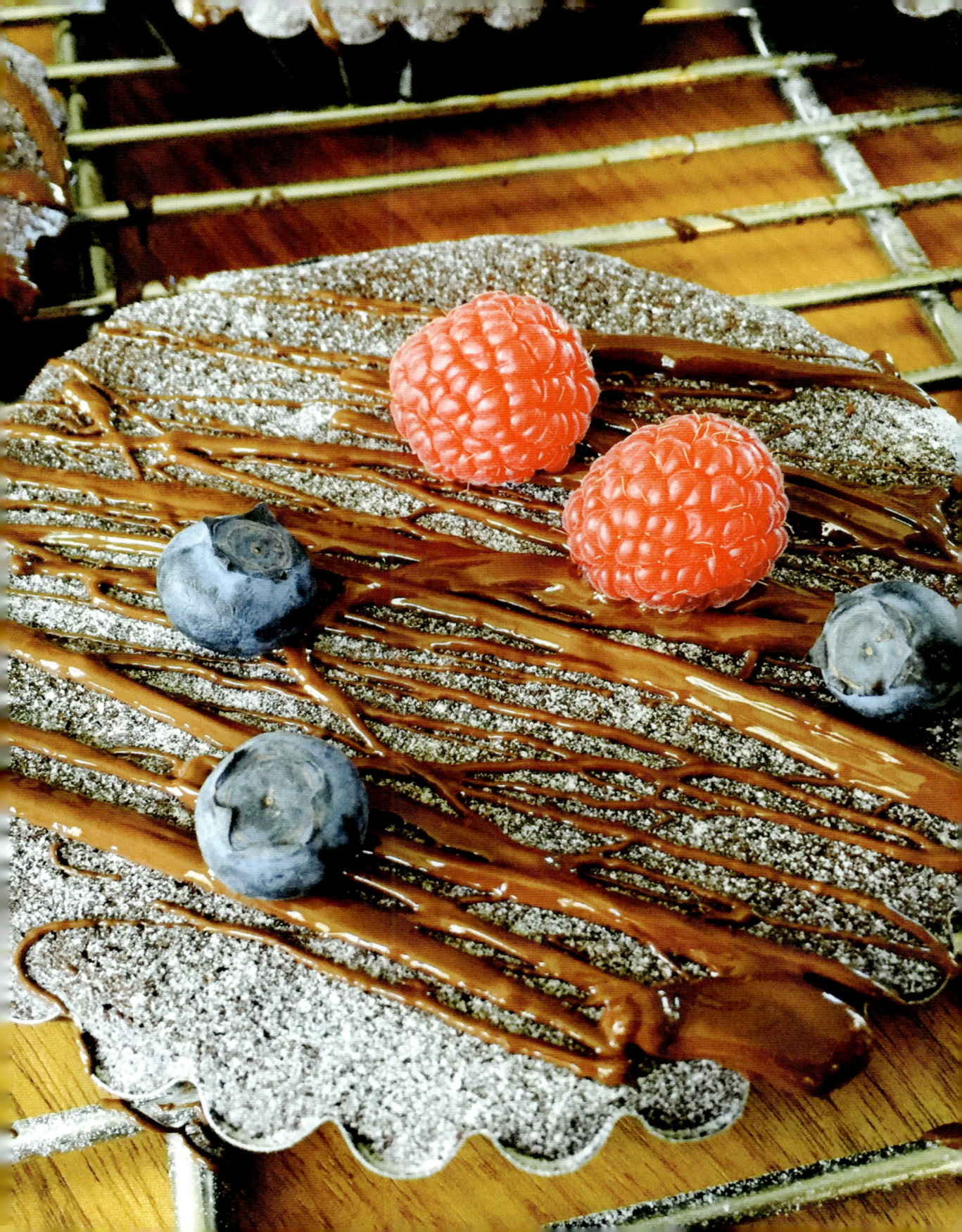

FEIGENTRAUM

Zutaten für eine Springform von 23 cm ⌀

Für den Boden
- 7 Medjool-Datteln (oder 10 normale)
- 100 g Pekannüsse (Mandeln gehen aber auch)
- 1 Prise Himalaja-Salz

Creme
- 150 g Cashewnüsse (mindestens 4 Stunden eingeweicht und abgegossen)
- 5 EL Ahornsirup
- 4 gehäufte TL Kokosöl
- 1/2 l Kokosmilch
- Saft von 1 Zitrone
- 1 TL Vanillepulver

Topping
- 5 Feigen, dünn aufgeschnitten

Zubereitung

1. Kleiden Sie die Springform mit Backpapier aus.

2. Entkernen Sie die Datteln und füllen Sie sie zusammen mit den Nüssen und der Prise Salz in eine Küchenmaschine (ich benutze eine Magimix). Lassen Sie diese laufen, bis sich alles zu einem Teig verbunden hat – je nach Maschine 2–4 Minuten.

3. Verteilen Sie den Dattel-Nuss-Teig mit den Fingern gleichmäßig über den gesamten Boden der Springform.

4. Für die Creme einfach alle Zutaten in einen Hochleistungsmixer geben (dieses absolut wundervolle Rezept ist nur zu empfehlen, wenn man einen wirklich guten Mixer besitzt, da sonst die Creme stückig bleiben wird) und 2 Minuten mixen, bis die Creme samtig und schön fluffig ist.

5. Füllen Sie die Creme mithilfe eines Spatels in die Form. Dekorieren Sie zuletzt die Feigenscheiben darauf und lassen Sie den Kuchen 2 Stunden im Eisschrank ziehen.

6. Nehmen Sie ihn eine halbe Stunde vor Verzehr heraus – dann ist er perfekt! Enjoy!

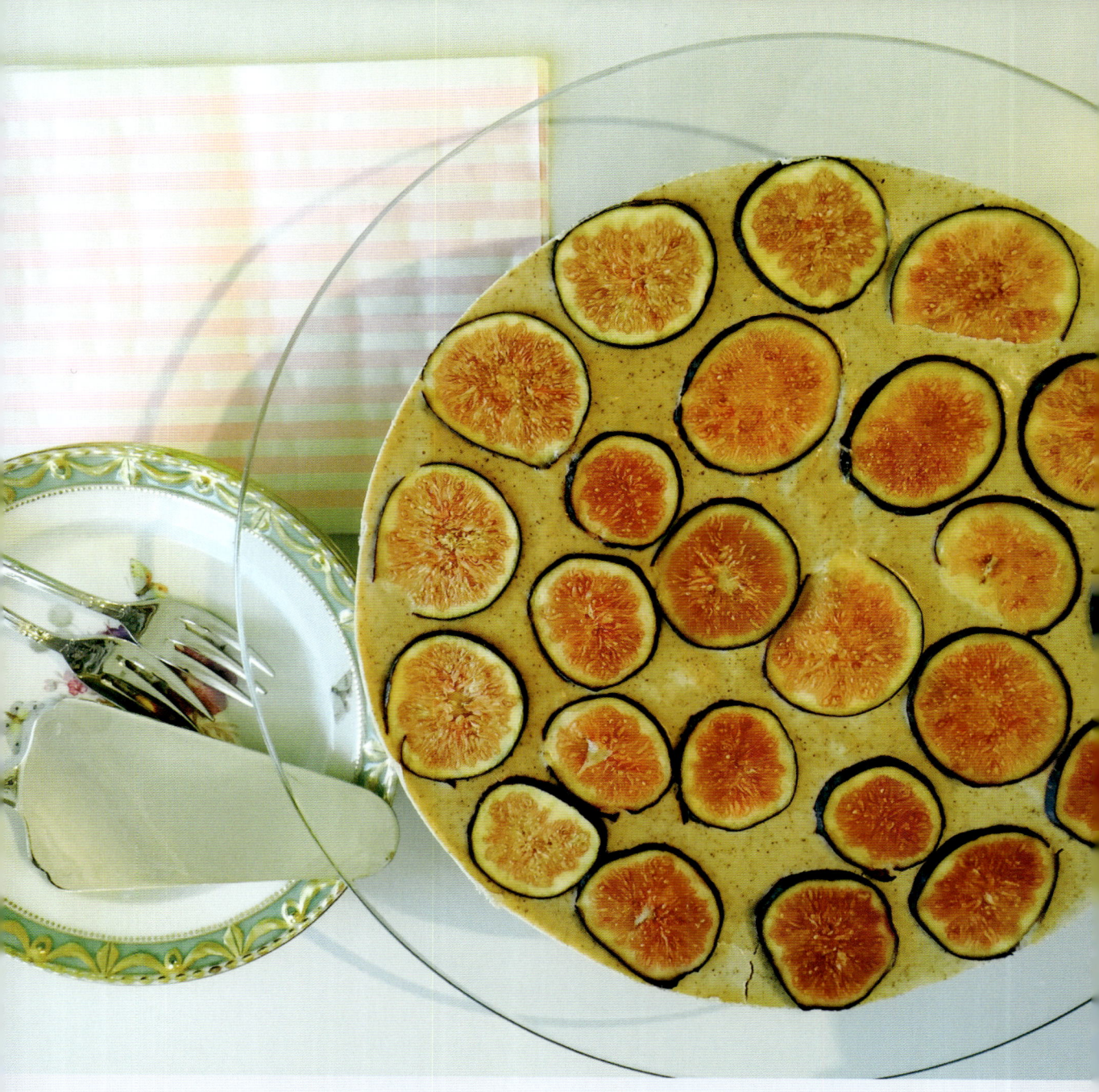

Wahrscheinlich haben Sie in Ihrem Familien- und Bekanntenkreis auch den einen oder anderen »Vegan-Skeptiker« – nun, ich bin sogar mit einem verheiratet! Aber ich verspreche Ihnen, mit diesem herrlich samtigen »Raw-Cheesecake« kriegen Sie jeden rum! Ich bin zwar keine Veganerin, aber dieser Kuchen ist so köstlich – da brauche ich keine Eier, Sahne und Co. Solche Rezepte sollen und können Ihr Ernährunsspektrum erweitern und Ihnen zeigen, dass es nicht immer tierische Zutaten sein müssen. Ihr Körper wird Ihnen diese Abwechslung danken.

KARAMELL-CHIAPUDDING MIT SALZMANDEL-CRUNCH

Zutaten für 2 Portionen

Pudding:
- 300 ml Mandelmilch
- 2 EL Ahornsirup
- 1 Prise Himalaja-Salz
- 1 TL Vanillepulver
- 4 EL Chiasamen

Dattel-Karamell-Sauce:
- 16 Datteln
- 2 EL Kokosöl
- 1 TL Vanillepulver
- 8 EL heißes Wasser

Topping:
- 100 g Mandeln, 10 Min. bei 180 Grad geröstet
- 1 Eiweiß
- 1/4 TL Salz

Zubereitung

1. Am Vorabend oder mindestens drei Stunden vor Verzehr den Pudding vorbereiten. Dafür die frische Mandelmilch in ein großes Vorrats- oder Einmachglas füllen. Chiasamen, Vanille, Salz und Ahornsirup einrühren und kalt stellen.

2. Für die köstliche Karamellsauce einfach alle Zutaten miteinander vermixen, bis eine glatte Sauce entsteht. Wenn sie zu dickflüssig ist, einfach noch etwas Wasser zufügen. Eignet sich übrigens auch für Desserts. Reste einfach im Kühlschrank aufbewahren.

3. Die Salzmandeln können Sie auf Vorrat (in doppelter Menge) zubereiten, denn sie schmecken auch fabelhaft als Snack. Dafür das Eiweiß zu einem nicht ganz festen Eischnee schlagen, Salz einrühren und die abgekühlten Mandeln darin wälzen. Zum Trocknen einfach auf einem großen Teller oder einer Platte zurück in den ausgeschalteten, aber noch warmen Ofen stellen.

4. Am Morgen dann den Chiapudding mit der Karamellsauce und den grob gehackten Salzmandeln als Topping anrichten (sieht in Schichten toll aus!) und sofort servieren. Ein unglaubliches Geschmackserlebnis!

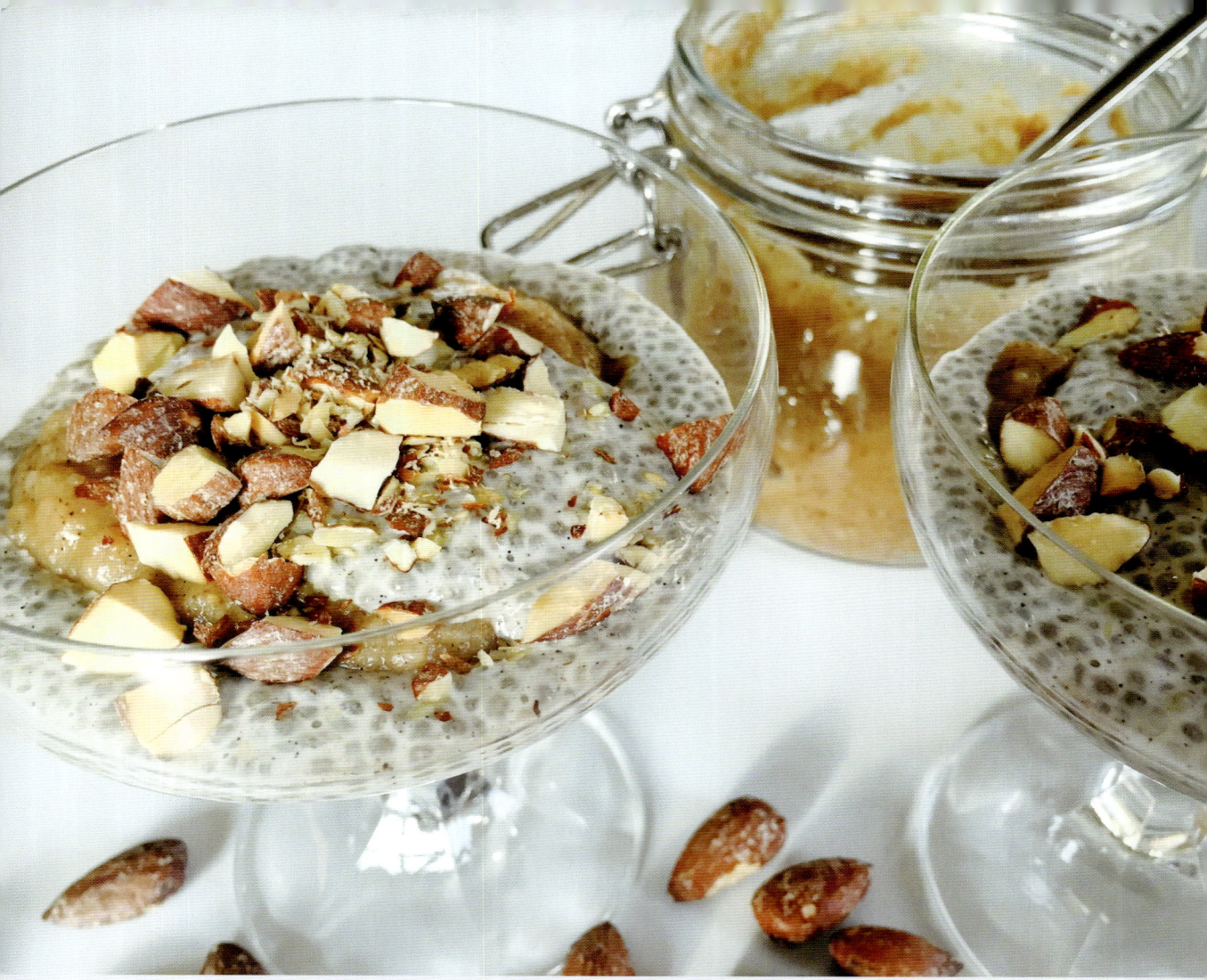

Also immer, wenn ich diesen Chiapudding serviere, wenn wir Gäste zum Frühstück im Haus haben, kommt der Satz: »Oh mein Gott, ist das lecker!« Muss ich noch mehr sagen?!

Nun, ich gebe zu, da könnte ich mich wirklich auch reinlegen. Er schmeckt einfach herrlich und ist dabei wirklich einfach in der Zubereitung. Ich empfehle, die Mandelmilch dafür unbedingt selber zu machen, denn sie ist so viel besser als die fertige im Tetrapak. Der fertige Chiapudding hält sich einige Tage im Kühlschrank, sodass man mehrere Tage etwas Köstliches zum Frühstück hat. Die Dattel-Karamell-Sauce ist eine Offenbarung!! Man kann sie generell sehr gut nutzen für Desserts oder zum Verfeinern von Kuchen und Gebäck. Auch sie hält im Kühlschrank locker eine Woche. Die Salzmandeln sind dann das Tüpfelchen auf dem i – die leichte Salznote ist himmlisch …

Da ich weiß, dass man davon gerne viel davon essen möchte, noch ein Tipp am Rande: Wenn Sie viele Chiasamen essen, achten Sie bitte auf genügend Flüssigkeitszufuhr danach, denn die Chiasamen quellen im Magen-Darm-Trakt nochmals auf. Ausreichend Flüssigkeit hilft diesen dann, den Darm zu reinigen und nicht etwa stecken zu bleiben und für eine leichte Verstopfung zu sorgen.

NEW YORK OATIES

Zutaten für ca. 10 große dicke Cookies:

- 1 Tasse Hasselnüsse oder Walnüsse
- 1 Tasse Mandeln
- 2 EL Honig
- 1 Ei
- 1 TL Natron
- 1 TL Zimt
- 1 TL Vanille
- 1/2 TL Himalaja-Salz
- 1/2 Tasse getrocknete Cranberrys, Goji-Beeren oder Rosinen
- 50 g dunkle Schokolade, grob gehackt
- 1 EL Chiasamen
- 1/2 Tasse glutenfreie Haferflocken

Zubereitung

1. Die Nüsse auf einem Backblech ca. 10–13 Minuten bei 180 Grad goldbraun rösten. Abkühlen lassen.

2. Geben Sie nun die Nüsse in die Küchenmaschine und verarbeiten Sie sie zu Nussbrei. Das dauert ca. 3–5 Minuten. Anschließend Honig, Ei, Zimt, Vanille, Natron, Salz und Chiasamen dazugeben und weitermixen, bis alles gut miteinander verbunden ist.

3. Nun den Teig aus der Küchenmaschine in eine Schüssel füllen und vorsichtig Haferflocken, Cranberrys und Schokolade unterheben.

4. Formen Sie per Hand oder (so mache ich es!) mit einem Eisportionierer Kugeln aus dem Teig, geben Sie diese auf ein mit Backpapier ausgelegtes Blech und drücken Sie die Teigkugeln per Hand flach. Die Kekse sollen ruhig rustikal aussehen! Keine Sorge, wenn der Teig krümelig erscheint – nach dem Backen hält alles gut zusammen!

5. 10 Minuten backen und genießen!

Kennen Sie diese dicken amerikanischen Cookies? Ja? Dann werden Sie meine New York Oaties lieben. Sie sind gluten- und mehlfrei und voll mit Omega-3-Fettsäuren aus den Nüssen und den Chiasamen. Die sind gut für unser Hirn und machen uns leistungs- und konzentrationsfähiger. Außerdem finde ich, dass man sich hin und wieder mal etwas gönnen sollte, denn ewiger Verzicht und Kalorienzählerei machen alt!

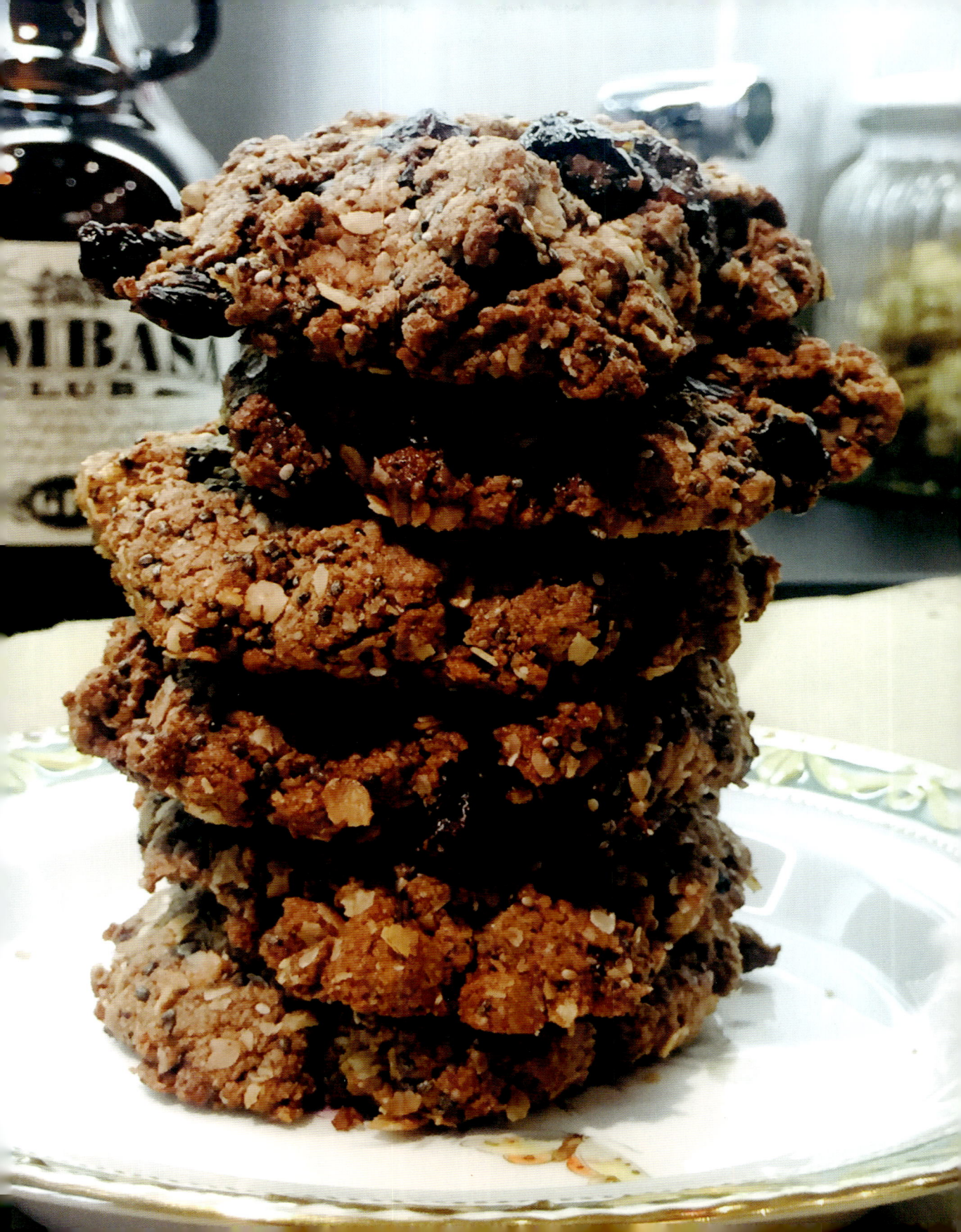

PINAPPLE SURPREME

Zutaten für ein Blech von ca 20 x 20 cm:

- 100 g Vollkornmehl (ich nehme Weizen)
- 90 g Buchweizenmehl
- 1 TL Backpulver
- 1 TL Natron, 1 Prise Salz
- 1 TL Zimt
- 120 g Kokosblütenzucker (alternativ Reissirup)
- 450 g frische Ananas
- 60 g Kokosflocken (plus welche für die Form)
- 2 reife Bananen
- 100 g Kokosöl
- 2 Eier

Glasur (nicht vegan)

- 150 g Frischkäse (5 Prozent Fett)
- 1–2 TL Reissirup
- Saft und Zesten einer Limette
  Alles zu einer Creme verrühren.

Glasur vegan (köööstlich!)

- 1,5 Tassen Cashewnüsse (3 Stunden eingeweicht)
- 6–8 Datteln
- Saft von 2–3 frischen Orangen
- Mark von 1 Vanilleschote
- 1 Prise Salz
  Alles zu einer Creme verrühren.
- 1 Handvoll Walnüsse zum Bestreuen (optional)

Zubereitung

1. Ofen auf 180 Grad vorheizen. Form mit Kokosöl einfetten und mit Kokosflocken bestreuen. So lässt sich der Kuchen später wunderbar stürzen.

2. Bananen und Ananas schälen und im Mixer zu Brei verarbeiten.

3. Nun in einer Schüssel alle feuchten Zutaten mit den trockenen mischen, bis ein schöner Teig entsteht.

4. In die Form füllen und 35 Minuten backen.

5. Auskühlen lassen, während Sie eine der Glasuren herstellen.

6. Den Kuchen aus der Form stürzen und großzügig mit Glasur bestreichen. Mit den gehackten Walnüssen dekorieren und genießen!

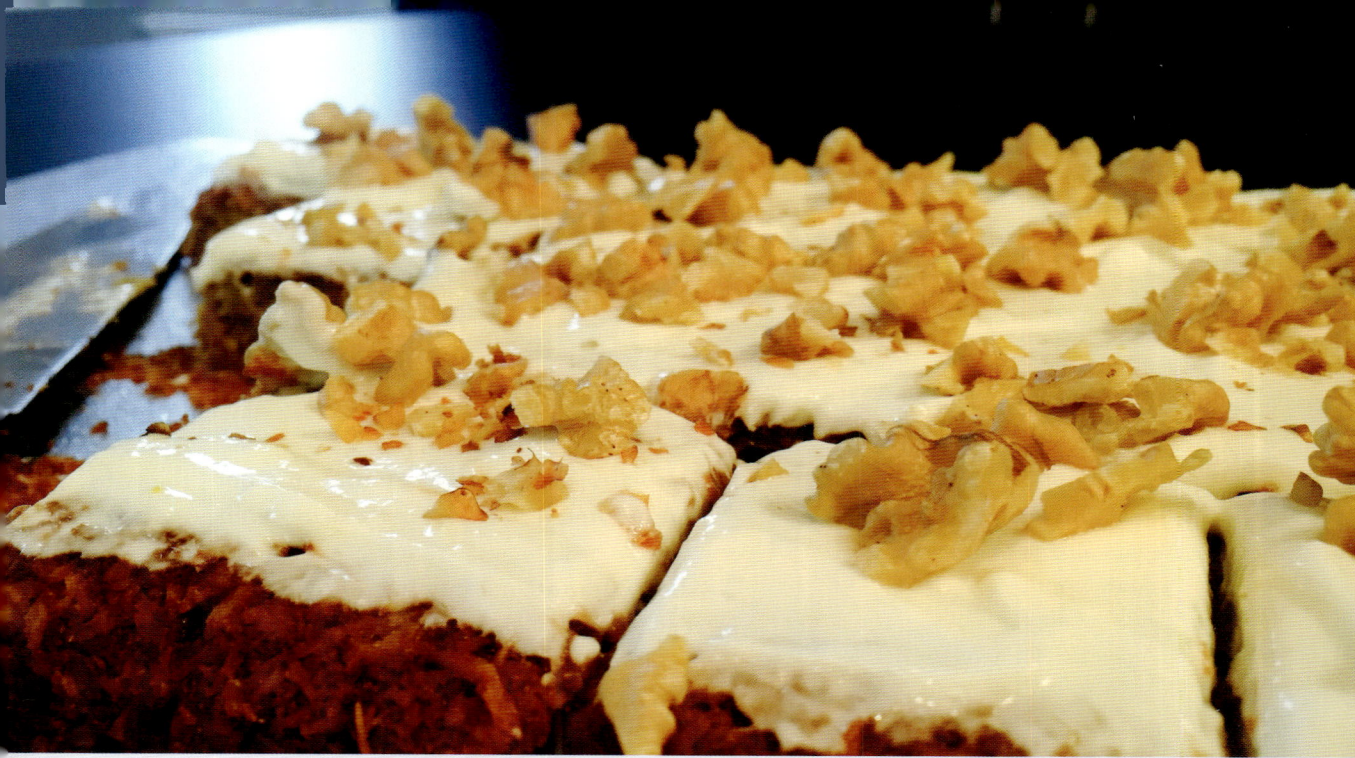

Man könnte sagen, diese Schnitten sind die fruchtigen Schwestern von Brownies. Sie sind in Windeseile gemacht und mittlerweile zum Lieblingssnack unseres Sohnes geworden. Für mich als Mutter absolut vertretbar – da sie nur aus natürlichen Zutaten bestehen. Testen Sie das Rezept an Ihren Kindern (ist ja ziemlich viel Obst drin »versteckt«!).

Ohne Bedenken können Sie frisch gemahlenes Vollkorn- und Buchweizenmehl verwenden, denn der Kuchen soll schön saftig und »knitschig« werden. Sonst muss man bei ganz frischem Mehl beachten, dass es Gebäck eher schwerer, im Sinne von nicht locker, macht, da eben das gesamte Korn genutzt wird, was aber sehr gesund ist. Leider ist es nur sehr kurz haltbar.

Die Ananas-Kokos-Note des Kuchens unterstreiche ich mit Kokosöl. Man bekommt es mittlerweile im normalen Supermarkt. Kokosöl ist sehr leicht verdaulich. Es reguliert den Blutfettspiegel, wirkt antimikrobiell (sowohl innerlich als auch äußerlich) und führt so gut wie nie zu Übergewicht – es soll sogar beim Abnehmen helfen! Zudem ist es eines der natürlichsten Öle der Welt.

Süßungsmittel gibt es wahnsinnig viele auf dem Markt. Wenn es karamellig schmecken soll, empfehle ich Kokosblütenzucker. Er wird aus dem Nektar der Palmblüte gewonnen.

Kokosblütenzucker enthält im Vergleich zu Rohr- und Rübenzucker nicht nur ein Vielfaches an Mineralstoffen und Antioxidantien, sondern besitzt außerdem auch einen niedrigen Glykämischen Index (GI), der sich günstig auf das menschliche Körpergewicht auswirken kann. Während Agavendicksaft einen GI von 42, Honig einen GI von 55 und Rohrohrzucker einen GI von 68 aufweist, glänzt Kokosblütenzucker mit einem GI von nur 35.

Auch Diabetiker können vom Kokoszucker profitieren. Aufgrund des niedrigen GI schenkt Kokoszucker Energie, die nur nach und nach freigesetzt wird, sodass die üblichen starken Blutzuckerschwankungen ausbleiben.

WALNUSS-SCHOKO-FUDGE

Zutaten für eine Form 20 x 15 cm

- 1/2 Tasse Kokosöl
- 100 g gemahlene Mandeln oder 4 EL Mandelmus
- 50 g Rohkakao
- 70 g Agavensirup oder Honig
- 1 TL Vanillepulver
- 100 g Walnüsse
- 50 g Flohsamenpulver

Tipp

Im Gefrierfach gelagert, wird aus dem Walnuss-Schoko-Fudge ein köstliches Eiskonfekt!

Zubereitung

1. Die Walnüsse grob hacken und in einer beschichteten Pfanne goldbraun rösten.

2. Alle anderen Zutaten gut miteinander verrühren.

3. Abschmecken, Walnüsse einrühren.

4. Den Teig in eine (am besten mit Backpapier ausgelegte) Form gießen und für eine Stunde kalt stellen.

5. Die gehärtete Fudge-Masse können Sie jetzt gut in kleine Stücke schneiden oder brechen.

6. Eignet sich auch – in kleinere Stücke gehackt – perfekt als Desserttopping.

Fudge ist eine schweinische Köstlichkeit aus den USA, wird normalerweise mit Unmengen Zucker, Butter und Sahne hergestellt und gehört damit wohl in die Rubrik »Körperverletzung«! Es geht aber auch anders. Wenn man die Zutaten entsprechend verändert, kommt eine Süßigkeit heraus, die genauso gut schmeckt und trotzdem gesund ist. Denn Essen ist doch etwas Schönes und Genussvolles, und das soll es auch weiterhin bleiben.

Gesundes Essen bedeutet keinesfalls nie mehr schlemmen, nein, ganz im Gegenteil: Verzicht bedeutet Stress, negativen Stress, der sich nachteilig auf unser äußeres Erscheinungsbild auswirkt. Genuss bedeutet, mit Freude den Moment auskosten, nur so stellt sich Befriedigung ein. Und die ist ganz wichtig fürs innere Strahlen. Deshalb: Gönnen Sie ruhig öfter mal etwas Süßes, wenn Ihnen danach ist – Sie haben ja jetzt ein tolles Rezept dafür.

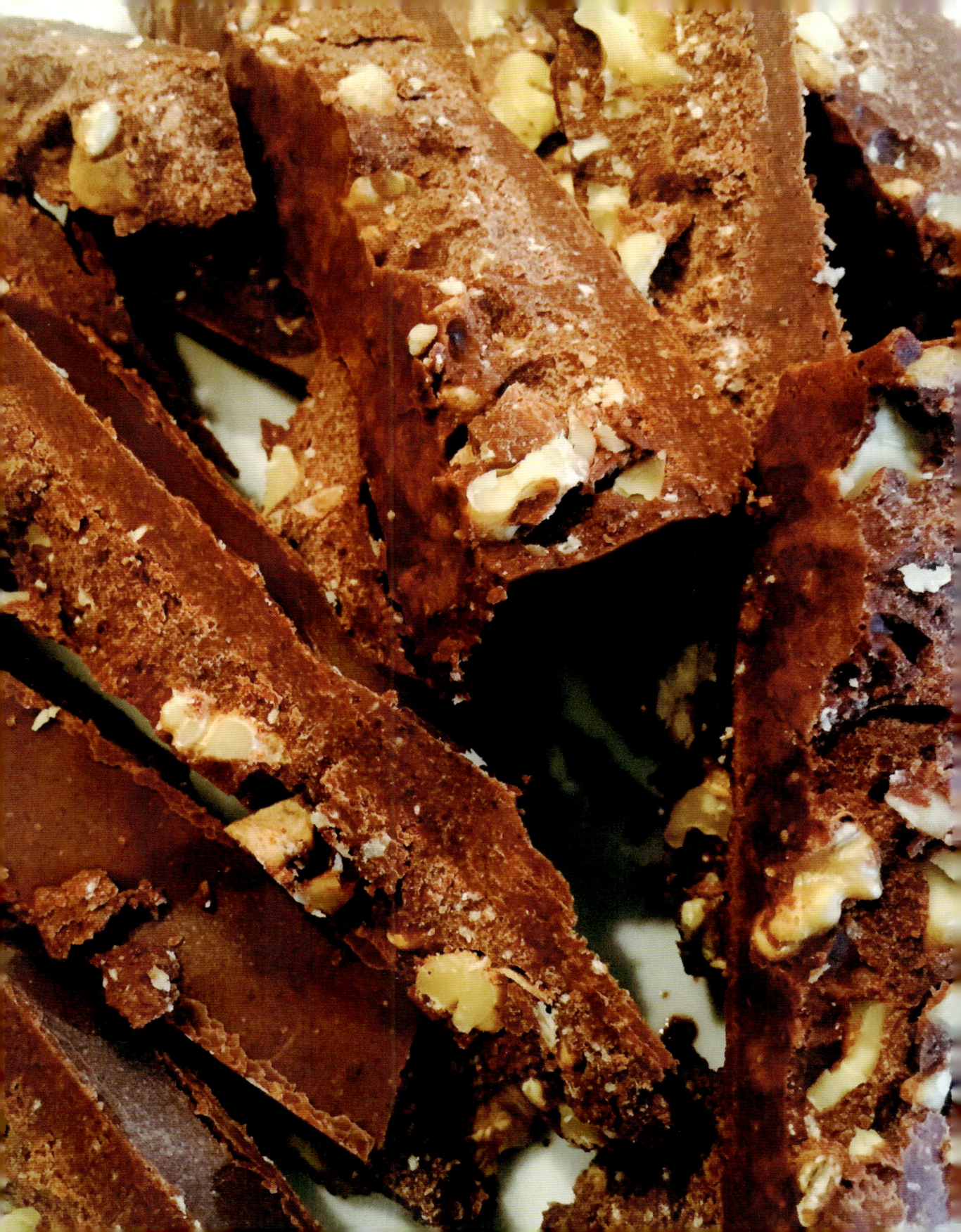

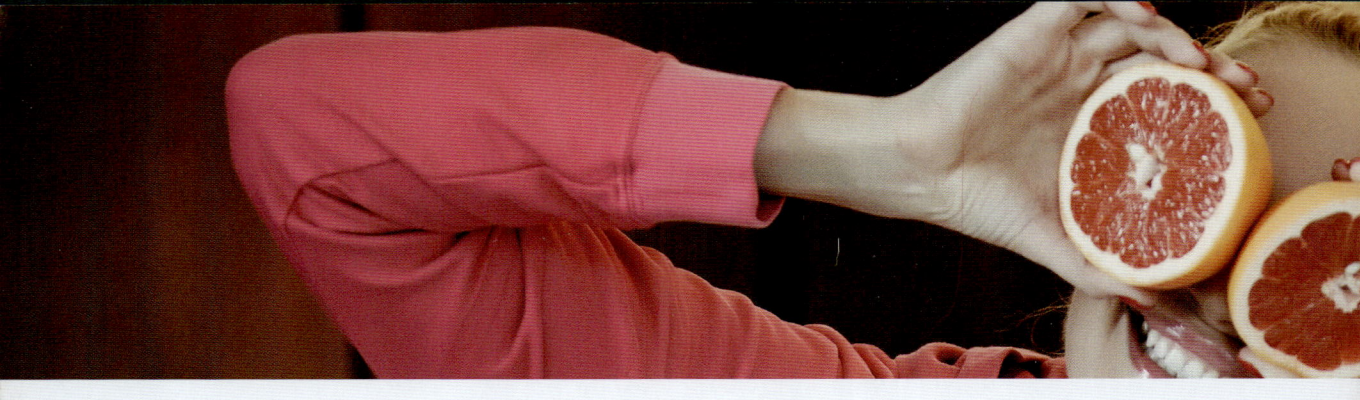

DRINKS

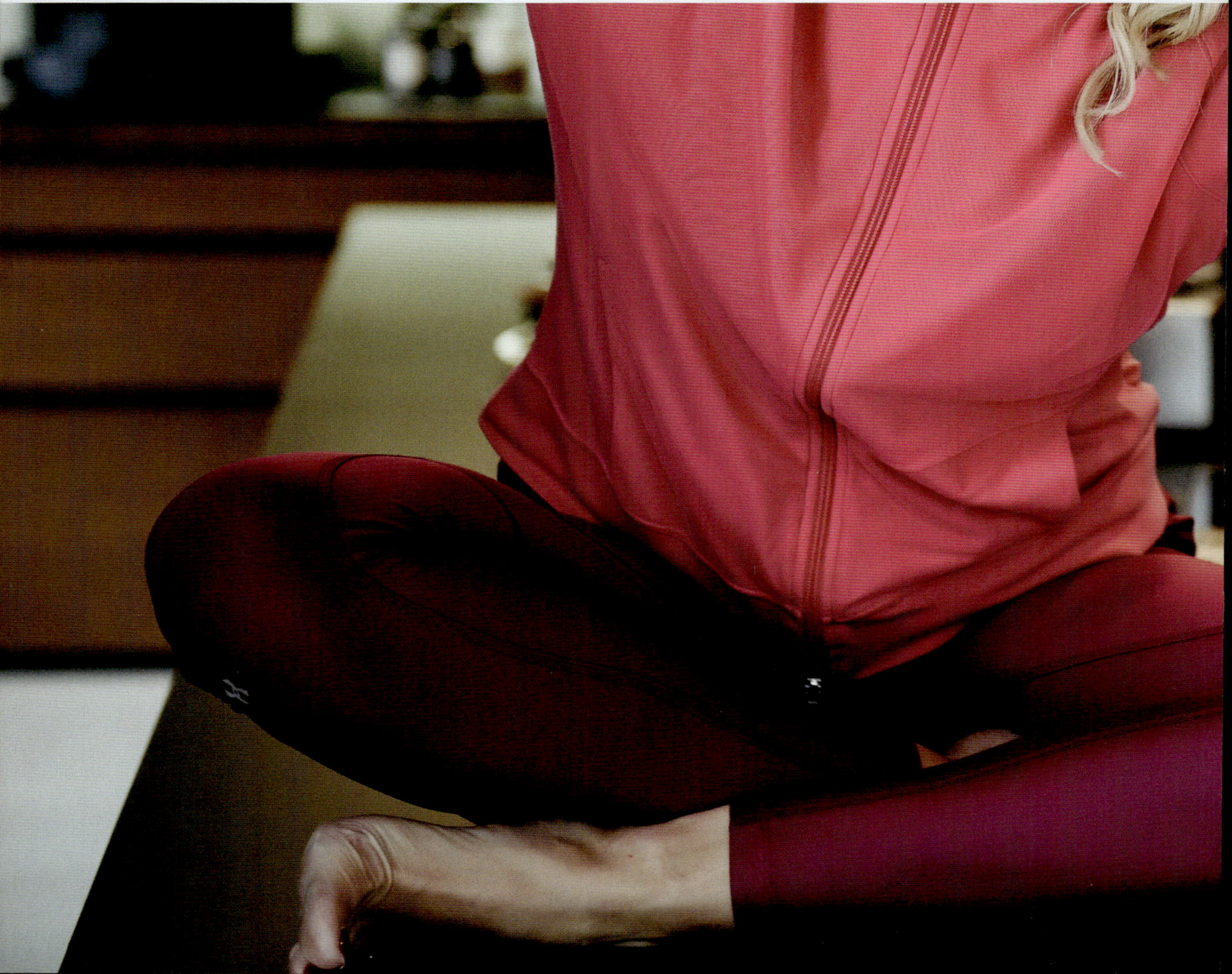

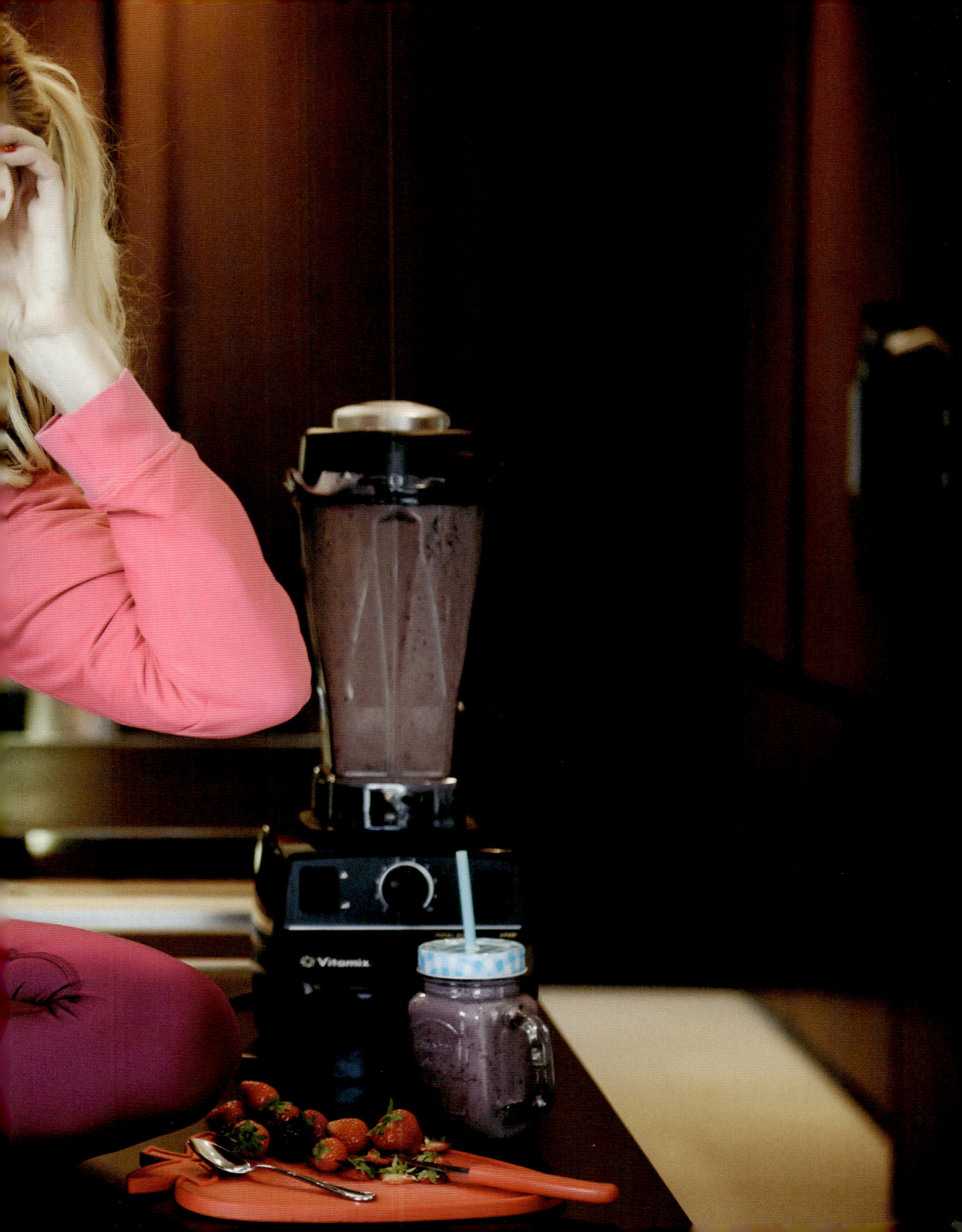

DETOX WATER

Zutaten für einen Krug

- 2 mittelgroße Braeburn-Äpfel
- 2–3 Stangen Zimt
- bis zu 3 Liter stilles Wasser

Zubereitung

1. Nehmen Sie einfach einen großen Krug und schneiden Sie die Braeburn-Äpfel hinein.
2. Dazu kommen noch 2–3 Zimtstangen.
3. Ziehen lassen – und genießen!

Tipp

Sie können den Krug mit den gleichen Zutaten mehrfach mit Wasser auffüllen. Probieren Sie's aus!

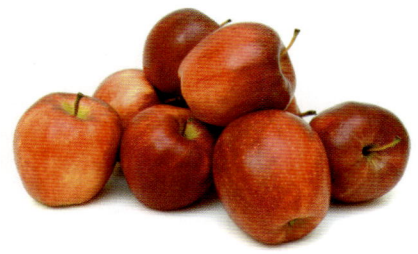

Darf ich vorstellen? Mein geliebtes »Detox Water« – es kurbelt den Stoffwechsel an und entgiftet den Körper. Mir geht es immer so, dass ich reines Wasser sehr schnell langweilig finde und mich fast quälen muss, genug zu trinken. Eine geregelte Flüssigkeitszufuhr ist aber wichtig und unumgänglich für sämtliche Körperfunktionen *und* für einen strahlenden Teint. Mit geregelt meine ich, dass man den ganzen Tag über stetig trinken sollte. Als Richtwert sollte man etwa ein Glas à 200 ml Wasser pro Stunde trinken. Nur so kann der Körper die Flüssigkeit auch ausreichend speichern. Es bringt also gar nichts, den ganzen Tag kaum etwas zu trinken und dann am Abend zwei Liter in sich hineinzuschütten. Diese Flüssigkeit wird unverrichteter Dinge wieder ausgeschieden. Mein Detox-Wasser schmeckt herrlich erfrischend, und man kann es wirklich gut in größeren Mengen trinken, ohne dass es öde wird.

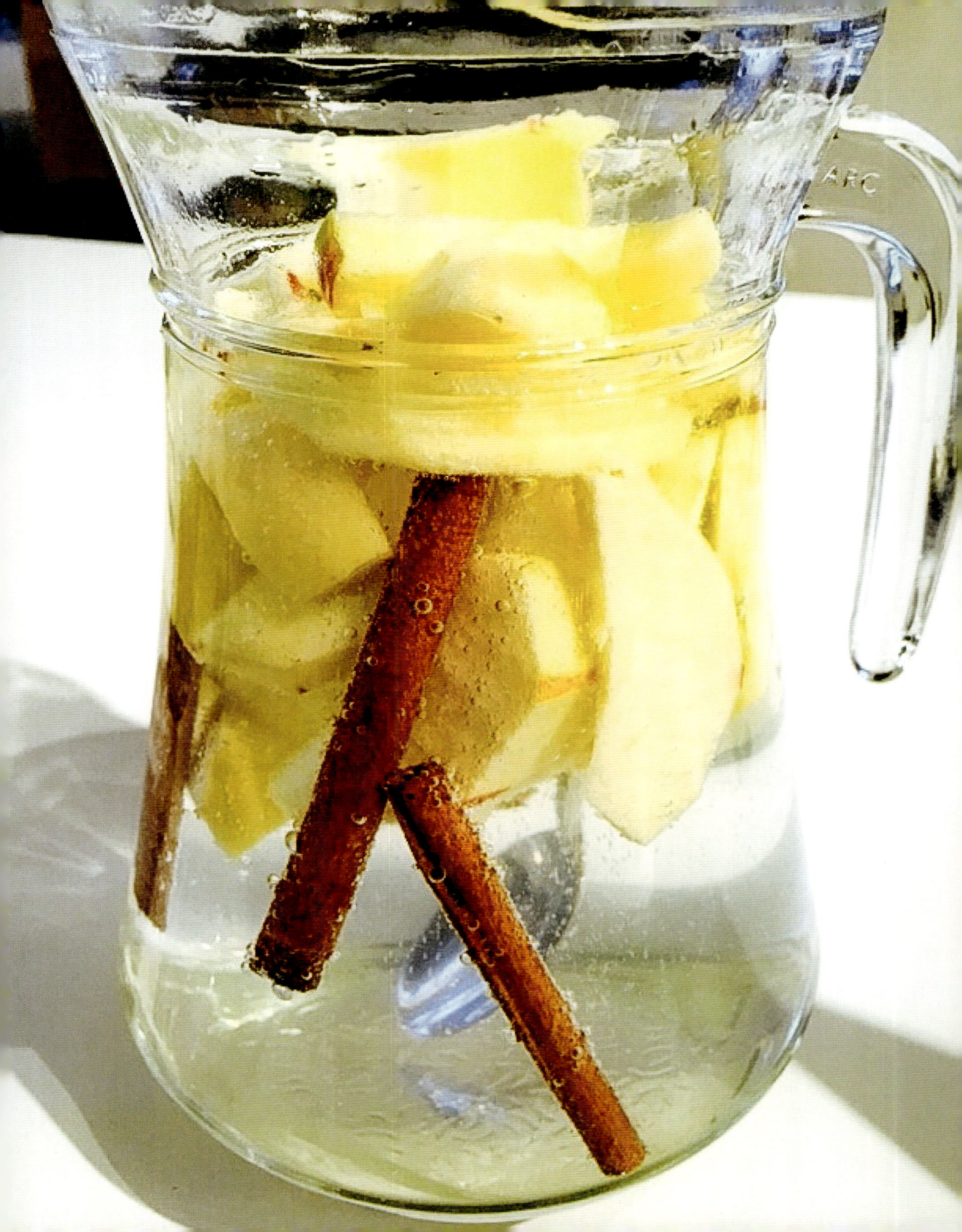

GURKEN-BASILIKUM AGUA FRESCA

Zutaten für 1 Liter

- 1 große Salatgurke, geschält und in grobe Stücke geschnitten
- Saft von 2–3 Limetten
- 25–30 Blättchen Basilikum
- 1 TL Steviatropfen
- 500 ml stilles Wasser
- Eiswürfel

Zubereitung

1. Geben Sie alle Zutaten in einen möglichst starken Mixer. Füllen Sie Wasser und die Eiswürfel dazu und mixen Sie ca. 1 Minute.

2. Abschmecken und eventuell etwas nachsüßen – ganz nach persönlichem Belieben. Voilà!

Die Gurke gehört zu den basenreichen Lebensmitteln und hilft somit, Säuren im Körper abzubauen. Damit trägt sie dazu bei, den Säure-Basen-Haushalt des Körpers im Gleichgewicht zu halten. Ein gesunder Säure-Basen-Haushalt sorgt beispielsweise dafür, dass wir vor Rheuma und Gicht geschützt werden.

Aber auch wer abnehmen möchte, sollte auf seinen Säure-Basen-Haushalt achten. Denn ist der Körper zu säurehaltig, bildet er eher Fettzellen, um Säuren neutralisieren zu können.

Dieser Drink schwemmt die Schlacken aus unserem Körper und versorgt uns auf köstliche Weise mit Flüssigkeit. Gerade wer im Sommer dazu neigt, zu wenig zu trinken, kann mit einem Glas Agua Fresca einiges gutmachen.

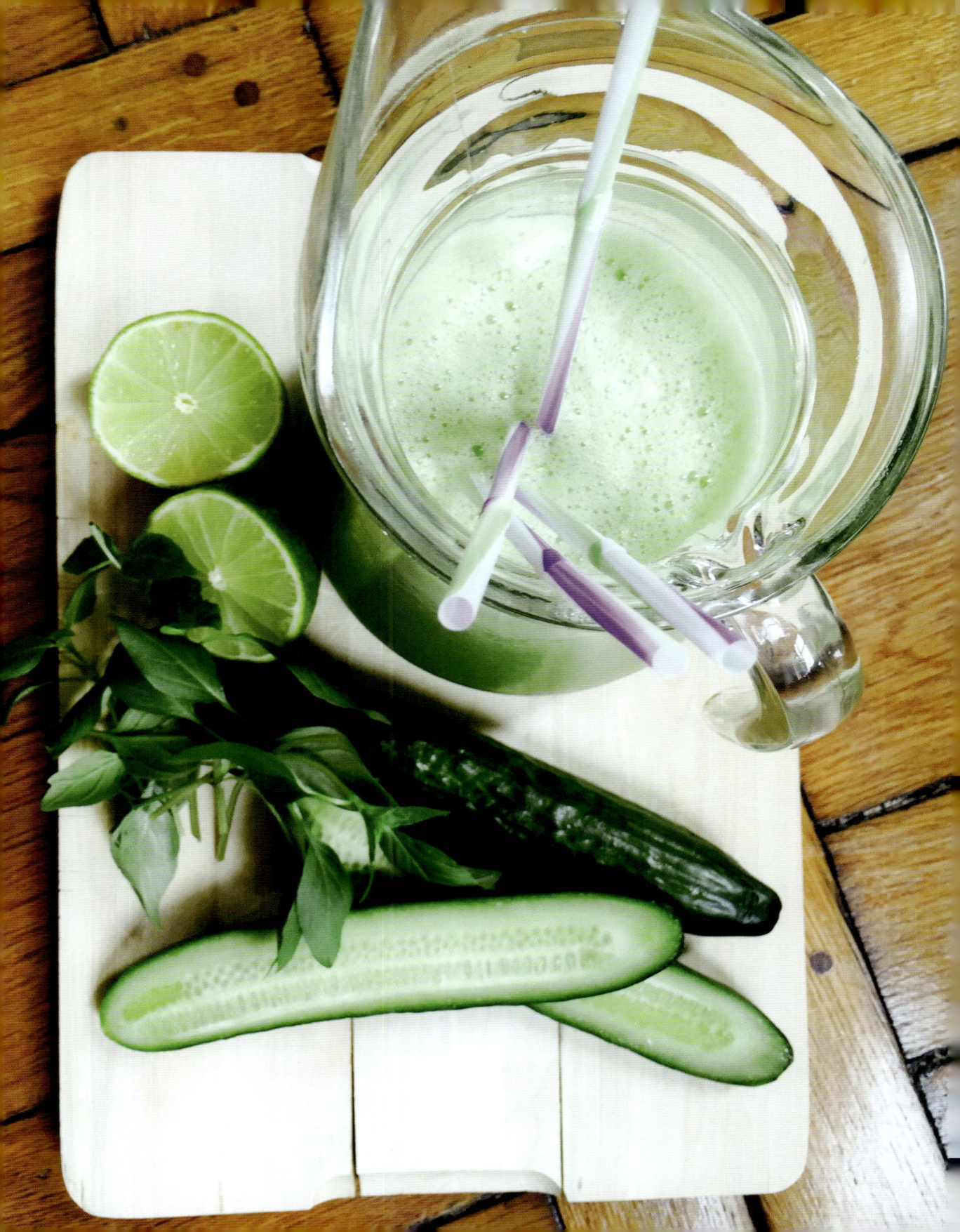

MARACUJA-INGWER-BRAUSE

Zutaten für eine Karaffe:

- Saft von 4 Orangen
- Saft von 2 Limetten
- Fruchtfleisch von 9 Maracujas
- ca. 30 Blättchen Minze
- 7 cm Ingwer, geschält und in kleine Stücke geschnitten
- 2 Limetten, in 1 cm große Stücke geschnitten
- Eiswürfel
- 750 ml Mineralwasser, nach Belieben mit oder ohne Kohlensäure
- 3–5 TL Ahornsirup (nach Belieben)

Zubereitung

1. Orangen und Limetten auspressen.

2. Maracujas halbieren und Fruchtfleisch mit Kernen mit einem Löffel herauskratzen.

3. Alles zusammen mit den restlichen Zutaten in eine große Karaffe geben, verrühren – und genießen!

Überraschen Sie Ihre Freunde und Familie mit diesem köstlichen Getränk. Da wollen die Kinder keine Fanta mehr, und die beste Freundin lässt den Prosecco links liegen!

Neben viel Vitamin C steckt die Limonade voller entzündungshemmender und entschlackender Stoffe, die uns der Ingwer bringt. Die Maracujas enthalten viel Magnesium, Kalzium und Kalium und wirken entspannend. Die Kerne übrigens unbedingt mittrinken – sie reinigen den Darm und fördern die Verdauung. Ich wünsche Ihnen einen wunderbar fruchtigen Tag!

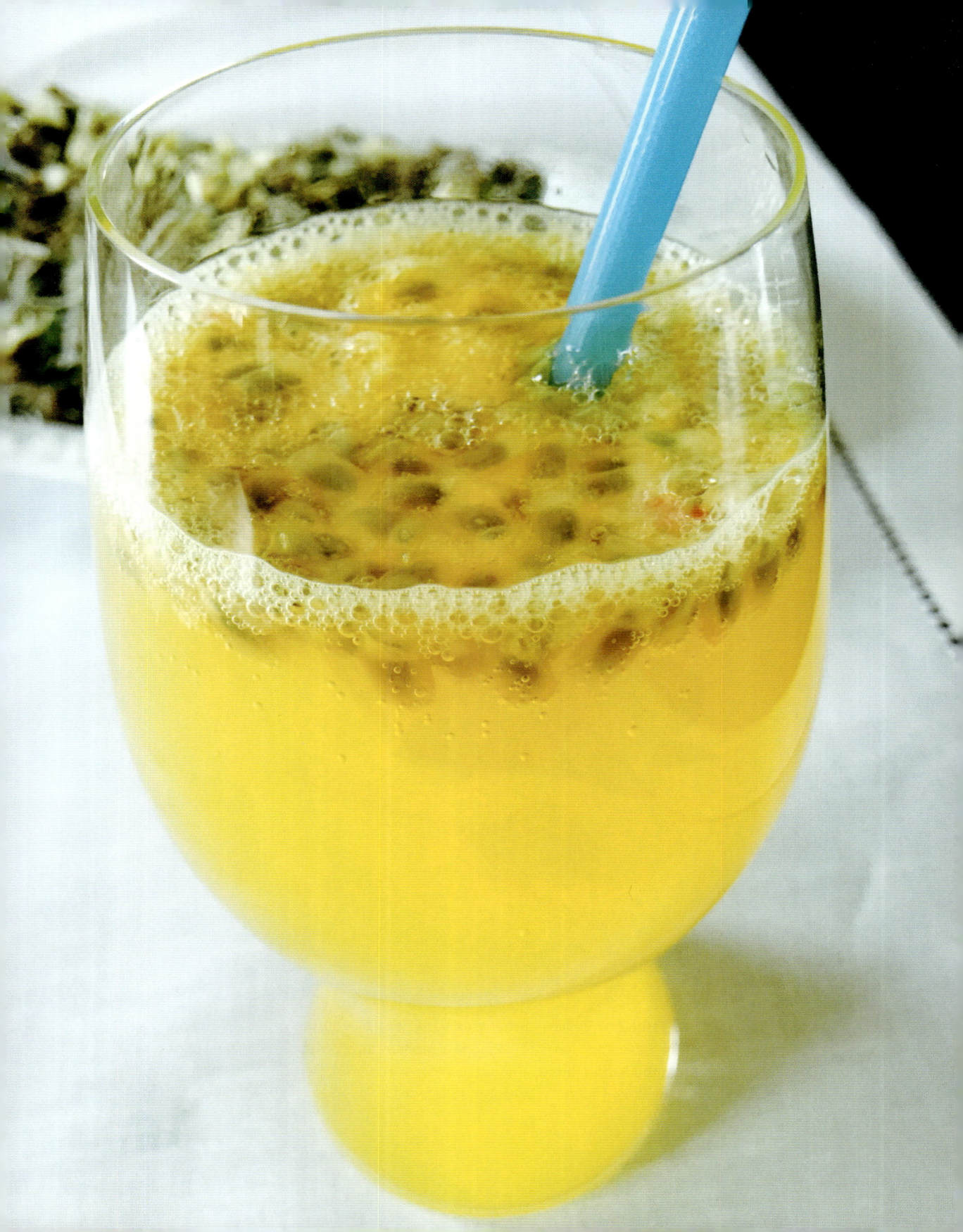

MATCHA MORNING FRAPPÉ

Zutaten für 1 Portion

- 200 ml leichte Kokosmilch
- 2 Datteln
- 7 Eiswürfel
- 1 TL Matchapulver
- 1 TL Vanille

Zubereitung

1. Mixen Sie alle Zutaten, bis keinerlei Eisklümpchen vorhanden sind.

2. In eine Flasche oder ein Glas füllen und möglichst schnell genießen.

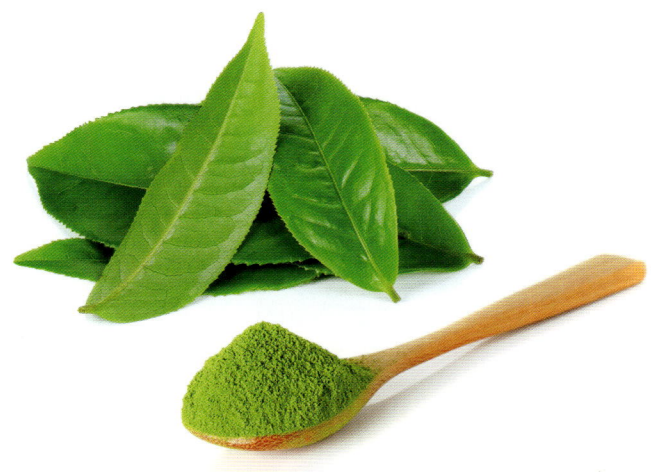

Matcha besteht aus zu feinstem Pulver vermahlenen Blättern des grünen Tees. Es bringt Sie am Morgen ordentlich in Schwung und verleiht Ihnen mehr Konzentrationsfähigkeit. Aber das ist noch nicht alles. Matcha stärkt unser Immunsystem, verbessert bei regelmäßigem Genuss unser Hautbild deutlich und soll sogar vor Krebs schützen.

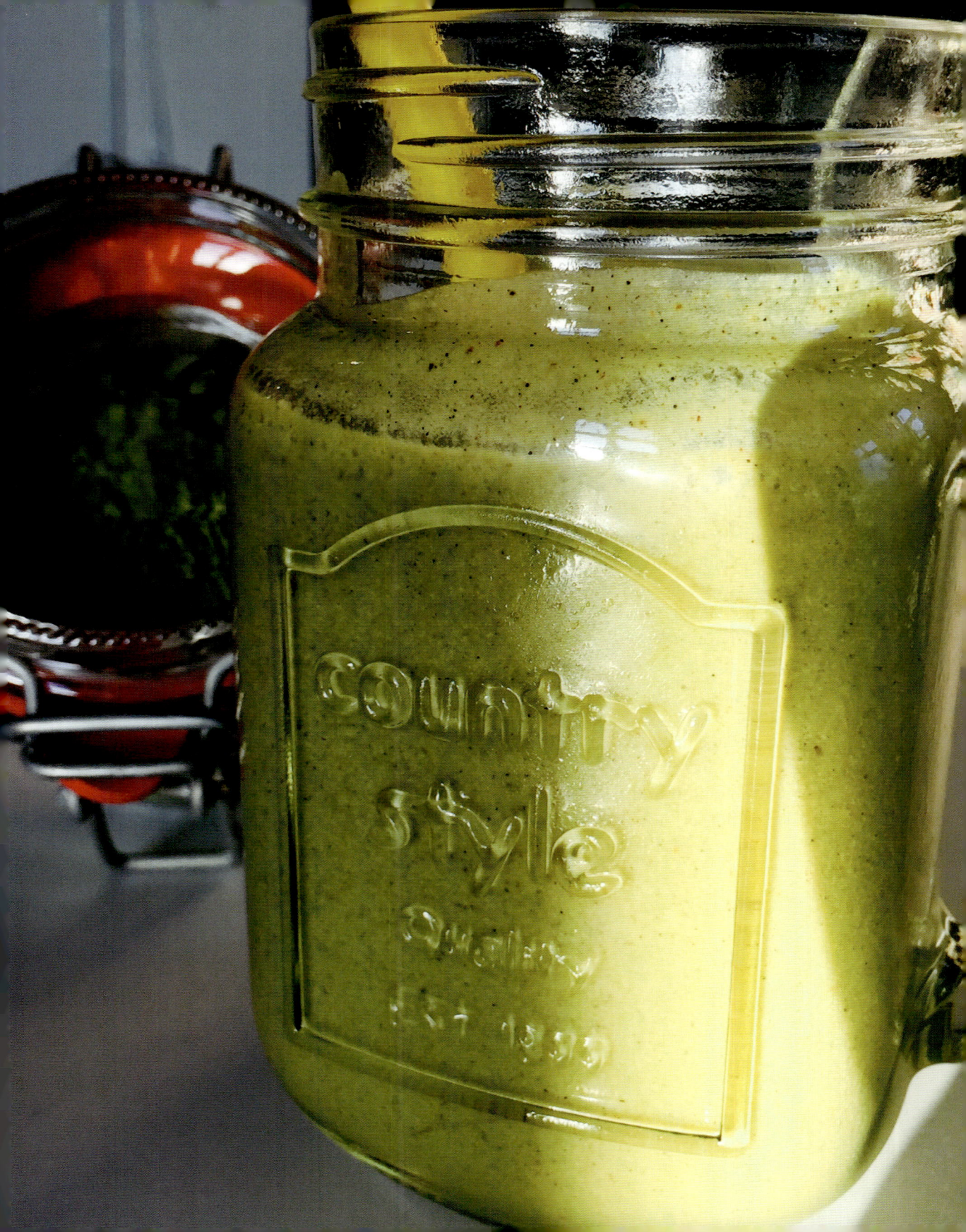

ZAUBERMITTEL WASSER

Wir können so gesund essen, wie wir wollen, Sport treiben und viel schlafen, aber wenn wir falsch oder zu wenig trinken, kommt unser gesamtes System zum Stillstand. Wasser ist ein ganz wichtiger Baustein, wenn es um den Erhalt unsere Gesundheit und unserer Vitalität geht. Das Beste, was wir für unseren Körper und einen gesunden Lebensstil tun können, ist, auf süße Fertiglimonaden und Säfte zu verzichten. Sie enthalten zu viel Zucker, Zusatzstoffe, und manche entwässern uns auch noch.

Wasser ...
- kontrolliert die Nahrungsaufnahme während Diäten.
- gibt Muskeln Energie. Ausgetrocknete Muskeln können nicht arbeiten, geschweige denn wachsen.
- macht strahlende reine Haut.
- hilft unserer Leber und beugt Leber- und Gallensteinen vor.
- wirkt sich positiv auf die Verdauung aus.
- schwemmt Schlacken und Ablagerungen aus dem Körper.
- stärkt das Immunsystem.
- beschleunigt den Stoffwechsel.

Ja, ich weiß, was Sie jetzt denken: Wasser ist langweilig, zwei Liter Wasser oder Tee sind mir zu viel ... immer muss ich auf alles verzichten ...
   Aber hey – die Botschaft dieses Buches lautet nun mal leider nicht, dass Sie sich von Schrott ernähren sollen und trotzdem strahlend aussehend 100 Jahre alt werden!
   Jedoch keine Sorge – ich verstehe Sie ja. Mir ging es genauso, und deshalb teile ich nachfolgend meine zehn Lieblingswasserrezepte mit Ihnen. Sie werden sie lieben!

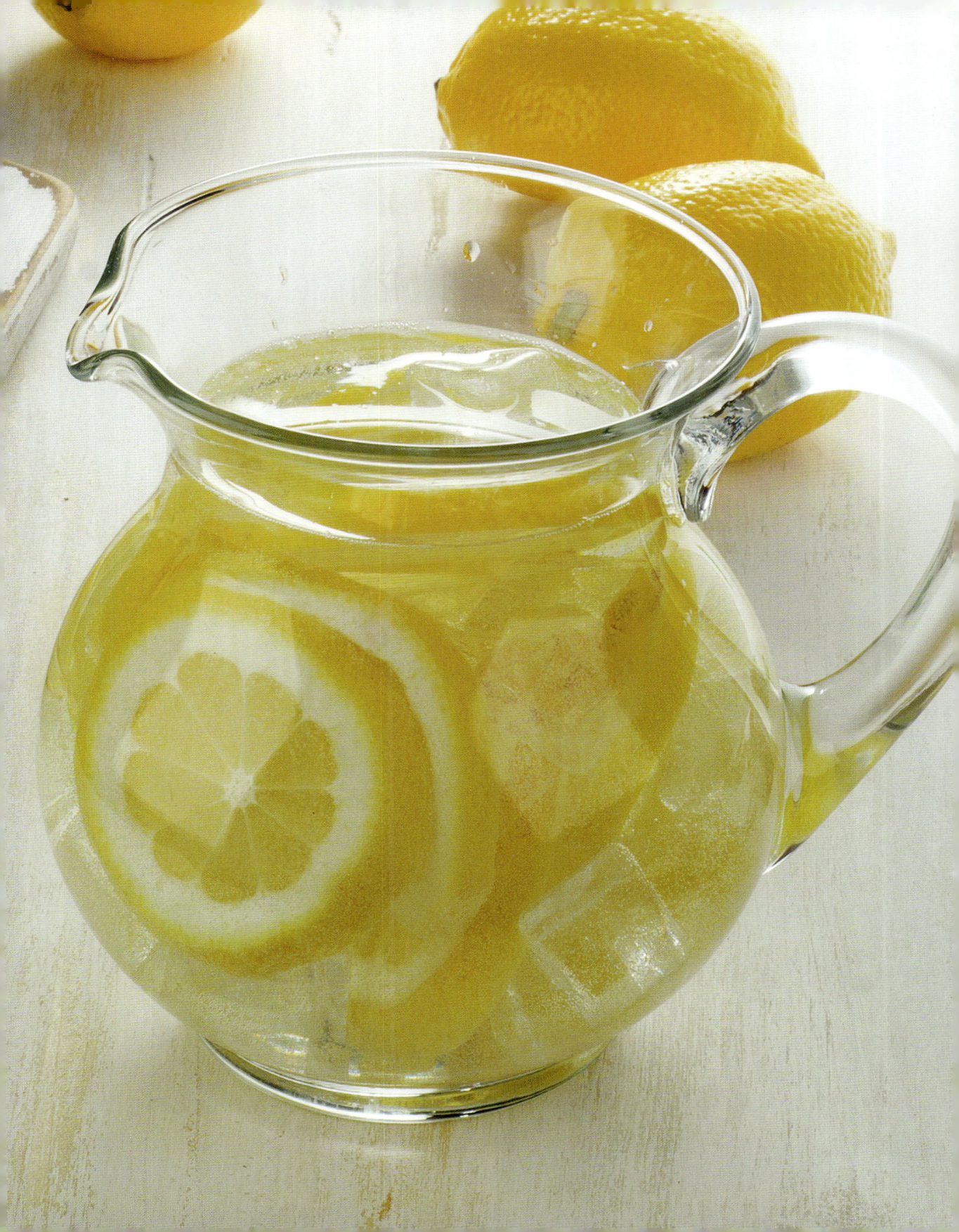

Ananas-Blaubeer-Wasser

- 1/2 Tasse Blaubeeren
- 1/2 Tasse Ananas
- 1 Liter Wasser

Geben Sie zuerst die Blaubeeren in eine Karaffe. Leicht stampfen, damit die Aromen gut herauskommen. Ananas in Stücke schneiden. Ebenfalls in die Karaffe geben und mit Wasser aufgießen.

Rosmarin-Melonen-Wasser

- 1 Tasse Wassermelone, in Stücke geschnitten
- 2 Zweige Rosmarin, grob gehackt
- 1 Liter Wasser

Nehmen Sie einfach einen großen Krug und schneiden Sie die Melone hinein. Dazu kommt der Rosmarin. 2 Stunden kalt stellen. Vor dem Servieren abseihen.

Orangen-Vanille-Wasser

- 1 Vanilleschote, halbiert
- 2 Orangen, geschält und in Stücke geschnitten
- 1 Liter Wasser

Alles in eine Karaffe geben und mit dem Wasser auffüllen. 1 Stunde kühl stellen, damit sich die Aromen entfalten.

Lavendel-Kiwi-Wasser

- 4 reife Kiwis
- 2 TL Lavendelblüten, im Mörser grob zerstoßen
- 2 Liter Wasser

Kiwis schälen und in dicke Scheiben schneiden. In einen Krug geben, Lavendelblüten und Wasser dazugeben. 3 Stunden kalt stellen. Vor dem Servieren abseihen.

Kirschwasser

- 2 Zitronenscheiben
- 1 Tasse Kirschen, entsteint
- 5 Blättchen Minze, grob gehackt
- 1 Liter Waser

Alles in einen Krug füllen, die Kirschen leicht zerdrücken. Mit Wasser auffüllen. 15 Minuten kühl stellen.

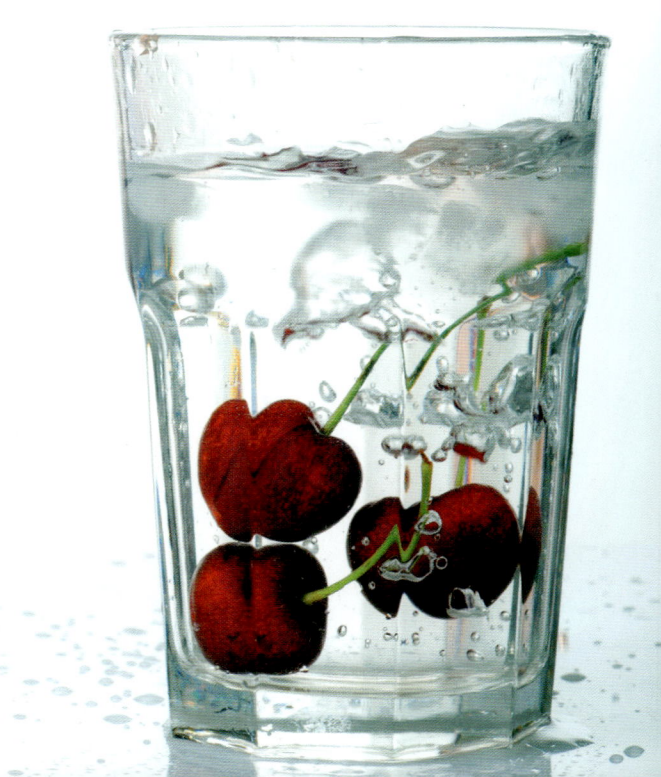

Grapefruit-Salbei-Wasser

- 1 Grapefruit
- 4 Blätter frischen Salbei
- 1 Liter Wasser

Grapefruit schälen, in kleine Stückchen schneiden. Im Krug leicht zerdrücken. Salbei grob hacken und dazugeben. Mit Wasser übergießen und eine Stunde kalt stellen.

Blaubeer-Kokos-Wasser

- 1 Tasse Blaubeeren
- 500 ml Kokoswasser

Die Blaubeeren leicht zerdrücken und in eine Karaffe füllen. Mit Kokoswasser aufgießen und 2 Stunden kalt stellen.

Frozen Lemon Water

- 2 gefrorene Bio-Zitronen
- 10 Blätter Minze
- 1 Liter Wasser

Die Zitronen am Vortag waschen und einfach einfrieren. Am nächsten Tag in dicke Stücke schneiden. Die Minze grob hacken. Alles in einen Krug geben und mit Wasser auffüllen.

Gurken-Zitronen-Wasser

- 1/2 Gurke, geschält und in Scheiben geschnitten
- 1 Bio-Zitrone, in Scheiben geschnitten
- 1 Liter Waser

Alles in einen Krug geben, mit Wasser auffüllen und vor dem Servieren 2 Stunden ziehen lassen.

Ananas-Ingwer-Wasser

- 1 Tasse Ananas-Stücke
- 3 cm Ingwer, geschält und in Scheibchen geschnitten
- 1 Liter Waser

Alles in einen Krug geben, mit Wasser auffüllen und vor dem Servieren 2 Stunden ziehen lassen.

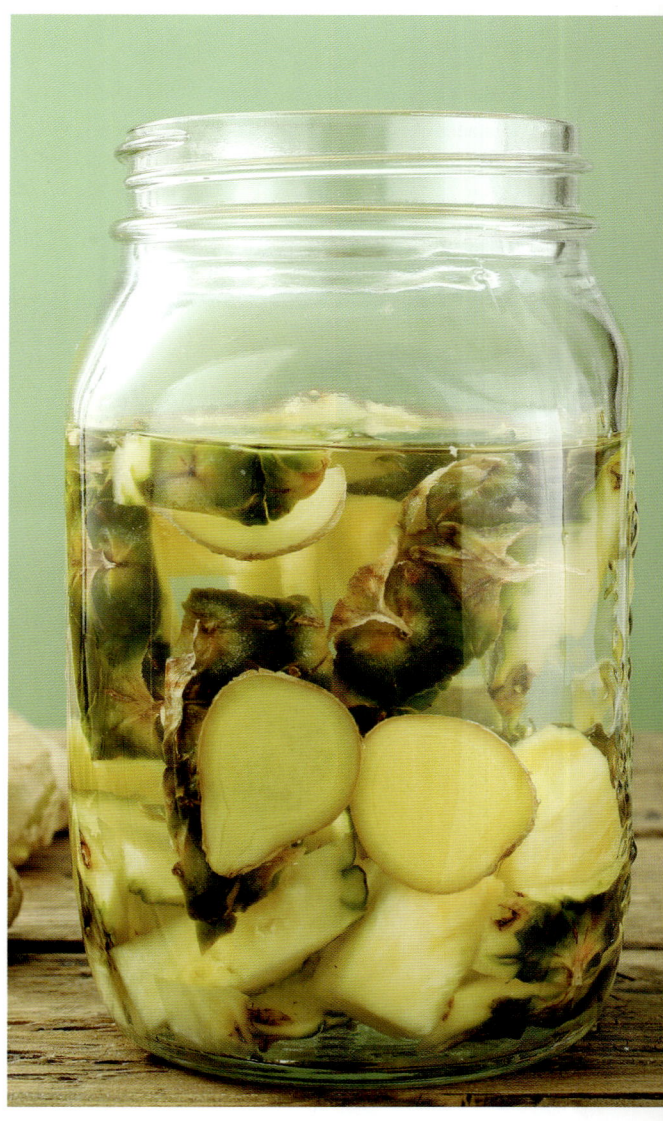

Kurzbiografie Elna

Nachdem sie einige Jahre als Model in die Modewelt hineinschnuppern durfte, war Elna-Margret zu Bentheim klar, dass da ihre Zukunft liegt! Nach erfolgreich abgeschlossenem Studium der Kommunikationswissenschaften, PR und Marketing arbeitete Elna-Margret Prinzessin zu Bentheim und Steinfurt viele Jahre als Marketingfachfrau und Production Coordinator in Werbeagenturen und Produktionsfirmen für international renommierte Unternehmen. Hierbei avancierte sie zur Koryphäe im Bereich Mode und Lifestyle. Bekräftigt wurde dies durch ihr Engagement beim Modeunternehmen »Unrath & Strano« von 2011 bis 2013.

Als Angehörige eines der ältesten Fürstenhäuser Deutschlands gelingt es ihr wie kaum einer anderen Adeligen, das familiäre Umfeld mit dem beruflichen Tätigkeitsbereich in Einklang zu bringen. Elna-Margret zu Bentheim ist daher gern gesehener Gast und Expertin bei internationalen Society Events und Fashionshows rund um das Thema Mode und Glamour.

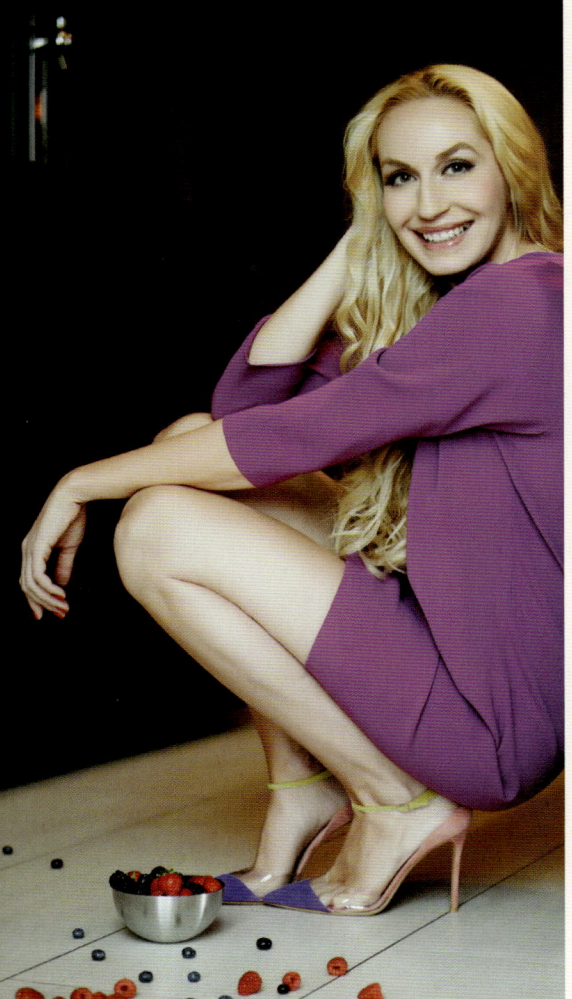

Nachdem die leidenschaftliche Köchin begann, sich mit dem Thema gesunde und ausgewogene Ernährung auseinanderzusetzen und darüber zu bloggen, erhielt sie bald ihre eigene Koch- und Lifestyle-Kolumne im Online-Lifestyle-Magazin »Monaco de Luxe« mit dem Titel »Kitchen de Luxe by Elna-Margret zu Bentheim«.

Seit September 2015 kann man Elna-Margret zu Bentheim zudem als Mode-Korrespondentin beim Shopping Sender QVC sehen. Sie ist derzeit einmal pro Woche auf Sendung und stellt die aktuellen Schmuck- und Modetrends internationaler Designer vor.

ANTI-AGING-FOOD – #EatWhatMakesYouGlow ist ihr erstes Buch.

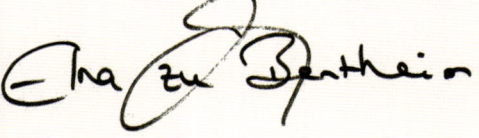

Kurzbiografie Raphael

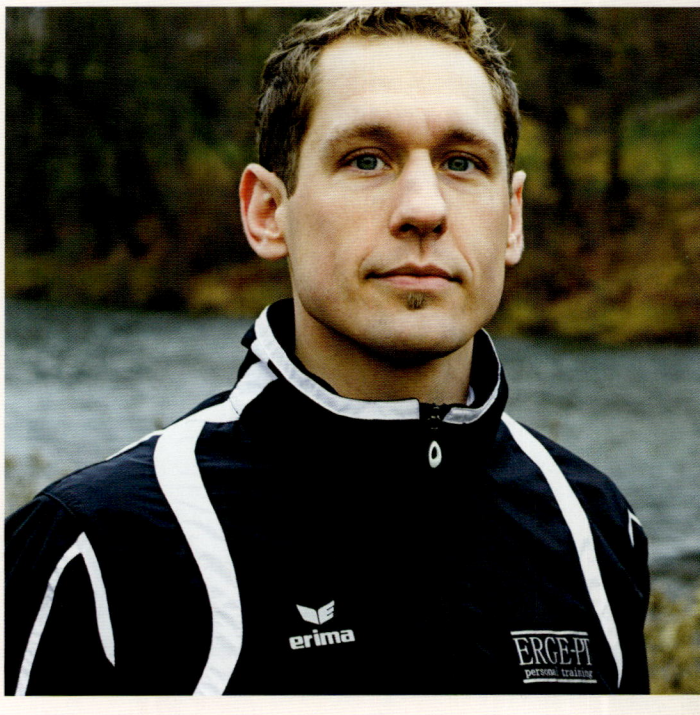

Raphael Gorski ist studierter Fitnessökonom der Deutschen Hochschule für Prävention und Gesundheitsmanagement (Köln) und leitet mit ERGE-PersonalTraining ein erfolgreiches Unternehmen im münsterländischen Rheine. Ein hohes Maß an sozialer Kompetenz, fachlicher Expertise und exzellente Arbeit am Klienten sind Kerngrößen und Eigenanspruch. Dies half ihm bei der Zertifizierung zum PREMIUM PERSONAL TRAINER. Seit 2009 ist Raphael Mitglied im PREMIUM PERSONAL TRAINER CLUB und gehört damit zu den besten Personaltrainern im deutschsprachigen Raum. Zudem ist er deutschlandweiter Referent für das ARTZT-Institut und für Verbände wie dem Landessportbund NRW und dem Deutschen Turner-Bund. Als Spezialist für Functional Training bietet Raphael auch Kleingruppentraining im Original-Bootcamp an, wo funktioneller Sport und funktionelle Ernährung als Kursformat im Vordergrund stehen.

Raphael ist seit Ende 2014 persönlicher Fitnesstrainer von Elna-Margret zu Bentheim und Steinfurt. Aus dieser fruchtbaren Zusammenarbeit und der gemeinsamen Leidenschaft für einen gesunden Lifestyle entwickelte sich dieses Buchprojekt.

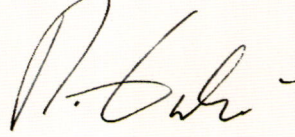

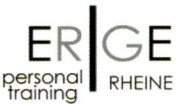

Literaturverzeichnis

FUNFACK, W.: Metabolic Balance. Das Stoffwechsel-Programm; 2014 Südwest Verlag

KLENTZE, M.: Anti Aging – Die Macht der eigenen Hormone; 2003 Südwest Verlag

LAUK, M.: Steinalt & Kerngesund. 100 Jahre erfüllt leben; 2014 Draksal Verlag

MACRI, I.: Eat Drink Paleo. Cookbook; 2015 Verlag Michael Joseph

MÜLLER, D., HERTZER, K.: Training für die Faszien; 2015 Südwest Verlag

PAPE, D./SCHWARZ, R./GILLESEN, H.: Satt – schlank – gesund; 2003 Deutscher Ärzte Verlag

SCHMITT-HOMM, R./SCHMITT, S.: Handbuch Anti-Aging und Prävention; 2014 VAK Verlags GmbH

VON HAHN, M./STOSSIER, H. F. X. Mayr – Medizin der Zukunft; 2009 Haug Verlag WATZL, B./LEITZMANN, C.: Bioaktive Substanzen in Lebensmitteln; 1999 Hippokrates Verlag

WIDHALM, K.: Ernährungsmedizin; 2009 Deutscher Ärzte-Verlag

WORM, N.: LOGI-Methode. Glücklich und Schlank; 2014 Systemed Verlag

WORM, N.: Heilkraft D; 2009 Systemed Verlag

Internet:

Verbraucherzentrale NRW: 2014. Was Nahrungsergänzungsmittel verschweigen dürfen. www.verbraucherzentrale.nrw/mediabig/72811A.pdf; Onlinezugriff 13.01.2016

Interaktive Lebensmittelsuche der Universität Hohenheim: www.uni-hohenheim.de/wwwin140/info/interaktives/search.htm; Onlinezugriff 20.11.2015

Jugend forscht: www.jugend-forscht.de/projektdatenbank/apfel-hin-und-her-vergleich-der-antioxidativen-aktivitaeten-von-apfelschale-und-apfelfleisch.html; Onlinezugriff 20.11.2105

Deutsche Sporthochschule Köln: www.dshs-koeln.de/uploads/tx_news/pm1575.pdf; Onlinezugriff 18.01.2016

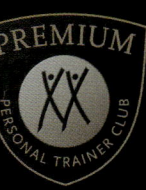

PREMIUM PERSONAL TRAINER CLUB
DAS BESTE. FÜR KÖRPER, GEIST UND SEELE.®

PREMIUM PERSONAL TRAINING
WAS EXZELLENTES PERSONAL TRAINING AUSZEICHNET.

Zuallererst ein professionelles Körpertraining. Aber das allein genügt nicht. Es gehören auch Gesundheitsexpertise, Ernährungsberatung und Einfühlungsvermögen dazu. Denn eine Personal Trainerin, ein Personal Trainer muss immer auch ein zuverlässiger und verbindlicher Weggefährte sein. Kompetent und unkompliziert. Kultiviert und vertrauenswürdig. Empathisch und motivierend. So verstehen wir PREMIUM PERSONAL TRAINING.

Unsere Arbeit umspannt die körperlichen, geistigen und seelischen Aspekte Ihrer Fitness und Gesundheit, um Ihrem Leben mehr Kraft, mehr Stabilität und mehr Beweglichkeit zu geben.

Verlangen Sie das Beste. Für Körper, Geist und Seele.

KONTAKT
Alle zertifizierten PREMIUM PERSONAL TRAINER unter:
www.premium-personal-trainer.com